Ärzte am Scheideweg

Henry Denker

Ärzte am Scheideweg

Deutsch von
Maria Mill

Weltbild

Originaltitel: *Kincaid*
Originalverlag: Avon Books

Published by Arrangement with William Morrow & Company, Inc.

Der Autor

Henry Denker wurde in New York geboren und besuchte dort die Schule. Nach abgeschlossenem Jurastudium begann er als Autor für Radio und Fernsehen zu arbeiten. Seine Serie *False Witness* war das erste Fernsehspiel, das überhaupt in den USA produziert wurde. Von seinen Theaterstücken wurden sechs am Broadway inszeniert. Henry Denker hat mehr als 20 Romane geschrieben.

Weltbild Taschenbuch

Für meine Frau Edith,
die selbst examinierte
Krankenschwester ist.

Danksagung

Für technische Erläuterungen und Ratschläge zu den medizinischen Aspekten dieses Romans bedankt sich der Autor bei Dr. Herbert Buchsbaum, Professor für Geburtshilfe und Gynäkologie an der Southwestern Medical School der Universität Texas in Dallas.

1

»Schwester! Miss Kincaid!«, schrie die Patientin Rose Bellino aus ihrem Bett in der hintersten Ecke der Entbindungsstation. »Es geht wieder los!« Und mit einem unterdrückten Schmerzenslaut gleich darauf etwas ängstlicher: »Miss Kincaid? Bitte!«

Kate Kincaid, die an Mrs Thorpes Bett stand, warf einen Blick zu Mrs Bellino – »Einen Moment, meine Liebe!« –, lauschte aber währenddessen weiter auf den Herzschlag in Mrs Thorpes Bauch. So dringlich Mrs Bellinos Schrei auch klang, die gestresste Kate Kincaid musste Mrs Thorpes Zustand genauestens überwachen.

Kates Tag war noch schlimmer als sonst. Statt der an anderen Tagen üblichen ein bis zwei komplizierten Fälle waren es an diesem Tag sogar drei. Und der dritte, Mrs Bellino, würde sich womöglich noch als der gefährlichste von allen dreien entpuppen.

»Schwester!«, rief Mrs Bellino erneut. »Miss Kincaid!«

»Ich komme!« Kate eilte an ihr Bett.

Mrs Rose Bellino, eine untersetzte Brünette, die bereits ohne Probleme vier Kinder zur Welt gebracht hatte, bekam bei diesem, ihrem fünften, plötzlich Schwierigkeiten. Seit einigen Jahren litt sie unter Bluthochdruck, mit dem sich auch die Wahrscheinlichkeit von Komplikationen während der Geburt erhöhte.

Verdammter Dr. Morse, dachte Kate. Am Donnerstagmorgen machte er gern »reinen Tisch«, wie manche Ärzte das nannten. Er sorgte dafür, dass sämtliche Schwangeren entbanden und sich am Freitag halbwegs erholt hatten, damit er ein ungestörtes Wochenende verbringen konnte. Und deswegen verschrieb er gewaltige Dosen des Medikaments Pitocin, um den Geburtsvorgang zu beschleunigen. Das Risiko, dem er seine Patientinnen damit aussetzte, kümmerte ihn nicht, Hauptsache er hatte »reinen Tisch«!

Schon zweimal hatte sich Kate beim Medizinischen Beirat des Krankenhauses über ihn beschwert. Dort aber hatte man nichts unternommen.

Besorgt strich sich Kate die lange blonde Haarsträhne zurück, die ihr, sobald sie unter Druck geriet, ins Gesicht zu fallen pflegte. Um ihrer Patientin willen bemühte sie sich, gelassener zu wirken, als ihr zumute war, und setzte den Metallsensor des Stethoskops auf den sich wölbenden Unterleib der armen Mrs Bellino, um die Herzschläge des Fötus zu messen.

Sie kontrollierte, ob die Verlangsamung des fötalen Herzschlags mit Mrs Bellinos Kontraktionen zusammenfiel. Doch was sie da hörte, gefiel ihr nicht. Der Herzschlag des Kindes reagierte und verlangsamte sich, aber nicht mit, sondern nach jeder Wehe der Mutter. Solche Veränderungen der Herzfrequenz oder Dezelerationen galten als problematisch – sowohl für die Mutter als auch für das Kind. Und gerade bei einer Mutter, die an Bluthochdruck litt, waren sie ein bedenkliches Zeichen. Sie konnten auf eine vorzeitige Plazentalösung hinweisen, jenes katastrophale Ereignis, bei dem sich die Plazenta allmählich von der Gebärmutterwand ablöst und das ungeborene Kind damit von seiner einzigen Sauerstoffquelle abschneidet.

Kate rannte ans Telefon, um Dr. Alfred Morse ausrufen zu lassen. Sie wollte ihn so schnell wie möglich an Mrs Bellinos Bett haben. Nachdem sie den Anruf erledigt hatte, sah sie wieder nach Mrs Thorpe, einer jungen Frau, die bereits zwei Totgeburten hinter sich hatte, diesmal aber alles gut zu überstehen schien. Trotzdem ärgerte sich Kate über Morse, der die junge Frau auf Pitocin gesetzt hatte, um Wehen auszulösen und die Entbindung zu beschleunigen. Aber der brauchte eben wieder mal »reinen Tisch«, der verdammte Idiot! Und dann war da noch die vergleichsweise junge Mrs Theresa Nolan, eine fromme Katholikin, die schon sieben Mal entbunden hatte. Medizinisch gesprochen war sie nicht nur eine Mehrgebärende oder Multipara, sondern sogar eine Vielgebärende – wie man Frauen nannte, die bereits fünf oder mehr Kinder zu Welt gebracht hatten. Allerdings hätte diese Bezeichnung Dr. Morse auch eine Warnung sein müssen, denn Vielgebärende waren besonders anfällig für die durch Pitocin ausgelösten Komplikationen. Nichtsdestotrotz hatte er es unübersehbar auf ihrem Krankenblatt vermerkt, und als diensthabende Schwester hatte Kate Kincaid keine Wahl – sie musste den Anweisungen des Arztes Folge leisten.

Vorsichtig tastete sie Mrs Nolans Bauch ab, um zu sehen, ob die Patientin Schmerzen hatte, was ein Hinweis auf die schlimmste der in diesem Falle drohenden Gefahren wäre: den Riss der Gebärmutter und der Austreibung der Frucht, die für beide – Mutter und Kind – tödlich enden konnte. Kate überprüfte auch den fötalen Herzschlag. Verlangsamte er sich, so war dies ein Warnsignal dafür, dass der Säugling eine Pitocin-Reaktion erlitt und womöglich Schäden davontrug oder gar starb. Der Herzschlag des Kindes lag geringfügig unter der normalen Frequenz. Doch die Mutter ließ beim Abtasten keinen Schmerz erkennen. Kate beschloss abzuwarten, was weiter geschah. Wo zum Teufel aber steckte Morse?

Als der arrogante junge Klinikarzt endlich eintraf, versuchte Kate gar nicht erst, ihren Zorn zu verbergen. »Dr. Morse, sehen Sie sich doch einmal Mrs Bellino an!«

»Bellino?«, erwiderte Morse, als sei ihm der Name kein Begriff.

»Die Bluthochdruckpatientin im Bett direkt am Fenster«, rief ihm Kate barsch in Erinnerung. Ärzte hatten es eilig, waren immer auf dem Sprung, aber das war keine Entschuldigung dafür, dass sie Patienten zu bloßen Objekten degradierten. Die hatten schließlich einen Namen und eine Identität und nicht nur Krankheiten.

Sie führte Morse an Mrs Bellinos Bett.

»Was hat sie denn?«, fragte Morse.

»Die Herzschläge des Kindes kommen verzögert«, sagte Kate. »Das könnte gefährlich werden.«

Verärgert über den Rat einer Krankenschwester, die in der Klinikhierarchie unter ihm rangierte, versetzte Morse: »Kein Grund, gleich hysterisch zu werden, Schwester.«

Er zog sein Stethoskop heraus und setzte den kalten, runden Metallsensor auf Mrs Bellinos Bauch.

»Tut's uns ein bisschen weh, wie?«

Verschwitzt und verängstigt, weil sie die mit der Entbindung einhergehenden Gefahren kannte, erwiderte Mrs Bellino: »Ich weiß ja nicht, wie's Ihnen geht, Doktor, aber mir, ja, mir tut's weh.«

»Na, Sie haben das Ganze ja schon oft genug durchgemacht, um zu wissen, dass es nicht ohne Schmerzen abgeht.«

Morse lokalisierte den Herzschlag des Kindes, lauschte kurz, lächelte mechanisch und meinte: »Gut, alles in Ordnung. In wenigen Stunden werden Sie erneut Mutter sein und ein gesundes Baby haben.«

Er kehrte der Patientin den Rücken zu und sah sich mit dem hübschen, aber ablehnenden Gesicht Kate Kincaids konfrontiert. Als er die Missbilligung darin las, meinte er kurz angebunden: »Kommen Sie mit, Schwester!«

Seit Kate seine Einladung zu einem Wochenendausflug ausgeschlagen hatte, nannte er sie nicht mehr bei ihrem Namen, sondern redete sie nur noch mit »Schwester« an.

Da Kate wusste, dass es für die Patientin besser war, wenn dieses Gespräch außerhalb ihrer Hörweite geführt wurde, folgte sie ihm. An der Tür zum Labor drehte Morse sich so abrupt um, dass sie zusammenstießen.

»Entschuldigung«, sagte sie.

»Was ist eigentlich los, *Schwester?*«, fragte Morse und betonte die Anrede wie ein Schimpfwort.

»Ist Ihnen denn nichts aufgefallen?«

»Was denn?«, schnappte Morse verärgert zurück.

»Na die verzögerten Herztöne!«, stieß Kate hervor.

»Als ich sie abgehört habe, gab es keine«, sagte Morse.

»Natürlich nicht. Weil Sie sich nicht genug Zeit genommen haben«, erwiderte Kate vorwurfsvoll.

»Wie viel Zeit man braucht, um Unregelmäßigkeiten zu entdecken, kann ich doch wohl selbst beurteilen«, versetzte Morse zornig. »Von einer Krankenschwester muss ich mich nicht belehren lassen.«

Obwohl sie jünger war als der anmaßende Mediziner, hielt sie ihm entgegen: »Ich erinnere mich noch, dass Miss Curzon Ihnen zeigen musste, wie man einen Tropf anbringt. Damals haben Sie es auch nicht richtig gemacht.«

»Was soll denn dieses ›auch nicht‹? Wollen Sie etwa andeuten, dass das, was ich eben getan habe, falsch war?«, fragte Morse.

»Ich will nur andeuten, dass die Patientin womöglich besser dran wäre, wenn Sie heute in Ihr Wochenende gingen, statt bis morgen Nachmittag zu warten!«, sagte Kate und funkelte zu dem hochgewachsenen jungen Mann empor.

Obschon sie nicht größer als einssechzig war und jünger wirkte als ihre Siebenundzwanzig, gab Kate Kincaid in ihrem weißen Nylonuniform, die den Stationsschwestern der Uniklinik vorgeschrieben war, eine beeindruckende Figur ab.

Sie hatte eine jugendlich straffe Figur mit üppig gerundeten Brüsten, die sich über einer schmalen Taille wölbten. Und sogar in den flachen Krankenhausschuhen wirkten ihre Beine noch so wohlgeformt und verführerisch, dass ein Mann sie nicht übersehen konnte – sofern er es schaffte, den Blick von ihren hübschen Augen abzuwenden.

Trotzdem bildete sie sich auf ihr Aussehen nichts ein. Zwei Jahre zuvor – sie hatte gerade auf der Entbindungsstation angefangen – hatte ein Fernsehregisseur nach einer jungen attraktiven Schwester für einen Werbespot gesucht. Kate hatte sein Angebot kategorisch abgelehnt. Mit ihrer Weiblichkeit hausieren gehen? Das konnte sie mit ihrem Berufsethos einfach nicht vereinbaren.

Kate Kincaid wirkte nicht nur auf den ersten Blick beeindruckend, sie war es noch mehr, wenn sie so zornig war wie in diesem Moment.

Morse würdigte sie keiner Antwort, sondern schritt rasch den Korridor hinab. Auf der Station griff er nach dem Telefonhörer und ließ die Oberschwester ausrufen.

»Miss Curzon, ich bin eben von einer ihrer Schwestern, Miss Kincaid, rüde beleidigt worden. Ich verlange eine Entschuldigung. Oder ich bringe sie vor den Disziplinarausschuss dieser Klinik!«

Miss Curzon – geübt im Umgang mit jungen Klinikärzten, deren Eitelkeit in direktem Verhältnis zu ihrer Unerfahrenheit zu stehen schien – meinte nur: »Ich werde mich sofort um die Sache kümmern.«

»Das sollten Sie auch!«, giftete Morse und legte auf. Er warf einen Blick auf die Wanduhr. Viertel nach vier. Noch zwei Stunden Dienst, dann war er vielleicht schon auf dem Weg in die Berge, zu seinem Lieblingssport. Denn eine junge Schwester, die gerade an der Uni ihr Pflegeexamen abgelegt hatte und in der Klinik ihre ersten praktischen Erfahrungen sammelte, würde ihn begleiten.

Da Miss Curzon noch anderen, dringenderen Pflichten nachzukommen hatte, begab sie sich nicht sofort auf die Wehenstation. Hätte sie es getan, hätte sie Kate Kincaid an der Seite Dr. Walter Irvings am Bett von Mrs Bellino entdecken können. Irving palpierte behutsam den Bauch der Frau und untersuchte vorsichtig den Herzschlag des Kindes.

Dr. Irving war ein weißhaariger Mann, klein, altershager, mit gütigem, faltigem Gesicht und einer freundlichen Art, die es den Patienten leicht machte, sich mitzuteilen. Besonders feinfühlig reagierte er auf die Sorgen und Kümmernisse junger Schwangerer. Für ihn waren sie keine »Fälle«, sondern eher so etwas wie Töchter. Mit ein Grund dafür war wohl, dass seine Frau ihm kein gesundes Kind hatte schenken können; seit ihrem Tod vor drei Jahren, nachdem sie ihren langen Kampf gegen den Krebs verloren hatte, war diese Sensibilität sogar noch gewachsen.

Kate hatte seine Frau während dieser letzten Krankheit gepflegt und ihn auf diese Weise recht gut kennengelernt. Später hatte sie sich, wann immer sie eine andere ärztliche Meinung brauchte, stets an den alten Arzt gewandt, der sie nie im Stich ließ.

Jetzt drehte der kleine Mann der Patientin den Rücken zu und sagte leise: »Kein Zweifel, das sind Verzögerungen. Wir müssen sofort einen Kaiserschnitt machen. Ich kümmere mich um die Operation. Und sie bereiten die Patientin vor.«

Als er sich abwandte, lief Kate ihm mit einem weiteren Anliegen nach: »Die Patientin im Bett gegenüber, Mrs Nolan …?«

»Ja? Was ist mit ihr?«

»Vielgebärende. Auf Pitocin.«

»Wer zum Teufel …?«, brach es aus Walter Irving hervor, doch sofort fing er sich wieder und sagte leise: »Ich sehe sie mir an.«

Mit kurzen, schnellen Schritten, die sein Alter Lügen straften, eilte der weißhaarige Arzt an Theresa Nolans Bett. Um sie dann, als habe er alle Zeit der Welt, sehr sorgfältig zu untersuchen, ihren Bauch abzutasten, den Herzschlag des Kindes ausfindig zu machen und einige Minuten zu überwachen.

»Hat sie Schmerzen?«, erkundigte er sich bei Kate.

»Nur Wehen.«

»Gut.« Irving klang erleichtert. »Setzen Sie das Pitocin ab.« Doch während er sprach, sah er, dass die Nadel zwar noch am Arm der Patientin klebte, aber nicht mehr in der Vene steckte. Er warf Kate einen fragenden Blick zu.

»Ich habe es eigenmächtig abgesetzt«, erwiderte sie.

»Braves Mädchen!«, lobte Irving. »Ich gehe und kümmere mich um die Operation. Bleiben Sie bei Mrs Bellino, bis es so weit ist.

Ehe er ging, sagte er noch: »Ich werd Ihnen nie vergessen, Katie, wie gut sie zu Dorine waren. Ich weiß noch, wie Dorine an diesem letzten Tag Ihre Hand festgehalten hat.« Irvings Augen wurden feucht. Er tätschelte Kates Wange. »Ich weiß nie so recht, ob Sie nun hübscher sind als nett oder umgekehrt.« Und schon hatte er sich mit seinen raschen Trippelschritten entfernt.

Komisch, dachte Kate, der kleine Mann war immer in Eile, es sei denn, er stand am Bett einer Patientin. Sie wünschte sich, es wären mehr Ärzte so wie er. Damit die Kranken sich nicht scheuten, die Fragen zu stellen, die ihnen wirklich auf der Seele brannten, und nicht das Gefühl hatten, dass es ihnen gar nicht zustand, den Arzt zu stören.

Und nun musste sie Mrs Bellino auf den Kaiserschnitt vorbereiten.

Während Kate Mrs Bellino in den Operationssaal begleitete und auf der Wehenstation von einer jungen Auszubildenden abgelöst wurde, machte Dr. Morse seine, wie er hoffte, letzte Visite an diesem Nachmittag. Er trat an das Bett, in dem Mrs Nolan lag, deren Wehen weder stark noch regelmäßig genug waren, um auf eine baldige Entbindung hinzuweisen. Und als er sie genauer in Augenschein nahm, fiel ihm auf, dass sie nicht mehr am Pitocin-Tropf hing. »Schwester!«, rief er verärgert.

Die junge Vertretung kam an Mrs Nolans Bett geeilt.

»Wer hat das hier gemacht?«, herrschte Morse sie an.

»Tut mir leid, Doktor, ich weiß es nicht! Es war alles schon so, als ich meine Schicht angetreten habe.«

»Verdammte Kincaid! Wäre ja nicht das erste Mal! Sagen Sie ihr, wenn sie zurückkommt, dass ich sie sofort sehen will!«, sagte Morse. Als ihm einfiel, dass er selbst dann schon weg sein würde, korrigierte er seine Weisung: »Sagen Sie ihr, dass sie mir Montag früh als Erstes zu erklären hat, warum sie gegen meine Anweisungen verstößt!«

»Ja, Doktor«, erwiderte die junge Schwester.

»Und jetzt bringen Sie den Tropf wieder an. Und sorgen Sie dafür, dass er dranbleibt!«, befahl Morse.

»Ja, Doktor.«

»Verdammtes Schwesternpack!«, zischte er. »Das bisschen Erfahrung steigt ihnen zu Kopf. Und schon wollen sie selbst Entscheidungen treffen.«

Er verließ den Raum, ohne seine Visite beendet zu haben, und brummelte noch immer etwas von Schwestern und mangelnder Disziplin.

Oben im OP führten Dr. Walter Irving und sein hastig versammeltes Team eine Operation durch, die sich glücklicherweise als Routinekaiserschnitt entpuppte. Er hob den Säugling in die Höhe und untersuchte ihn genauestens. Allen äußeren Anzeichen nach zu urteilen, war er gesund. Irving reichte Kate das Neugeborene, damit sie den Apgar-Test durchführte.

»Der Apgar ist in Ordnung«, sagte Kate. Doch sie und Irving verständigten sich mit einem einzigen sorgenvollen Blick darüber, dass die Plazenta nicht ganz so vollständig an der Gebärmutterwand gehaftet hatte, wie sie es hätte tun sollen. Möglicherweise hatte dieses Kind nicht so viel Sauerstoff erhalten, wie es gebraucht hätte.

»Hoffen wir, dass es so bleibt«, meinte Irving.

Bei Säuglingen, die an derartigen Dezelerationen litten, zeigten sich die neurologischen Schäden manchmal erst Monate später.

Die Schultern von Alter und Sorgen gebeugt, stapfte der

kleine, schmächtige, weißhaarige Geburtshelfer aus dem OP. »Verdammtes Jungärztepack«, murmelte er vor sich hin, »keine Zeit mehr, nur noch Arroganz. Zu meiner Zeit haben wir zwar nicht so viel gelernt, aber in der Anwendung waren wir tausendmal besser.«

Eigentlich hatte Kate Kincaid um vier Dienstschluss. Die Zeiger der Wanduhr im OP zeigten auf siebzehn nach vier. Noch ein Blick ins Wehenzimmer, und wieder war ein anstrengender Tag – einer von so vielen – zu Ende. Nun hatte sie Zeit, heimzugehen, ein gemütliches Bad zu nehmen, vielleicht sogar ein Nickerchen zu machen, und würde trotzdem noch rechtzeitig umgezogen sein, um mit Howard essen zu gehen und sich anschließend die Aufführung anzusehen, die eben durch die Staaten tourte und nur eine Woche in der Stadt gastierte. Mit ihrer Original-Broadway-Besetzung müsste sie sich eigentlich als einer der Höhepunkte der Saison erweisen. Kate freute sich darauf, auch wenn es nicht mehr als eine kleine Abwechslung am Ende eines hektischen Tages war. Außerdem war sie gern mit Howard Brewster zusammen. Mit Anfang dreißig besaß der Anwalt Howard Brewster noch den Enthusiasmus des jungen Mannes, der gerade sein Jurastudium beendet hat. Er liebte seinen Beruf. Jeder Fall war ein neues Abenteuer für ihn. Und schon jetzt war abzusehen, dass man ihn in einigen Jahren zum Partner ernennen würde.

All das machte ihn zu einer hervorragenden Partie, was er Kate auch bei jeder Gelegenheit in Erinnerung rief. Denn seiner Meinung nach gab es keinen akzeptablen Grund, weshalb sie weiter ihrem aufreibenden Beruf nachgehen sollte, wo er es sich doch in absehbarer Zeit leisten konnte, sie zu heiraten, mit ihr ein schönes Haus in der Vorstadt zu beziehen und ihr ein Leben in Komfort und sogar Luxus zu bieten. Trotz ihrer häufigen Ausflüchte war Howard sicher, dass sie eines Tages – und zwar schon sehr bald – Ja sagen würde.

Es war wieder einer jener schwierigen Tage gewesen, an denen Howards Hartnäckigkeit Kate durchaus vernünftig und nachvollziehbar erschien.

Wenn sie erst einmal gebadet und ihr Nickerchen gemacht hatte, mochte das anders aussehen. Aber jetzt, auf dem Weg ins Wehenzimmer, wo sie noch ein letztes Mal nach dem Rechten sehen wollte, hätte sie Howards Antrag angenommen, und zwar auf der Stelle.

Schon beim ersten Blick durch die Tür stellte sie fest, dass sowohl Mrs van Cleave als auch Miss Benthal in den Kreißsaal gebracht worden waren.

Im Bett am anderen Zimmerende lag eine neue Patientin. Mrs Nolan aber war nicht nur immer noch da, sondern schien sich vor Schmerzen geradezu zu winden – Schmerzen, die sich von denen der Wehen deutlich unterschieden. Kate stürzte an ihr Bett.

Als Erstes fiel ihr auf, dass Mrs Nolans Arm wieder am Pitocin-Tropf hing. Sofort stoppte sie ihn, begann, die Herztöne des Kindes zu überwachen, und stellte Unregelmäßigkeiten fest. Sie bat Mrs Nolan, ihr die Schmerzen zu beschreiben. Sobald diese ihrer Bitte nachkam, wusste Kate, dass ein Gebärmutterriss drohte, der bei der Mutter zu einer Blutung und, im schlimmsten Fall, zum Tod des Kindes führen konnte!

Sie stürzte zum Telefon, um sofort Dr. Irving ausrufen zu lassen. Zum Glück erwischte ihn die Telefonistin noch auf dem Weg zum Parkplatz. Innerhalb von Minuten eilte Irving mit seinen kurzen, raschen Schritten den Korridor hinunter.

Nach einer eiligen, sachkundigen Untersuchung kam er zum selben Schluss wie Kate.

Mrs Nolan musste sofort operiert werden, um die Gebärmutter vor der todbringenden Schädigung zu bewahren. Womöglich hatte die Blutung schon begonnen.

»Verdammt noch mal!«, rief er aus. »Wer hat sie denn wieder an den Tropf gehängt?«

Nervös und zitternd sagte die junge Auszubildende: »Dr. Morse hat es verlangt. Er war stinksauer.«

»Wenn ich den das nächste Mal sehe, dann kann er erleben, was ›stinksauer‹ ist. Legt sie auf ein Bett und dann rauf in den OP!«

Kate wischte jeden Gedanken an ein warmes Bad, ein Nickerchen, einen netten Abend mit Howard beiseite und begleitete Mrs Nolan hinaus in den OP. Dort sah sie zu, wie Dr. Irvings alte, aber immer noch flinke Finger geschickt und schnell hantierten, um die Gefahr von Mrs Nolan und ihrem Baby abzuwenden. Er fand die Quelle der Blutung und konnte sie stoppen.

Für das Kind aber war es leider zu spät; es war nicht mehr zu retten.

Fast zwei Stunden später kehrte Dr. Irving dem Operationstisch den Rücken und bat einen der jüngeren Männer, weiterzumachen.

Er ging zu dem Edelstahlhocker in der Ecke des OP und ließ sich darauf sinken. Tief seufzend stieß er, halb erschöpft, halb resigniert, den Atem aus.

Denn es war ein rundum gesunder kleiner Junge gewesen. Allerdings hatte sich der Sauerstoffmangel in den letzten Minuten als tödlich erwiesen.

Irving winkte Kate mit einer kleinen Handbewegung zu sich. Als sie nahe genug vor ihm stand, um sein Flüstern zu verstehen, sagte er: »Nächste Woche trete ich persönlich vor den Morbiditäts- und Mortalitätsausschuss und gerbe diesem kleinen Drecksack das Fell. Ich hab diese jungen Nichtskönner so unendlich satt, die meinen, die Medizin sei nur erfunden worden, um ihnen ein bequemes und auskömmliches Leben zu ermöglichen. Hören Sie, Katie? Gemeinsam werden wir diesem Treiben ein Ende setzen!«

»Ja, Dr. Irving, selbstverständlich.«

Sie wischte ihm mit einer Mullbinde den Schweiß von der Stirn.

»Meinen Sie nicht, Sie sollten erst einmal nach Hause gehen und sich ein wenig ausruhen?«

»Nach Hause?«, fragte Irving. »Wozu denn? Dorine ist nicht mehr da. Keiner ist da. Aber, natürlich, ich geh nach Hause. Was bleibt mir schon anderes übrig?«

Bis aufs Äußerste erschöpft verließ Walter Irving den Operationssaal.

Es war das letzte Mal, dass Kate Kincaid Dr. Walter Irving lebend sah. Noch in derselben Nacht verstarb er im Schlaf; er war neunundsechzig Jahre alt.

2

Als in der darauffolgenden Woche der Tod des Nolan-Babys vor dem Morbiditäts- und Mortalitätsausschuss verhandelt wurde, gab es niemanden, der Dr. Morse' Version des Geschehens widersprochen hätte.

Kate Kincaid bot sich als Zeugin an, doch der vorsitzende Arzt lehnte sie als voreingenommen ab – eine Krankenschwester, die nur ihrem Groll gegen einen jungen Assistenzarzt Luft machen wollte, der zugegebenermaßen eine etwas aggressive Art hatte. Doch konnte man daraus wohl kaum auf einen ärztlichen Behandlungsfehler schließen. Als Kate nicht lockerließ, warnte Miss Curzon: »Es hat keinen Sinn. Sie wissen's doch aus eigener Erfahrung. Die werden einer Krankenschwester niemals mehr Glauben schenken als einem Arzt.«

An diesem Abend, nachdem man Morse von jeder Schuld freigesprochen hatte, ging Kate mit Howard zum Essen. Mitten in ihrer Mahlzeit setzte sie plötzlich ihr Cocktailglas hart auf die Tischplatte auf und erklärte: »Zum Teufel mit der ganzen Zunft! Ich will nicht länger Fußabstreifer für Ärzte sein, deren Hauptziel im Leben darin besteht, schützend die Hand übereinander zu halten. Wenn Dr. Irving noch am Leben wäre, ließe er sie nicht so ungeschoren davonkommen.«

»Katie, Liebling, ich weiß genau, was in dir vorgeht. Als Juristen erleben wir das ziemlich oft. Wir wissen, dass wir recht haben, aber wir haben keine Zeugen, um es zu beweisen, und verlieren deswegen unseren Fall.« Howard ergriff über den Tisch hinweg ihre Hand, um sie zu trösten. »Bei uns sagt man, dass man die Fälle, die man nicht gewinnen kann, am besten vergisst und sich den aussichtsreicheren zuwendet.«

»Ein vollkommener kleiner Junge!«, protestierte Kate. »Er hatte jedes Recht zu leben!«

»Ich weiß, ich weiß.« Howard versuchte, sie zu beruhigen.

»Bring mich nach Hause, Liebling!«

»Aber wir haben ja noch nicht mal richtig angefangen ...«

»Bring mich nach Hause!«, beharrte sie, und er kannte sie zu gut, um ihr den Wunsch abzuschlagen.

Sie waren in Howards Wagen, auf dem Weg zu ihrer Wohnung, als ihm plötzlich auffiel, dass sie lautlos weinte.

»Liebling?«, begann er zögernd.

Sie antwortete nicht, doch die Tränen flossen ihr weiter über die Wangen. Dann wischte sie sich mit den Handflächen über die Augen und meinte leise: »Es tut mir leid, Liebling, dass ich dir den Abend verderbe. Ich kann einfach nicht anders. Immer wieder sehe ich diesen kleinen, perfekten Körper vor mir, sehe ihn in meinen Händen liegen. So still und stumm, wo er doch laut schreien und vor Leben – jungem Leben – mit den Armen und Beinen zappeln sollte. Nein, der soll mir nicht ungeschoren davonkommen!«

»Kate?«, sagte Howard fragend und hielt an.

»Morgen gehe ich zu Dr. Minter.«

»Dem medizinischen Leiter?«

»Ja! Ich werde ihm erzählen, was Walter Irving zuletzt gesagt hat. Dann muss er etwas gegen Morse unternehmen!«

»Katie, Liebling, Schatz, wenn du mich auch nur ein bisschen liebst und mir ein wenig vertraust, dann tu's nicht!« Als sie nichts darauf erwiderte, fuhr er fort: »Sieh es doch mal so: Das wäre jetzt eine gute Zeit zum Aufhören. Wir heiraten. In einem Monat, einer Woche, morgen, wenn du Ja sagst. Du könntest dich nach einem Haus umsehen und dir überlegen, wie du es einrichten möchtest, statt über Dinge nachzugrübeln, die sich einfach nicht ändern lassen.«

Kate zeigte keine Reaktion.

»Sogar wenn Minter dir glaubt und ein Treffen des Medizinischen Ausschusses einberuft – kann das das Baby der Nolans wieder zum Leben erwecken?«

»Nein«, musste sie zugeben.

»Und, was hast du dann erreicht?«

»Irgendwo da draußen sind noch andere gutgläubige Mrs Nolans, die einfach aufgrund der Tatsache, dass dieser Morse sich ›Arzt‹ nennt, ihr Leben in seine Hände legen. Es wird andere Nolan-Babys geben, die tot zur Welt kommen.«

»Das kannst du aber nicht verhindern«, wandte Howard warnend ein.

»Es ist aber meine Pflicht, es wenigstens zu versuchen!«, erklärte sie.

Howard kannte sie gut, diese wütende Entschlossenheit, die sich ihrer jedes Mal bemächtigte, wenn sie Zeugin ärztlichen Pfuschs geworden war. Daher umarmte er sie, küsste sie zärtlich und sagte: »Eins liebe ich wirklich an dir, Katie. Du regst dich immer über die richtigen Dinge auf. Und dabei werden deine Augen noch blauer und dein hübsches Gesicht wird noch entschlossener. Tu, was du tun musst. Ich unterstütze dich – und zwar voll und ganz.«

Bradley Minter, der Chef der Inneren Medizin, hatte die Angewohnheit, etwas nach vorn geneigt auf seinem Drehstuhl zu sitzen, sich eifrig in Richtung seiner Patienten zu beugen und sie durch seine dicken Bifokalgläser anzustarren. Während er ihre Krankengeschichte erfragte und sich nach ihren Symptomen erkundigte, strahlte sein rotes Gesicht eine Wärme und Freundlichkeit aus, die ihnen ein Gefühl der Sicherheit gab und sie ermutigte, frei von der Leber weg zu sprechen.

Gegenüber dem Krankenhauspersonal legte er dieselbe Haltung an den Tag. Im Moment beugte er sich lauschend zu Kate, während sie die Ereignisse jener Nacht schilderte, als Mrs Nolans Baby tot zur Welt gekommen war, und abschließend zusammenfasste:

»Ich bin mir sicher, Dr. Minter, dass Mrs Nolan keinen Gebärmutterriss erlitten hätte und ihr Baby nicht gestorben wäre, wenn Morse sie nicht wieder an den Pitocin-Tropf gehängt hätte. Das war nicht nur nachlässig, es war dumm. Es tut mir leid, aber ich kann es nicht anders sagen: dumm und arrogant!«

Minter nickte ernst, und sein gerötetes Gesicht und die blauen Augen schienen den Ernst, mit der er die ganze Sache betrachtete, noch zu unterstreichen.

»Lassen Sie mich der Sache nachgehen, Kincaid. Persönlich. Aber diskret. Wir wollen ja keinen Skandal provozieren – solange es sich vermeiden lässt.«

»Aber nur so lange, wie Sie nichts zu verschleiern versuchen«, warnte ihn Kate.

Minter rückte seine Bifokalbrille zurecht und starrte sie an. Sein Ärger war unübersehbar.

»Entschuldigen Sie. Ich sollte Sie eigentlich besser kennen. Ich werde warten, bis ich von Ihnen höre«, sagte Kate.

»Und aussagen, falls es nötig sein sollte«, erinnerte Minter sie.

* * *

Als Kate zwei Tage später ihren Dienst antrat, hörte sie, dass sie ausgerufen wurde. Sie ging ans Telefon, da sie annahm, Howard wolle ihr von einem weiteren zum Verkauf stehenden Haus berichten, von dem er gehört hatte. Doch es war Dr. Minter. Sie solle sofort in sein Büro kommen.

»Miss Kincaid, ich habe ein wenig recherchiert. Ich habe zudem mit Dr. Ahmanson, dem Chef der Geburtshilfe, gesprochen. Er hat mir versichert, dass Pitocin für Vielgebärende zwar etwas riskanter ist als für die meisten anderen Frauen, aber der Einsatz des Mittels weder als besonders ungewöhnlich noch als Kunstfehler gelten kann. Er meinte allerdings, dass ein vorsichtiger Umgang damit geraten sei. Aber das ist auch schon alles. Was einen Behandlungsfehler eindeutig ausschließt.«

»Dr. Minter, um der Klinik willen sollte gegen Morse vorgegangen werden, ehe es zu einer noch schlimmeren Katastrophe kommt!«, beharrte Kate.

»Aber wenn sein eigener Chef meint, dass es keine Nachlässigkeit war ... ich meine, ohne Beweise ... kann ich doch nichts unternehmen.«

»Beweise?«, versetzte Kate. »Nehmen Sie sich doch mal die Akten all der Frauen vor, die unter Morse entbunden haben. Dann sehen Sie, wie oft er donnerstagabends und Freitag früh Pitocin verordnet. Das sollte Beweis genug sein.«

Minter wirkte ziemlich bedrückt, als er zugab: »Das habe ich getan, *unglücklicherweise.*«

»Unglücklicherweise?«, erwiderte Kate verwirrt.

»Sobald ich nach den Akten geschickt hatte, kriegte Morse Wind davon. Er kam zu mir, um in Erfahrung zu bringen, warum ich sie haben wollte. Ich habe es ihm zwar nicht gesagt, aber er hat es erraten. Das könnte, fürchte ich, zu einer ziemlich hässlichen Geschichte ausarten.«

»Was wollen Sie damit sagen?«

»Als Morse mein Büro verließ, hat er damit gedroht, *Sie* vor den Medizinischen Ausschuss zu bringen«, gestand Minter.

»*Mich?* Weil ich verhindern wollte, dass er das Baby der Nolans umbringt?«, frage Kate. »Das würde ich sehr begrüßen!«

»Ich nicht. Ich wünschte, die ganze Sache wäre auf der Stelle erledigt. Sie nützt keinem. Nicht der Klinik. Nicht Morse. Und vor allem nicht *Ihnen.*«

»Ich habe nichts zu befürchten«, widersprach Kate.

»Falls es zu einer Anhörung kommt, so wird sie vor einem

Podium von Ärzten, nicht von Krankenschwestern, stattfinden. Es ist ja nicht das erste Mal, dass Sie mit einem Assistenzarzt aneinandergeraten und den Kürzeren ziehen«, sagte Minter. Er beugte sich vor und tätschelte Kate die Hand. »Kincaid, Kate, ich habe eine Tochter, die älter ist als Sie. Ich kann also wie ein Vater zu Ihnen sprechen. Folgen Sie meinem Rat, und bringen Sie diese betrübliche Geschichte hinter sich. Wir haben keine Zeit, alte Schlachten zu schlagen, wir müssen uns um die Patienten von heute und morgen kümmern. Wir alle machen Fehler, Ärzte und Schwestern. Wir sind alle nur Menschen. Hören Sie auf mich, lassen Sie es dabei bewenden.«

Gegen Ende des Tages stellte Miss Curzon – sie kannte ihre Pappenheimer – Kate schließlich im Schwesternzimmer zur Rede.

»Sie haben doch mit Minter gesprochen, oder? Ich hoffe, Sie haben seinen Rat angenommen.«

»Aber es ist verkehrt, einfach verkehrt!«, versetzte Kate erregt.

»Niemand weiß das besser als ich«, stimmte die Schwester ihr zu. »Seit fast dreißig Jahren beobachte ich die jungen Ärzte im Praktikum und die Assistenten. Wir müssen ihnen Dinge beibringen, für die wir eigentlich gar nicht ausgebildet sind. Manchmal müssen wir das sogar heimlich tun, weil diese grünen Jungs und Mädels es einfach nicht können. Dann sehen wir ihnen dabei zu, wie sie sich zu ausgewachsenen Ärzten entwickeln und uns herumkommandieren. Ich hab mir schon so manches Mal gewünscht, zu einem dieser flügge gewordenen Ärzte zu sagen: ›Hör mal, Bürschchen, ich entsinne mich noch der Zeit, als du keine Vene gefunden hättest, um *dich* zu retten, geschweige denn deinen *Patienten.*‹ Ich weiß also, wie es Ihnen mit Morse ergeht. Aber Minter hat recht. Sie bringen sich nur selber in Schwierigkeiten.«

Mit all dem Ärger und der Entschlossenheit, die sich seit

ihrem Gespräch mit Dr. Minter in Kate entwickelt hatten, erwiderte sie: »Miss Curzon, genau wegen all dem, was Sie eben aufgezählt haben, wegen all der Schwestern, die jetzt hier arbeiten, und denen, die ihnen noch folgen werden, muss ich die Sache aufs Tapet bringen. Eine Schwester hat ein Recht auf Würde und Respekt. Unsere Erfahrung, die wir am College und danach gesammelt haben, braucht sich neben der der Ärzte, die ständig vermeidbare Fehler begehen – egal ob sie jung sind oder alt –, nicht verstecken!«

Miss Curzon schüttelte traurig den Kopf. »Wissen Sie, Kate, zu meiner Zeit, als wir unser Schwesterndiplom noch nicht am College ablegten, da mussten wir uns von den Ärzten alles gefallen lassen. Ich schätze, ich hab diese Gewohnheit einfach nie abgelegt. Aber falls Sie es versuchen wollen, helfe ich Ihnen. Ich kann Ihnen zwar nicht versprechen, dass Sie gewinnen, aber ich werde mein Bestes tun. Das ist das Mindeste, was ich für meine Töchter tun kann.« Sie lächelte, als sie gestand: »So sehe ich nämlich meine Mädchen. Ob weiß oder schwarz, egal woher sie kommen, sie sind alle meine Töchter. Und Sie haben recht, Sie haben was Besseres verdient als meine Generation, als wir Alten. Packen Sie's also an!«

»Katie, Schatz, ich bitte dich, tu das nicht«, bat Howard, als sie einander in ihrem kleinen französischen Lieblingsrestaurant gegenübersaßen.

Howard maß mehr als eins achtzig und hatte dunkelbraunes Haar, das nicht zu bändigen war, wenn er sich – wie in diesem Augenblick – unter Stress befand. Er führte dies auf das viele Duschen während seiner Highschool- und College-Zeit zurück, als er aktiver Basketballspieler gewesen war, und behauptete, dass er alles natürliche Fett unwiederbringlich aus seinen Haaren herausgewaschen habe. Vom medizinischen Standpunkt konnte Kate diese Erklärung nur als Unsinn abtun, was ihn allerdings nicht weiter beeindruckte.

Sein kräftiger Körperbau und die muskulösen Arme und Beine waren die Hinterlassenschaft seiner frühen Sportlerkarriere, und obwohl er nun lange Nächte über Akten und Fallsammlungen brütete, hatte er sich nicht gehen lassen. Er joggte in die Kanzlei und rannte die vierzehn Treppen zu seinem Stockwerk hinauf. Die Erinnerung an seinen Trainer in der Highschool, der im Alter von vierundvierzig Jahren tot umgefallen war, verfolgte ihn immer noch. Auf keinen Fall wollte er das Schicksal jener Athleten erleiden, die von einem Tag auf den anderen aufgehört hatten.

Sein schmales Gesicht war kräftig. Kate neckte ihn wegen des Grübchens in seinem Kinn und nannte ihn scherzhaft Kirk Douglas. Das irritierte ihn, weil er sich eher eine Ähnlichkeit mit Cary Grant einbildete. Tatsächlich glich er weder dem einen noch dem anderen: Zwar sah er nicht übel aus, als wahrer Ausbund an Attraktivität konnte er aber auch nicht gelten. Immer noch weigerte er sich ab und an, seine Brille zu tragen, obwohl er zugeben musste, dass er sie zum Lesen brauchte. Mit der Brille auf der Nase wirkte er ungeheuer gewissenhaft, eine Eigenschaft, die in seinem Charakter durchaus großen Raum einnahm.

»Irgendjemand in dieser Klinik muss sich mal hinstellen und die Wahrheit über Morse sagen!«, beharrte Kate.

»Kate, jeder Rechtsanwalt wird dir sagen, dass es eines der selbstzerstörerischsten Dinge der Welt ist, wenn eine aufrichtige, zornige, emotional aufgewühlte Person für etwas kämpft, das sie für eine gerechte Sache hält.«

»In medizinischer Hinsicht habe ich recht! Das müssen sie einsehen!«

»In medizinischer Sicht schon. Aber im Hinblick auf ihre Karriere bist du für jeden der versammelten Ärzte eine Bedrohung. Jeder von denen wird sich zurücklehnen und denken: ›Wenn ich dieser vorwitzigen jungen Schwester heute recht gebe, dann zerrt morgen eine andere mich vor irgendeinen Ausschuss, damit ich meine Fehlurteile verantworte.‹ Sie wagen es nicht, sich auf deine Seite zu stellen.«

Als Dr. Minter nach seiner frühmorgendlichen Visite in sein Büro kam, fand er die Nachricht, die Katherine Kincaid unter seiner Tür hindurchgeschoben hatte. Obgleich höflich im Ton, war sie in ihrer Forderung nach einer Anhörung im Fall Dr. Morse und dem Tod des Nolan-Babys überaus bestimmt.

Verdammt, dachte Minter, *warum will sich eine so hübsche und tüchtige junge Frau, die ihre ganze Karriere noch vor sich hat, unbedingt Ärger einhandeln?* Nach kurzem Nachdenken musste er sich eingestehen, dass es vielleicht gerade an dieser Tüchtigkeit und Prinzipientreue lag.

Er bat seine Sekretärin, Kates Nachricht zu kopieren, sie an die Männer und die beiden Frauen des medizinischen Stabs, die berechtigt waren, der Anhörung beizuwohnen, zu verschicken und anzufragen, ob sie dazu bereit waren, teilzunehmen.

Noch ehe der Tag zu Ende war, hatte er vier Antworten erhalten, keine davon schriftlich, alle am Telefon, wo man ihn in vertraulichem Ton darum bat, doch bitte nicht zitiert zu werden.

»Ist dir klar, Brad, was passieren würde, wenn wir eine solche Anhörung abhielten und die Sache publik würde? Nicht nur die Nolans würden uns wegen eines ärztlichen Kunstfehlers verklagen, jede Frau, die je bei uns eine Totgeburt hatte, würde gegen uns vorgehen. So etwas können wir einfach nicht ermutigen. Das geht nicht! Ich stehe nicht zur Verfügung!«

Am Ende des Tages wusste Minter, was er zu tun hatte, doch er musste noch die richtige Formulierung dafür finden. Am Abend diktierte er einen Brief. Am nächsten Morgen nahm er ihn sich noch einmal vor. Am späten Nachmittag las er die neue Fassung ein letztes Mal durch und unterschrieb sie.

Meine liebe Miss Kincaid! Nach intensiven Gesprächen mit meinen Kollegen vom Medizinischen Ausschuss komme ich zu dem Schluss, dass die Behauptungen in Ihrem Brief keinen ausreichenden Grund zur Einberufung einer Anhörung darstellen.

Hochachtungsvoll,
Bradley Minter, Medizinischer Direktor

Kate fand den durch einen Boten überbrachten Brief im Schwesternzimmer vor, als sie zu Dienstschluss dorthin zurückkehrte. Sie las ihn und knüllte ihn zornig zusammen. Vom Münztelefon auf dem Gang rief sie Howard an. Geduldig hörte er ihr zu und meinte, als sie fertig war: »Dann hat sich die Sache ja wohl erledigt, oder?«

Er fühlte sich ungeheuer erleichtert. Sie hatte Dampf abgelassen und würde sich nun wieder beruhigen. Vielleicht war sie nun ja auch desillusioniert genug, um ernster als bisher über das Heiraten nachzudenken.

»Wenn bloß ...«, begann sie.

»Katie«, unterbrach er sie bestimmt. »Es gibt hier kein Wenn oder Aber. Der Medizinische Ausschuss ist die letzte Instanz bei solchen Angelegenheiten. Und er hat abgelehnt.«

»Wie steht es mit dem Vorstand?«, beharrte sie.

»In rein medizinische Entscheidungen mischt sich der Vorstand nicht ein«, erwiderte er.

Nach langem Schweigen hörte er, wie sie ihm widerwillig zustimmte: »Okay, wenn du meinst.«

»Ja, das meine ich«, erklärte er mit Nachdruck. »Und jetzt geh nach Hause, nimm ein schönes heißes Bad, und weich all deinen Frust darin auf. Damit du, wenn ich dich abhole, entspannt und glücklich bist und duftest und strahlst. Weil ich heute Abend noch einiges vorhabe. Einige wunderbare Dinge.«

Er brauchte ihr das gar nicht weiter auszumalen. Er war ein sehr guter, zärtlicher und rücksichtsvoller Liebhaber.

Langsam hängte Kate den Hörer ein und zog die Tür der Telefonzelle auf. Schräg gegenüber auf dem Korridor stand mit funkelnden Augen und offenbar zornig Dr. Alfred Morse. Kate ignorierte ihn und steuerte auf die Aufzüge zu. Morse näherte sich rasch, um ihr den Weg abzuschneiden. Und als sie ihm auszuweichen versuchte, packte er sie mit beiden Händen an den Armen.

»Lassen Sie mich los!«, stieß sie verärgert, doch leise genug hervor, um keine Aufmerksamkeit zu erregen.

»Was zum Teufel bilden Sie sich eigentlich ein?«, zischte Morse.

»Lassen Sie mich los«, sagte sie schneidend und versuchte sich gleichzeitig aus seinem schmerzhaften Griff zu befreien.

Er ignorierte ihren Protest. »Ich weiß von Ihrer Mitteilung an Minter. Was wollen Sie eigentlich? Dass ich gefeuert werde? Meine Karriere ruinieren?«

Sie machte einen letzten Versuch, sich loszureißen. Und es gelang ihr.

»Miss Kincaid«, sagte der junge Arzt warnend, »die Sache ist noch nicht ausgestanden!«

Sie ignorierte seine Drohung und rannte, um den nach unten fahrenden Aufzug zu erwischen.

Zwei Tage später erhielt Kate Kincaid eine Mitteilung vom Disziplinarausschuss der Klinik. Man warf ihr aufsässiges Verhalten vor und dass sie vorsätzlich ärztlichen Anweisungen zuwidergehandelt hätte.

Normalerweise hätte ein so schwerwiegender Vorwurf sie sehr besorgt gemacht. Jetzt aber freute sie sich. Was sie vor dem Medizinischen Ausschuss nicht vorbringen durfte, würde sie nun in der Anhörung darlegen. Morse forderte es ja geradezu heraus. Nun, das konnte er haben!

»Kate, ich lasse nicht zu, dass du allein in diese Anhörung gehst«, sagte Howard, sobald sie ihm davon berichtet hatte.

»Miss Curzon wird da sein.«

»Schatz, du hast ja keine Ahnung, wie ernst die Sache ist. Als Rechtsanwalt sage ich dir, dass diese Anhörung womöglich nur der Anfang ist. Denn wenn der Ausschuss zugunsten von Morse entscheidet, dann wird er dich womöglich wegen Verleumdung verklagen. Dafür, dass du seinen Ruf als Arzt beschädigt hast. Du kannst mir sagen, was du willst, ich werde dort sein. Und dich verteidigen!«

»Howard, das ist eine medizinische Debatte, die zwischen Medizinern ausgetragen wird.«

»Kate, Anhörungen, Anzeigen, Gegenanzeigen, das sind juristische Dinge, auch wenn sie medizinische Auseinandersetzungen betreffen. Für wen hältst du mich, wenn du meinst, ich lasse dich allein in diese Schlangengrube marschieren?«

»Howard, ich bin ein großes Mädchen. Und durchaus in der Lage, mich selbst um meine Probleme zu kümmern. Ich will diesem arroganten Scheißkerl allein entgegentreten.«

»Dann versprich mir eins«, beharrte Howard. »Wenn es brutal wird und übler, als du dachtest, dann bitte um Unterbrechung und ruf mich an. Ich lass alles stehen und liegen und rase sofort in die Klinik. Versprochen?«

Weil es die einzige Möglichkeit war, sein Auftauchen bei der Anhörung verhindern, stimmte sie schließlich zu. »In Ordnung. Versprochen.«

Dr. Lewis Crane, der die Anhörung leitete, war ein Mann in reifem Alter, mit ergrauenden Schläfen und Andeutungen von Weiß im gepflegten Schnurrbart. Groß und distinguiert, erweckte er bei seinen Patienten Zutrauen und Hoffnung schon allein durch die Art, wie er militärisch-forsch durch den Korridor auf sie zuschritt. Crane war da. Der fantastische Dr. Crane.

Von seinen Kollegen wurde er mehr wegen seiner Art, mit den Patienten umzugehen, als wegen seiner diagnostischen Fähigkeiten geschätzt und eher um seine exorbitanten Honorare als um seine Heilungserfolge beneidet.

Schon nach Cranes erster Erklärung hatte Kate das ungute Gefühl, dass Alfred Morse, der ihr mit einem selbstgefälligen Lächeln schräg gegenüber saß, ihn eingehend instruiert hatte.

»Ich möchte Sie darauf hinweisen, Miss Kincaid, dass es bei diesem Verfahren nicht um persönliche Dinge geht. Es geht uns hier lediglich um die Feststellung der in dieser Beschwerde vorgebrachten Tatsachen. Und da Dr. Morse der Kläger ist, halte ich es für angemessen, dass er vorträgt, worum es sich dabei handelt.«

Sehr viel milder als zwei Tage zuvor schilderte Morse nun seine Sicht der Dinge und gab sich dabei so harmlos und pflichtbewusst wie nur möglich. Er hatte Mrs Nolan äußerst sorgfältig untersucht, hatte ihr Kind und dessen Herzschlag überwacht, war sich völlig im Klaren darüber, dass sie eine Multipara war, ebenso wie über die möglichen Risiken, die mit der Gabe von Pitocin verbunden waren, und hatte daher nur eine kleine Dosis in einer ausreichend verdünnten wässrigen Lösung verschrieben, sodass sie ohne Gefahr für Mutter und Kind abgebrochen werden konnte, falls Gefahrenanzeichen auftraten. Zu seiner Bestürzung aber habe er bei der Rückkehr zu seiner Patientin entdeckt, dass Schwester Kincaid den Tropf entfernt hatte. Da eine vollkommen normale Entbindung zu erwarten war, hatte er befohlen, den Tropf wieder anzuschließen. Eigentlich habe er Miss Kincaids empörenden Verweigerungsakt melden wollen, dann aber nach kurzem Nachdenken entschieden, nicht zu streng mit ihr zu sein und den ganzen Vorfall zu den Akten zu legen. Als dann jedoch das Nolan-Baby gestorben sei, sei er zu dem Schluss gekommen, dass er die ganze traurige Angelegenheit vor den Disziplinarausschuss bringen müsse.

Nicht einmal Miss Curzon konnte es sich angesichts einer so offenkundig verfälschten Wiedergabe der Ereignisse verkneifen, einen Blick in Kates Richtung zu werfen.

Dr. Crane wandte sich an Kate. Auf die gütigste und nachsichtigste Weise, zu der er fähig war, meinte er: »Und nun, Miss Kincaid, denke ich, sollten Sie Gelegenheit haben, Ihre Handlungsweise zu verteidigen. Schließlich hat Dr. Morse ja einige sehr ernste Vorwürfe vorgebracht.«

Kate spürte, wie ihr die Hände zu zittern begannen, sodass sie sie unter dem Tisch behielt, um ihre Angespanntheit und ihren Zorn zu verbergen. Sie warf einen Blick auf Alfred Morse und begann.

»Dr. Crane, Sie sagten, dass es bei dieser Sache nicht um Persönliches ginge. Aber es gibt durchaus persönliche Dinge, die da mit hineinspielen.«

»Es wäre nicht das erste Mal, dass ›persönliche‹ Reibereien zwischen einem Arzt und einer Krankenschwester zu Problemen führen«, meinte Crane und lächelte auf eine Weise, die andeutete, dass er eine unglückliche Liebesbeziehung zwischen Kate und Dr. Morse hinter dem Ganzen vermutete.

Sie errötete vor unterdrücktem Zorn. »Ich meinte das im Bezug auf Dr. Morse' Entscheidung, jeden Freitag ›reinen Tisch‹ zu machen.«

»Diese Bemerkung nehme ich Ihnen übel«, unterbrach sie Morse.

»Sie werden mir einiges von dem, was ich heute vorzubringen habe, noch viel übler nehmen«, schoss Kate zurück. Sie wandte sich nun an Dr. Crane, der sie, wenn er sie auch nicht zum Schweigen zu bringen versuchte, deutlich spüren ließ, dass er die Fortsetzung ihrer Aussage nicht begrüßte. »Trotzdem«, fuhr sie fort, »erwarte ich von keinem Arzt, dass er rund um die Uhr seinen Patienten zur Verfügung steht. Aber *was* ich erwarte, ist, dass er sich während seiner Dienstzeit vollständig dem Wohl, der Sicherheit und Gesundheit seiner Patienten widmet.«

An Morse gewandt fuhr sie fort. »Die Gesundheit der Patientinnen zu gefährden, indem man zur Beschleunigung einer Entbindung Pitocin verordnet – nur weil es der eigenen Bequemlichkeit dient –, das ist nicht nur skrupellos, das ist unverzeihlich.«

Morse erwiderte wütend: »Es war *meine* Entscheidung, Mrs Nolan Pitocin zu geben. *Ihre* Aufgabe war es, sie im Auge zu behalten, damit es nicht zu Komplikationen kommt. Und *mich zu rufen*, falls dies doch geschehen wäre! Und nicht den Tropf abzustellen, sondern *mich zu rufen!*«

Kate wartete, bis er seine arrogante Tirade beendet hatte, ehe sie leise, aber entschlossen erwiderte: »Dr. Irving war meiner Meinung. Ja, er war sehr bestürzt, als er entdeckte, dass man ihr überhaupt Pitocin verordnet hatte. Und wenn er noch leben würde, wäre er heute hier, um Ihnen das selbst zu sagen.«

Ein süffisantes Grinsen spielte um Morse' Lippen. »Dr. Crane, wie lange wollen Sie sie noch gewähren lassen? Sie kann uns jede beliebige Lüge auftischen und behaupten: ›Das hat Dr. Irving gesagt.‹ Dr. Irving ist tot. Wie soll er ihr widersprechen?«

Kate sprang von ihrem Stuhl in die Höhe und beugte sich zu Morse hinüber. »Ich lüge nicht! Dr. Irving war stinksauer! Und als er sah, dass ich den Tropf abgestellt hatte, hat er mich dafür gelobt. Und gesagt, dass ich genau das Richtige, das einzig Vernünftige getan hätte. Und wie die Sache schließlich ausging, hatte er ja auch recht. Und ich ebenfalls. Nur dass ich früher hätte handeln sollen.«

Sie setzte sich wieder auf ihren Stuhl und sagte ruhig: »Hätte ich es getan, wäre das Kind vielleicht noch am Leben.«

Dr. Crane zupfte an seinem gepflegten Schnurrbart, ehe er sprach. »Habe ich Sie richtig verstanden, Miss Kincaid, dass die Ereignisse, so wie Sie sie schildern, folgendermaßen abliefen? Dr. Morse verschrieb eine Pitocin-Infusion. Sie überwachten die Patientin. Dann beschlossen Sie, die Infusion auf eigene Verantwortung abzubrechen. Und erst danach erschien Dr. Irving auf dem Plan?«

»Ich habe nach Dr. Irving schicken lassen, damit er sich die Patientin Bellino ansieht, da ich Dezelerationen bei ihr festgestellt hatte.«

»Lassen Sie den Fall Bellino jetzt einmal beiseite«, unterbrach sie Crane. »Jetzt geht es um den Fall Nolan! Sie haben das verschriebene Medikament auf eigene Faust abgesetzt. Und erst im Nachhinein hat Dr. Irving Ihnen zugestimmt. Ist das richtig?«

»Ja«, räumte Kate ein.

»Nun«, rief Crane im Brustton der Missbilligung aus, »das wirft ja ein völlig neues Licht auf die Dinge.«

Miss Curzon konnte nicht mehr anders und fuhr dazwischen: »Dr. Crane, es gibt keine Regel, die eine Krankenschwester daran hindern würde, im Zweifelsfall die Meinung eines erfahrenen Arztes einzuholen. Das ist absolut professionell und ein durchaus wünschenswertes Verhalten. Es beweist ihre Sorge um das Wohl der Patientin.«

Crane folgte ihr mit jener unduldsamen Miene, die verriet, dass nichts von dem, was sie sagte, ihn berühren konnte. »Miss Curzon, Sie haben sich hier zum falschen Problem geäußert. Niemand, da bin ich mir sicher, nicht einmal Dr. Morse, wird das Recht einer Krankenschwester in Abrede stellen, eine zweite Meinung einzuholen – wenn sie meint, es sei im Interesse ihres Patienten. Aber ...«

Er hielt inne, um noch mehr Nachdruck auf sein »Aber« zu legen. »Aber – genau das hat Miss Kincaid nicht getan. Als Erstes stellte sie den Tropf ab. Und erst dann ließ sie Dr. Irving kommen. Mit anderen Worten, sie hat einer ausdrücklichen ärztlichen Anweisung auf eigene Faust zuwidergehandelt. Dass Dr. Irving ihr später zustimmte, oder dass Sie uns das erzählt ...«

»Er hat mir zugestimmt«, insistierte Kate.

»Bitte, Miss Kincaid, lassen Sie mich das auf meine Weise machen«, meinte Crane mit jenem gespielten Respekt, den man gegenüber Untergebenen oder geistig Minderbemittelten an den Tag legt. »Die Sache, um die es hier geht, ist Dr. Morse' Beschwerde. Eine Krankenschwester hat gegen ärztliche Anweisungen verstoßen, eine vom Arzt verordnete Maßnahme abgebrochen und ihre medizinische Meinung über die des behandelnden Mediziners gestellt. Dieser Ausschuss hat also über eine sehr ernste Sache zu befinden.«

»Und während sich der Ausschuss darüber Gedanken macht«, sagte Kate, »soll er auch darüber nachdenken, dass ein Kind, das jedes Recht hatte, zu leben und gesund auf die Welt zu kommen, tot ist, weil ein Arzt, der es eilig hatte und ›reinen Tisch‹ haben wollte, Pitocin verordnet hat. Und dass eine Frau deswegen diese Tragödie, dieses emotionale Trauma erleiden muss. Denken Sie auch einmal an Mrs Nolan!«

Damit stieß Kate ihren Stuhl zurück und verließ den Raum. Miss Curzon stürzte ihr nach und erwischte sie auf dem Korridor.

»Laufen Sie doch nicht weg, Kate.«

»Wozu soll ich denn noch kämpfen? Crane hat sich ja eh schon entschieden. Und was er sagt, das werden ihm die anderen nachplappern. Das wissen Sie doch ganz genau.«

Sie schob Miss Curzons Hand weg und steuerte auf den Aufzug zu, um in die Wöchnerinnenabteilung zu fahren und ihren Dienst wieder aufzunehmen, so lange sie sie noch ließen.

Miss Curzon betrat gerade noch rechtzeitig den Raum, um Dr. Morse erklären zu hören: »Sie sehen also, dass sie meine sorgfältig geplante Behandlung durch das Abschalten des Tropfs unterbrochen hat, und das Resultat ein höchst unglückliches war. Wir wären heute nicht hier, wenn Schwester Kincaid nicht gegen die Anweisungen verstoßen hätte.«

Mit einem Nicken deutete Crane seine Zustimmung zu Morse' Version der Geschichte an.

»Dr. Crane, meine Herren«, protestierte nun Miss Curzon, »lassen Sie mich, ehe Sie zu einem Abschluss kommen, noch etwas sagen. Ich muss Ihnen nicht die Schwierigkeiten schildern, mit denen wir zu tun haben, wenn wir heute fähige Krankenschwestern suchen. Die Hälfte meiner Arbeitszeit verbringe ich mit der Suche nach jungen Frauen, die über die nötigen Qualifikationen und Diplome verfügen. Aber die Zeit, als Schwestern wie Roboter arbeiteten, ist vorbei. Wenn ihre Arbeit sie mit Stolz erfüllen soll, muss auch ihre Meinung zählen.«

»Miss Curzon, wie würden Sie Miss Kincaids Vorgehen denn beschreiben? Handelt es sich dabei etwa nicht um einen nur zu offensichtlichen Verstoß gegen ärztliche Anweisung?«, fragte Crane provozierend.

Während Miss Curzons bleiches Gesicht im Kontrast zu ihrem ergrauenden Haar errötete, erwiderte sie: »Aus meiner Sicht, meine Herren, ist die Sache ganz klar. Aufgrund einer bloß technischen Regel wollen sie diese Klinik einer geschätzten Schwester berauben, einer jungen Frau, die ich zu meiner Assistentin machen wollte, damit sie eines Tages, wenn ich in Rente gehen, meine Stelle übernimmt. Ja, was sie getan hat, hat gegen eine ärztliche Anweisung verstoßen. Aber sie hatte recht. Falsch lag hier der Arzt!«

Vorwurfsvoll und zornig musterte sie Morse. »Genauso wie er sich bei Mrs Bellino getäuscht hat. Er hatte keine Dezelerationen entdeckt, das tat Miss Kincaid. Und Dr. Irving …«

»Von Dr. Irving haben wir jetzt genug gehört«, unterbrach sie Crane. »Ich bedaure, dass er nicht hier ist, um selbst auszusagen, aber das ist nun einmal so.«

Nicht im Mindesten beschämt, erwiderte Miss Curson sehr bestimmt: »Dr. Crane, es gibt Aufzeichnungen, die zeigen, dass auch Dr. Irving diese Dezelerationen festgestellt hat. Und als er es tat und noch ehe das Baby Schaden nehmen konnte, ließ er Mrs Bellino eiligst in den OP bringen und nahm einen Kaiserschnitt vor. Was beweist, dass im Hinblick auf die Herztöne des Kindes Schwester Kincaid und nicht Dr. Morse recht hatte. Hätte sie Dr. Irving nicht gerufen, wäre das Baby womöglich gestorben oder aber behindert zur Welt gekommen.«

Crane schien sowohl erschüttert als auch perplex. Stirnrunzelnd und an seinem Schnurrbart zupfend wandte sich an seine Kollegen.

»Meine Herren?«

Wesley Rossitter, gleichfalls Spezialist für Geburtshilfe und Frauenheilkunde, aber jünger als Crane, äußerte sich als Erster.

»Ich habe bei Irving gelernt. Ich war fünf Jahre lang bei ihm Assistent, ehe ich mich selbstständig gemacht habe. Ich kenne den Mann besser als jeder andere.

Was Irving nach Schwester Kincaids Schilderung gesagt und getan hat, entspricht genau dem Bild, das ich von ihm habe.

Wäre er heute hier, würde er sie wohl aufs Heftigste und Eloquenteste verteidigen.

Aber leider ist er nicht hier. Und trotzdem müssen wir zu einem Schluss kommen.

Daher werde ich Ihnen sagen, wozu ich im äußersten Falle bereit bin.

Fürs Protokoll würde ich Miss Kincaid einen sehr milden Tadel erteilen, den wir so formulieren können, dass den technischen Vorschriften Genüge getan ist.

Anschließend sollte sich jeder von uns für das, was wir da tun mussten, persönlich bei ihr entschuldigen. Sie ist eine verdammt tüchtige Krankenschwester. Ich würde ihr mit dem allerbesten Gefühl jede meiner Patientinnen anvertrauen.

Falls dieser Ausschuss aber für eine strengere Maßnahme votiert, werde ich mein Veto einlegen und meinen Einwand publik machen.

Ist das klar?«

Je länger Rossiter redete, umso röter und gereizter wurde Cranes Miene.

»Nun«, räumte er schließlich ein, »wenn es etwas gibt, was wir nicht gebrauchen können, so ist es ein öffentlicher Skandal. Ich denke, Dr. Rossiter hat uns vielleicht einen Ausweg aus dieser Zwickmühle gewiesen. Es sei denn, Dr. Morse wünscht, noch einmal gehört zu werden.«

Morse blickte zu Miss Curzon hinüber, die ihn mit zornigem Blick herausforderte. »Sofern wir das Prinzip, dass eine Schwester die ausdrücklichen Anweisungen eines Arztes nicht missachten darf, aufrechterhalten, habe ich nichts weiter hinzuzufügen.«

3

Als Miss Curzon zwei Tage später ihren Dienstplan durchsah, klopfte es an ihrer Tür.

»Ja?«, rief sie.

»Miss Curzon?« Es war Kate Kincaid.

»Kommen Sie rein, Kate, kommen Sie rein.«

Kate trat ein und hielt einen offiziell wirkenden Brief in der ausgestreckten Hand. Miss Curzon las ihn sich durch und blickte zu Kate auf.

»Da stehen ein paar sehr lobende Bemerkungen über Sie und Ihre Arbeit drin.« Miss Curzon versuchte, gute Miene zum bösen Spiel zu machen, zu diesem Brief, den sie heftig missbilligte.

»Was halten Sie von dieser Passage: ›Wir sind uns sicher, dass Ihr Akt des Ungehorsams ohne Überlegung geschah und sich in Zukunft nicht wiederholen wird‹?«, fragte Kate. »Egal, wie Sie das interpretieren, daraus geht hervor, dass meine Ausbildung, mein Training, meine professionelle Meinung, die ich aus ständiger Beobachtung der Patientin gewonnen habe, gegenüber der des Arztes, der mal kurz hereinrauscht, einen Blick auf sie wirft, ins Stethoskop horcht und etwas verordnet, überhaupt nicht ins Gewicht fällt. Das kann ich so nicht hinnehmen.«

»Sie mussten ja irgendwas ins Protokoll schreiben«, versuchte Curzon sie zu trösten.

»Was sie ins Protokoll schreiben müssen, ist mir völlig egal!«, brach es aus Kate heraus. »Irgendwo muss es doch einen Platz geben, wo die Fähigkeiten und die Intelligenz einer Schwester respektiert werden.«

»Kate?«

»Ich glaube nicht, dass ich hierbleiben kann«, sagte Kate nur, aber ihre Entschlossenheit war unverkennbar.

»Sie haben diesen Brief eben erst bekommen. Sie sind verletzt. Daraus mache ich Ihnen keinen Vorwurf. Aber überstürzen Sie nichts. Vielleicht werden Sie es Ihr Leben lang bereuen.«

Diese letzten Worte bewirkten, dass Kate Miss Curzon ansah.

»Kate, die Uniklinik ist das beste Krankenhaus dieser Stadt. Wenn Sie eine andere Stelle, etwas Besseres finden wollen, dann müssen Sie weggehen. Das heißt, dass Sie Ihre Position, Ihre Aussicht auf meine Nachfolge aufgeben müssen. *Und* ... es heißt auch, dass Sie den anderen Teil Ihres Lebens aufgeben.«

Sie umschloss Kates Hände auf eine Weise, die Kate an ihre Mutter erinnerte. »Ich habe Howard gesehen, als Sie ihn zur Weihnachtsfeier und zur Jahresaufführung der Ärzte im Praktikum und Schwestern mitgebracht haben. Ein attraktiver junger Mann und ungeheuer liebenswürdig. Er ist Ihnen wirklich zugetan. Ich hab's ihm angesehen, wenn er Sie in Momenten, in denen Sie es nicht bemerkten, von der Seite betrachtete. Aber Sie werden wohl kaum erwarten, dass er seine Anwaltslaufbahn hier abbricht, um mit Ihnen wegzugehen. Das wäre nicht fair.«

»Nein, nein, sicher nicht«, meinte Kate nachdenklich. »Ich ... ich werde drüber nachdenken.«

Kate wusch ihr blondes Haar mit einem duftenden Shampoo, das riesige Schaumblasen entwickelte, und spülte es aus. Sie hob das saubere, feuchte Gesicht, beugte sich über das Waschbecken und wrang die Haare aus, bis sie aufhörten zu tropfen. Dann drehte sie sie auf dem Scheitel zu einem Knoten und wickelte turbanartig ein marineblaues Handtuch darum, das mit der Blässe ihrer Haut und ihren hellen Haaren kontrastierte. Ihre regelmäßigen Züge traten klar hervor. So fand Howard sie immer am schönsten. Sie starrte in den Spiegel ihres Medizinschränkchens und musterte sich prüfend, wie Frauen es zuweilen tun. Ihr Gesicht war frisch, jugendlich, sauber geschrubbt und, wie sie sich mit gewisser Eitelkeit eingestand, auch hübsch. Sie betrachtete ihre blauen Augen und wollte eben den Blick davon wenden, als sie merkte, dass sie damit der Frage ausgewichen wäre, die Miss Curzon ihr gestellt hatte.

Waren es lediglich verletzte Gefühle, hatten nur die sie zu ihrem Entschluss getrieben? Wie würde sich die Kündigung auf sie und Howard auswirken? Würde sie ihre Beziehung gefährden? Oder sogar ihr Ende herbeiführen? Oder wurde ihr dieser Verweis vielleicht zum Anlass, ihre Arbeit aufzugeben und zu heiraten? Und weshalb auch nicht? Schließlich wartete ein völlig neues Leben auf sie. Das einer Ehefrau und Mutter. Ihre Mutter hatte vollkommene Erfüllung in ihrem Ehefrauendasein gefunden und ihre Aufgabe bis zum Tod ihres Vaters großartig bewältigt. Andererseits gab es auch Tante Sybil. Syb hatte Krankenpflege studiert, ihr ganzes Dasein dem Beruf gewidmet und sich in ihm verwirklicht. Zwei Frauen aus derselben Familie hatten zwei völlig verschiedene Wege eingeschlagen und aus ihrem Leben das Beste gemacht.

Zwei Dinge in Kates Kindheit und Jugend hatte sie zu ihrer Berufswahl veranlasst. Tante Syb war eines davon.

Schon als Kind hatte sie Syb nicht nur geliebt, sondern auch bewundert, vor allem dafür, wie sie sich mit den Opfern abfand, die der Beruf ihr abverlangte. Kate erinnerte sich noch gut daran, wie an Weihnachten oder Thanksgiving immer die ganze Familie zusammenkam – außer natürlich Syb, die einen schweren Fall zu betreuen hatte und sich nicht freinehmen konnte. Doch Syb schaffte es stets, aus dem Krankenhaus anzurufen, und wollte dann mit all ihren Verwandten reden, vor allem mit Kate, dem Nesthäkchen. Und zum Schluss sagte Syb immer: »Tja, Süße, jetzt muss ich mich von dir verabschieden. Mein Patient braucht mich.«

Nie eine Spur von Verärgerung, nie ein Bedauern, nur der Wunsch, denen, die auf sie angewiesen waren, zu dienen – was Kate schon als Kind die größte Hochachtung abverlangt hatte. Würde es je wieder Schwestern wie Syb geben? Wenn man nach den Klagen heutiger Patienten ging, wahrscheinlich nicht. Aber, insistierte Kate gegenüber ihrem Spiegelbild, es gibt sie doch. *Ich* will so sein! Es läutete. Sie lief ins Schlafzimmer, um den Hörer der Gegensprechanlage abzunehmen.

»Schatz?« Es war Howard, der am Eingang stand und eingelassen werden wollte.

»Du bist etwas früh dran, aber komm rauf.«

Sie wählte die Nummer, durch die sich die Haustür öffnen ließ, war aber entschlossen, ihr Kündigungsvorhaben für sich zu behalten, solange sie nicht wusste, wohin, wann … und *ob* sie überhaupt gehen würde.

* * *

Sie hatte bereits die Milch zu der Butter-Mehl-Gewürz-Mischung gegossen und wollte gerade die verquirlten Eier dazugeben, als sie Howard bemerkte, der mit einem Drink in der Hand in der Küchentür stand und sie beobachtete.

»Was ist denn, Schatz?«, fragte sie.

»Das wollte ich *dich* gerade fragen«, meinte er und ließ das Eis in seinem Whisky Soda kreisen. »Ich bin hier. Aber du offenbar nicht.«

»Ich koche«, erwiderte sie etwas ungeduldig, »denn in diesem Augenblick entscheidet sich, ob dieses Käsesoufflé gelingt oder nicht. Die Zutaten müssen sich richtig verbinden.«

»Nein, es ist etwas anderes. Ich bin hier, aber du bist noch irgendwo unterwegs und kämpfst gegen dieses Monster Morse an. Ich sag dir, vergiss das alles. Medizin. Krankenpflege. Aufopferung. Hingabe. Du hast nur ein Leben. Leb es für dich … und für mich.«

Sie gab ihm keine Antwort, weil sie sich ganz darauf konzentrierte, den Eischnee unter die Teigmasse zu heben. Sie goss ihn in die gerillte weiße Form und prüfte noch einmal die Ofentemperatur, um sicherzugehen, dass es auch zweihundert Grad waren.

Nachdem alles erledigt war, stellte sie den Timer auf zehn Minuten und drehte sich zu Howard um.

»Hawk ...« Sie sprach ihn mit seinem Spitznamen an, den er aus seiner Zeit als Basketballer am College behalten hatte, damals, als er sich wie ein Falke auf die Bälle gestürzt hatte. »Hawk, ich hab in den letzten Tagen viel darüber nachgedacht.«

»Wird ja auch langsam Zeit«, meinte er etwas ermutigt.

»Ich hab die letzten sieben Jahre meines Lebens damit verbracht, zu studieren und mich theoretisch wie praktisch auf einen Beruf vorzubereiten, den ich sehr bewusst gewählt habe. Und jetzt muss ich mich fragen: Habe ich einen Fehler gemacht?«

»Gute Frage«, sagte er, »du bekommst keinen Dank dafür, erwirbst dir kein Ansehen. Deswegen sage ich: Vergiss diesen Beruf. Lass uns heiraten. Dann kannst du ein völlig neues Leben anfangen. In dem nur noch du und ich zählen, Baby, wie es in diesem einen Song so schön heißt. Und nach einer Weile kommt ein kleiner Hawk und vielleicht auch ein kleines blondes Mädchen oder zwei. Das ist das Leben, Katie. Darum dreht sich alles. Und Schatz, es wird großartig werden. Wenn du nur nicht diesen unvernünftigen Drang hättest, weiter in einem Beruf zu reüssieren, der dich jetzt schon enttäuscht hat.«

Ehe sie protestieren konnte, wiederholte er: »Ja, enttäuscht! Du studierst, arbeitest schwer, verausgabst dich physisch und emotional, engagierst dich total, und was ist der Lohn? Sie geben dir – natürlich in aller Höflichkeit – zu verstehen, dass du eine Bürgerin zweiter Klasse bist. Eine Hilfskraft. Die nur Befehle entgegennehmen darf. Zum Teufel nochmal, dieser Brief, den sie dir geschickt haben, dieser ach so diplomatische Tadel, das war doch eine Beleidigung deiner Intelligenz. Willst du die Wahrheit wissen? Ich habe mich über diese Mitteilung mehr geärgert als du. ›Träufeln wir ihr die Medizin auf ein Stück Würfelzucker‹, glauben die, ›dann schluckt sie sie leichter. Und dann wird sich unsere uneigennützige, engagierte Miss Kincaid sofort wieder den Arsch für die Klinik aufreißen! Für die Ärzte! Den ganzen Berufsstand!‹«

»Wenn nur Dr. Irving …«, begann sie.

»Der ist doch das beste Beispiel!«, unterbrach sie Howard. »Als du ihn gebraucht hast, war er nicht da. Weil er sein Leben dafür hingegeben hat, das zu tun, was du jetzt tust. Nämlich sich aufopfern. Wäre er vor zehn Jahren in Pension gegangen, würde er heute noch leben.«

»Es gibt eine Menge Leute, die heute am Leben sind und es nicht wären, wenn es Walter Irving nicht gegeben hätte«, warf Kate ein.

»Hätte es ihn nicht gegeben, hätte es ein anderer gemacht. Genau wie bei dir. Wenn du kündigst, kommt jemand anderes. Warum musst *du* es denn tun?«

»Ich weiß es nicht«, gestand ihm Kate. »Ich kann es nicht erklären. Man kann dem Leiden, der Angst nicht zusehen und ihnen dann ungerührt den Rücken kehren. Wenigstens ich nicht. Nenn's Obsession, Drang, Helfersyndrom.«

»Oder vielleicht Syb-Komplex?«, warf Howard vorwurfsvoll ein.

»Wenn du so willst«, erwiderte Kate ebenso streitlustig.

»Weißt du, wenn du aus deiner Kindheit erzählst, dann redest du am wärmsten von ihr. Klar hast du deine Eltern geliebt. Aber wenn du von Syb redest, dann ist da noch was anderes. Heldenverehrung vermutlich. Was mich an mein letztes Jahr am College erinnert. In den Lokalzeitungen standen Artikel darüber, dass ich's vielleicht in die erste Liga schaffen würde, was Quatsch war. Das kannst du mir glauben. Aber als ich in den Ferien heimkam, lungerten doch tatsächlich die Kids vor unserem Haus rum und warteten drauf, einen Blick auf Hawk Brewster zu werfen. Und wenn ich auf dem Sportplatz auftauchte und meine Turnaround Jump Shots übte, liefen sie aus der ganzen Nachbarschaft zusammen, um mir zuzusehen. Und dann versuchten sie, mich nachzumachen. Das hat mir damals geschmeichelt. Aber als ich mein juristisches Examen gemacht hatte, stand niemand mehr vor unserer Haustür. Sie hatten mich vergessen. Hatten neue Helden, neue Interessen. Und so soll es ja auch sein.«

»Was willst du mir eigentlich damit sagen, Hawk?«, fragte Kate.

»Es ist unreif, seine Kindheitsträume, -ambitionen und -helden ins Erwachsenenleben mitzuschleppen.«

»Soll heißen?«, fragte sie.

»Das heißt, dass das kleine Mädchen, das seine Tante so sehr bewunderte, dieser Tante inzwischen in jeder Hinsicht überlegen ist. Deine Tante Syb war nicht halb so gut ausgebildet wie du. War nicht annähernd dein Kaliber. Und, falls ich die Vermutung wagen darf, sicher auch nicht so schön wie du. Oder eine so liebevolle und leidenschaftliche Frau. Statt es deiner Tante lediglich gleichzutun, hast du sie weit übertroffen und merkst es nicht einmal. Es wird Zeit, dass du deine Kindheitsfantasien hinter dir lässt und endlich tust, was für dich selber am besten ist. Und natürlich auch für mich.«

»So also denkst du insgeheim über mich. Ein unreifes Ding. Mit Kleinmädchenfantasien.«

»Deine Gefühle für Tante Syb wirst du doch nicht abstreiten wollen!«, beharrte er.

»Howard Brewster, wenn ich dich nicht so gut kennen würde, würde ich sagen, du klingst wie ein richtiger Macho!«, konterte sie.

Gerade, als er etwas darauf erwidern wollte, unterbrach

sie der Timer, und Kate musste den Ofen auf hundertsiebzig Grad herunterschalten.

Wie ihm ihr Käsesoufflé schmeckte, musste sie ihn nicht fragen. Er hatte bereits die dritte Portion der leichten, lockeren goldenen Masse auf dem Teller. Sie bewunderte seinen Appetit, den sie als Kompliment betrachtete für ihren jüngsten Vorstoß auf das Gebiet der *Haute Cuisine*.

Sie lehnte sich auf ihrem Stuhl zurück, betrachtete seine kräftigen Züge und fragte: »Haben sie dich auch Hawk genannt?«

Seine Gabel blieb in der Luft hängen, er blickte auf und erwiderte: »Wer?«

»Die Kids, die vor eurer Haustür rumlungerten.«

»Na klar. Was sie wohl sagen würden, wenn sie mich jetzt sähen? Mit Lesebrille und krummem Rücken – vom ewigen Bücherwälzen.«

»Du hast keinen krummen Rücken«, korrigierte sie ihn.

»Vielleicht nicht, aber nach all den Stunden in der Bibliothek fühl ich mich so.«

»Habt ihr keine Assistenten oder Referendare, die das für euch erledigen können?«

»Ich such mir meine Fälle lieber selbst zusammen. Angenommen, so ein junger Spund, der frisch von der Uni kommt, liest ein Urteil, erkennt aber seine Relevanz und Bedeutung für meinen Fall nicht? Dadurch fehlt mir dann während des Prozesses womöglich die entscheidende Munition. Deswegen bestehe ich darauf, selbst zu recherchieren.«

»In den Nächten, in denen ich freihabe und du beschäftigt bist, habe ich zuweilen Fantasien, dass du mit irgendeiner umwerfend schönen Frau zusammen bist«, witzelte Kate, »während du die ganze Zeit nur genau da bist, wo du sein solltest, nämlich in der juristischen Bibliothek. Welche Hingabe! An das Recht, meine ich.«

»Und was ist mit all den Nächten, wo du wegen des

Schwesternmangels für andere einspringst und ich zu Hause rumhocke?«, konterte er.

»Was du nicht mehr bräuchtest, wenn wir verheiratet wären und ich meinen Job an den Nagel hängen würde. Nicht wahr?«

»Genau!«

»Denn dann würde natürlich ich daheim warten. In irgendeinem hübschen, aber öden Haus in der Vorstadt. Während du dein irre aufregendes Leben in der juristischen Bibliothek genießt. Das finde ich einfach nicht fair«, neckte sie ihn.

»Kate, Schatz. Über so etwas macht man keine Scherze. Die Juristerei ist mein Beruf. Und wenn ein Mann diesem Beruf gewissenhaft nachgehen will, dann muss er sich gehörig ins Zeug legen. Aber er wird uns auch einen sehr angenehmen und kultivierten Lebensstil erlauben. Beklag das Opfer also nicht.«

»Das heißt, du findest es völlig in Ordnung, für deinen Beruf Opfer zu bringen, nicht aber für meinen«, fuhr sie kritisch dazwischen.

»Wenn sich die Berufe eines Mannes und seiner Frau nicht vereinbaren lassen, dann ja!«, erwiderte er.

»Nun, ich will aber mein Leben nicht wartend in einer Vorstadtsiedlung zubringen, während du Überstunden machst. In den sieben Jahre am College und im Beruf hab ich nicht *Warten* gelernt. Ich weiß nicht, ob ich überhaupt gut darin wäre. Ich habe Krankenpflege studiert. Und dass ich das kann, weiß ich. Ja, ich kann es sogar verdammt gut! Einfach nur herumsitzen, das wäre, als hätte man sich zum Ausgehen angezogen, wüsste aber dann nicht, wohin. Als stehe man auf dem Basketballfeld bereit, aber keiner würde das Spiel anpfeifen. Tja, mein Lieber, aus demselben Grund, aus dem du gerne deine Fälle selbst recherchierst, kümmere ich mich gerne um meine Patienten und überlasse sie nur ungern anderen.« Ehe er protestieren konnte, fuhr Kate fort:

»Und sag mir nicht, das wären kindische Fantasien! Menschen, die Schmerzen haben, sind keine Fantasie. Frauen, die in den Wehen liegen, sind keine Kleinmädchenträume. Ein Leben, das wegen eines ärztlichen Behandlungsfehlers an einem seidenen Faden hängt, ist nichts, was ich nur aus den Erzählungen meiner Tante Syb kenne. Ich habe es gesehen. Ich habe es erlebt. Ich war dabei, als ein Baby tot zur Welt kam, obwohl es nicht hätte sein müssen. Als eine Frau verblutete, weil kein Arzt auf der Etage war. Meine Hände waren voller Blut. Das, mein lieber Hawk, sind keine Fantasien!«

Sie schob ihren Stuhl zurück und stand auf. Sie schien etwas sagen zu wollen, tat es aber nicht. Stattdessen ging sie ins Schlafzimmer und schlug die Tür hinter sich zu.

Er ging ihr nicht nach, so sehr er sich gewünscht hätte, mit ihr zu schlafen. Er kannte sie gut genug und wusste, dass es am besten war, zu warten, bis ihre Wut sich wieder gelegt hatte. Außerdem spürte er, dass ihr gemeinsames Leben ein kritisches Stadium erreicht hatte.

Bisher war er sich völlig sicher gewesen, dass er in einer solchen beruflich oder emotional bedingten Krisensituation in der Lage sein würde, sie zum Aufgeben ihrer Arbeitsstelle und zum Heiraten zu überreden. An diesem Abend jedoch musste er sich zum ersten Mal eingestehen, dass seine Gewissheit sich womöglich nicht mit der Realität deckte.

Sie hörte die Tür zufallen, als er ging. Nachdem sie die Nachttischlampe ausgeknipst hatte, blieb sie ruhig liegen. Sie tastete nach dem zweiten Kopfkissen, das in ihren gemeinsam verbrachten Nächten das seine war.

Starke Schuldgefühle plagten sie. Solange sie mit ihrem eigenen Leben nicht klarkam, konnte sie es ihm nicht zumuten, die Beziehung fortzusetzen. Er war ein Mann mit ganz normalen Wünschen und Bedürfnissen. Er wünschte sich ein Haus, eine Frau und Kinder. Ja, er wollte unbedingt Kinder. Wenn sie ihm gegenüber fair sein wollte, musste sie sich bald entscheiden. Ihre Beschäftigung aufzugeben würde ihr nicht leichtfallen. Kann eine Frau einfach so tun, als habe sie nie einen Beruf ausgeübt, und sich damit abfinden, den Haushalt zu führen und Kinder zu gebären? Viele Frauen taten es und empfanden es sogar als Erfüllung und Bereicherung. Welcher Teufel ritt sie da nur? Was hielt sie von einem solchen Leben ab? Warum nur dieser Drang, einer Tätigkeit nachzugehen, die ihr so viel Frust bereitete?

Als sie sich für den Krankenpflegekurs am College beworben hatte, hatte eine der Fragen auf dem Bewerbungsformular gelautet: *Warum wollen Sie den Beruf der Krankenpflegerin ergreifen?*

In dem kleinen Feld auf dem Formular konnte sie das nicht ausführlich darlegen. Und so schrieb sie lediglich: *Weil es mir die Möglichkeit verschafft, den Kranken zu dienen und die Ängstlichen zu trösten.*

Wie hätte sie ihnen auch von jener schrecklichen Nacht vor so vielen Jahren erzählen können?

Noch heute konnte sie die kreisenden roten und weißen Lichter auf Kranken- oder Streifenwagen nicht sehen, ohne sich daran zu erinnern. Besonders nachts war es schlimm, wenn eine Ambulanz in die Notfallauffahrt der Klinik einbog oder wenn sie auf der Heimfahrt nach der Spätschicht einen Polizeiwagen in ihrem Rückspiegel entdeckte.

Denn es war nachts gewesen.

Damals, als es noch keine Rauchmelder gab, hatte der Brandgeruch die Familien geweckt. Oder das Bellen des Hundes. Im Haus der Kincaids war das Rusty gewesen. Nicht gerade ein origineller Name für einen zottigen, braunen Golden Retriever, der bereits vor der Geburt der sechsjährigen Kate zur Familie gehört hatte.

Rustys Gebell hatte ihnen das Leben gerettet. Der Vater befand sich – wie viel zu oft – auf einer seiner Geschäftsreisen, nur die Mutter, Kate und der kleine Scott waren zu Hause. Die Mutter war in Kates Zimmer gestürzt, hatte sie aus dem warmen Bett gerissen und war in Scotts Zimmer über der Küche gerannt, wo die Hitze- und Rauchentwicklung am stärksten war. Sie klemmte sich den Sohn unter den anderen Arm und trug beide Kinder die Treppe hinunter; lediglich, um die Feuerwehr zu verständigen, hielt sie inne, ehe sie mit ihnen in die Nacht hinaus flüchtete.

Kurz nachdem sie die Sicherheit des Vorgartens erreicht hatten, hörte Kate die fernen Sirenen. Als Erstes traf ein Polizeiwagen ein, dessen rote und weiße Lichter die Nacht durchzuckten. Quietschend kam er zum Stehen, und der Polizist am Steuer rief: »Noch jemand da drinnen?«

»Nein«, hatte ihre Mutter zurückgerufen und dann versucht, Scott zu trösten, der bitterlich weinte. »Du brauchst doch keine Angst zu haben, Schätzchen! Alles wird wieder gut.« Doch Kate sah, wie ihr Bruder immer weiter heulte.

Nun näherte sich der große rote Feuerwehrwagen mit der ausziehbaren Leiter und der rhythmisch ertönenden Sirene. Inzwischen waren die Nachbarn in Schlafanzügen und Nachthemden aus ihren Häusern gekommen. Im Fenster der Küche, wo das Feuer entstanden war, sah man Flammen züngeln. Die Hitze im Innern hatte einige Fensterscheiben zerbersten lassen, und der Rauch begann ins Freie zu strömen.

Entsetzt, das einzige Heim, das sie jemals besessen hatte, in Flammen aufgehen zu sehen, leistete die kleine Kate ihrem Bruder beim Weinen Gesellschaft und flehte gleichzeitig: »Nicht weinen, Scotty, bitte nicht weinen!« Sie klammerte sich an ihn, während er die rechte Hand ganz merkwürdig in seiner Linken hielt, sodass ihre Mutter sich niederkniete, um sie zu untersuchen.

Nach eingehender Musterung entdeckte sie den Grund für sein heftiges und anhaltendes Weinen. Der entzündete rote Fleck auf seinem Händchen war eine üble Brandwunde.

Entsetzt rief ihre Mutter aus: »Zu Hilfe! Bitte! Helft meinem Sohn!«

Eine Frau, eine Fremde in weißer Uniform und weißem Pullover, kam zu ihnen geeilt.

Kate erinnerte sich, dass ihre Mutter nur stammelte: »Mein Sohn!«

Die Frau ließ sich neben Kates Mutter auf die Knie fallen, um Scotts Hand zu untersuchen. Dann entfernte sie sich wortlos, um wenig später mit einem großen rotweißen Erste-Hilfe-Koffer aus Blech zurückzukehren. Während sie die entsprechenden Medikamente und Verbände zurechtlegte, fuhr sie fort, den kleinen Scott mit leiser, tröstender Stimme zu beruhigen. »Gleich geht's dir besser. Bald tut es nicht mehr weh. Und du musst auch nicht mehr weinen. Bist doch ein tapferer kleiner Mann, nicht wahr!«

Um ihn abzulenken, gab sie ihm einen Lutscher, während sie seinen Zustand genauer untersuchte. Offensichtlich war er ernster, als sie zunächst geglaubt hatte, denn Kate beobachtete, dass die Frau das erste Medikament beiseitelegte und ein anderes wählte. Vorsichtig sprühte sie ein Betäubungsspray auf Scotts Brandwunde und trug dann mit einem Holzspatel behutsam eine antiseptische Salbe auf. Sie deckte die Stelle mit einer feuchten Spezialbinde ab und verband sie anschließend ganz leicht, um keinen Druck auf die schmerzende Stelle auszuüben.

Als sie fertig war, hielt sie Scott in den Armen und frage: »Na, ist das nicht besser?«

Allmählich hörte Scott zu weinen auf, schniefte nur noch und nickte schließlich. Sie schälte ihm das Zellophan vom Lutscher. Sobald er daran schleckte, schien er sich in ihren Armen recht wohl zu fühlen.

Und als der Feuerwehrhauptmann Kates Mutter zu sprechen verlangte, damit sie ihm den Grundriss des Hauses erläuterte, meinte die Frau in Weiß: »Ich werde mich auch um das kleine Mädchen kümmern.«

Ihre Mutter drückte sie der Frau in die Arme, die sie vorsichtig entgegennahm, an sich drückte und leise tröstend sagte: »Komm, Kleines. Jetzt besorgen wir euch beiden eine heiße Schokolade und Kekse. Das magst du doch, oder?«

Kate nickte unter Tränen. Die Frau trug sie zu einem kleinen Kastenwagen am Straßenrand. Der bis auf das große exakt gemalte Kreuz in roter Farbe weiß war.

»Anne«, sagte die Frau zu ihrer Kollegin im Wagen, »wir brauchen heiße Schokolade für den jungen Mann und die kleine Lady. Und auch eins von deinen Spezialplätzchen für jeden. Vielleicht sogar zwei. Willst du zwei haben?«

Kate klammerte sich an sie und nickte. Doch als man ihr dann die Tasse heißen Kakao anbot, merkte Kate, dass sie lieber auf dem Arm der freundlichen Frau geblieben wäre, als Kakao zu trinken oder Zuckerplätzchen zu essen. Es war so tröstlich, den weichen weißen Pullover der Frau an der Wange zu spüren und die beruhigende Stimme flüstern zu hören. »Alles wird gut! Dein Bruder erholt sich bald wieder. Und euer Haus wird auch gerettet. Ich habe das schon oft erlebt. Du brauchst dir also keine Sorgen mehr zu machen. Wenn du willst, kannst du schlafen.«

Rustys verzweifeltes Gebell, die Zurufe der Männer untereinander, die Unterstützung und Ausrüstungsgegenstände anforderten, der Feuerwehrhauptmann, der mit einem Megafon Befehle erteilte, die merkwürdig klingenden Stimmen aus dem Funkgerät der Polizisten, die kreisenden Lampen auf den Fahrzeugen, das alles war einfach zu viel, als dass ein kleines Mädchen hätte einschlafen können. Kate kuschelte sich noch enger an die freundliche, weiß gekleidete Frau und fühlte sich sicher und warm.

Als ihre Mutter schließlich wieder zu ihnen stieß, reichte die Frau aus dem Kastenwagen ihr einen heißen Kaffee und legte ihr eine Decke um die Schultern, da sie in der Panik den Morgenmantel im Haus vergessen hatte. Sie standen nebeneinander, die Mutter hielt Scott, die nette Frau hatte die kleine Kate auf dem Arm und sprach tröstend und beruhigend auf die beiden verstörten Kinder ein.

Es war schon beinahe Morgen, als die Feuerwehrleute sich endlich sicher waren, dass das Feuer tatsächlich gelöscht war. Die Dame in Weiß bot ihnen an, eine Unterkunft für Scott, Kate und ihre Mutter zu suchen. Doch obwohl der Brandgeruch so durchdringend war, bestand die Mutter darauf, im eigenen Haus zu bleiben.

Als es für die nette Dame Zeit wurde, Kate wieder an ihre Mutter zu übergeben, wollte Kate sie nicht loslassen. Und bevor sie es tat, umarmte sie die Frau und küsste sie auf die Wange.

Noch oft hatte die kleine Kate Kincaid seit jener Nacht an die Frau gedacht. Sie wollte ihr einen Dankesbrief schreiben, wie die Mutter es ihr beigebracht hatte, wenn sie ein Geschenk bekommen hatte oder auf einem Kindergeburtstag gewesen war. Aber nie erfuhr Kate den Namen der Frau. Sie blieb die freundliche Dame in Weiß, die aus der Nacht getreten war, um einen verletzten Jungen zu verbinden und seine verängstigte Schwester zu trösten. Ihnen Wärme und Obdach zu spenden, um anschließend die Wunde eines Feuerwehrmanns zu versorgen, der sich an einer Glasscherbe geschnitten hatte, die verbrannten Hände von zwei anderen zu kühlen und immer wieder den großen, kräftigen Männern mit ihren rauchgeschwärzten Gesichtern über den nassen schwarzen Feuerwehrregenmänteln Kaffee zu bringen.

Später erklärte ihr ihre Mutter, dass die nette Dame eine Krankenschwester, eine Rotkreuzschwester gewesen sei, deren Aufgabe es war, bei Notfällen, etwa Bränden, oder aber bei Katastrophen wie Überschwemmungen und Erdbeben Hilfe zu leisten.

»Wie Tante Syb?«, fragte Kate.

»Tante Syb arbeitet im Krankenhaus. Rotkreuzschwestern gehen überallhin, wo Leute Hilfe brauchen.«

»Kann ich das später auch mal machen?«

»Klar«, erwiderte ihre Mutter und nahm an, dass der Wunsch wie die meisten Kinderträume vergessen sein würde, sobald andere Angelegenheiten Kates Interesse fesseln würden.

Doch die Erinnerung an diese Nacht verblasste nicht und erneuerte sich jedes Mal, wenn Kate kreisende rote und weiße Lichter sah. Dann roch sie wieder den Rauch, hörte die Sirenen und das zersplitternde Glas. Sie rief sich Scotts gequältes Weinen und ihre eigene Angst ins Gedächtnis und erinnerte sich an die freundliche Schwester, die diese Schrecken gelindert hatte. Die Begegnung mit dieser Frau hatte Kates Berufswahl genauso stark beeinflusst wie Tante Syb. Und Krankenpflege sollte für Kate Kincaid immer mehr bedeuten als Verabreichung vom Medikamenten oder Einreibungen oder auch einem Arzt zu assistieren. Sie konnte Trost, Unterstützung und Beruhigung umfassen. Und besonders sensibel wollte Kate für die Ängste und Gefühle der Kinder sein.

Jetzt, nach vierjähriger Ausbildungszeit, dreijähriger Berufserfahrung und nach Dr. Morse und einem weiteren Dutzend anderer arroganter junger Assistenten und Ärzte im Praktikum verspürte sie immer noch dieselbe Hingabe. Ihr Beruf war eine Möglichkeit, den Kranken und Bedürftigen zu dienen. Zu merkwürdigen Zeiten. Angesichts aller möglichen Schwierigkeiten. Trotz der Widerstände vonseiten der Ärzte. Kate ignorierte die Ärzte, ignorierte die Klinikbürokratie und sah den Patienten. Sein Leben, sein Wohl, seine Sicherheit, seine Zuversicht – das stand im Mittelpunkt ihrer Arbeit und ihres Engagements. Es fiel ihr schwer, sich vorzustellen, dass sie das alles aufgeben sollte.

Und sich an die Alternative zu gewöhnen, schien ihr nicht leichter. Viele Male hatte Howard sie gedrängt: »Wenn du unbedingt willst, kannst du nach der Heirat weiterarbeiten.« Aber wäre er denn mit einer Teilzeitgattin zufrieden? An den Tagen, ab denen sie Frühdienst hatte, würde sie ihr warmes Bett schon um halb sechs verlassen, rasch eine Tasse Kaffee hinunterstürzen und in die Stadt fahren; das hieße nicht nur, Howard allein zu lassen, sondern er müsste sich auch selbst das Frühstück zubereiten und abwaschen. Und er würde es tun. Er gehörte zu jenen peniblen Männern, die den Anblick schmutzigen Geschirrs nicht ertragen können. Und wer würde sich die Zeit nehmen und kontrollieren, ob seine Hemden und seine Anzüge auch ordentlich gebügelt waren, damit er einen guten Eindruck machte, wenn er einem Richter seine Argumente vortrug oder seinen Mandanten vor einer Jury verteidigte? Abgesehen davon würde er auch abends zuweilen Klienten oder einen Partner einladen müssen oder sonst einen Menschen, der ihm in seiner Karriere behilflich sein konnte – und sie wäre dann vielleicht gezwungen zu sagen: »Tut mir leid, Schatz, aber ich muss um halb sechs aufstehen.«

Kurz vor dem Einschlafen kam Kate zu dem Schluss, dass sie sich Howard gegenüber einfach nicht korrekt verhielt. Und sie erwachte mit dem Gedanken, *dass es am unanständigsten war, wenn sie gar keine Entscheidung traf*. Entweder musste sie ihn heiraten oder ihn freigeben. Sie schwor sich, so schnell wie möglich zu einem Entschluss zu kommen. Und wenn es so weit war, würde sie ihm diesen direkt und unumwunden mitteilen. Ja oder nein. Heirat oder Freiheit. An diesem Morgen war sie von der Ernsthaftigkeit ihrer Vorsätze ganz durchdrungen.

Gegen neun, nachdem sie zwei Notfälle mit anschließender Operation hinter sich hatte, bei der Entbindung von vier Babys assistiert und es nach drei Anrufen von Miss Curzon immer noch nicht geschafft hatte, sich bei ihr zu melden, war von ihren Vorsätzen nicht mehr viel übrig. Sie hetzte nur immer weiter, um dem Druck dieses Arbeitstags irgendwie standzuhalten. Ihre Mittagspause verzögerte sich, sodass sie, als sie die Station endlich verlassen konnte, nur Zeit für einen Muffin und eine Tasse Kaffee fand. Sie war gerade fertig, als sich Miss Curzon zu ihr an den Tisch setzte.

»Tut mir leid, Miss Curzon. Ich wollte Sie anrufen, sobald

sich alles ein bisschen entspannt. Aber es war mal wieder einer von diesen Vormittagen«, entschuldigte sich Kate.

Curzon lächelte und nickte. Sie hatte die ersten dreiundzwanzig Jahre ihrer Schwesternlaufbahn in der Hoffnung auf das gelebt, was sie tun wollte, sobald die Hektik ihres Dienstes auf den Stationen ein wenig nachließe. Nur war das nie geschehen. Sie sagte kein Wort, sondern zog eine gefaltete Broschüre aus der Tasche ihres Sweaters. Sie schob sie über den Tisch.

»Lesen Sie das, nicht jetzt, aber sobald Sie Gelegenheit dazu finden, vielleicht heute Abend.«

»Was ist das?«, fragte Kate.

»Lesen Sie es einfach«, insistierte Miss Curzon und dachte sich dabei, *es ist vielleicht genau das, was du jetzt wissen musst, nämlich dass es sogar in der Krankenpflege Zeiten gibt, in denen Bescheidenheit und Kompromiss Vorrang haben vor Entschlossenheit und unerschütterlichem Idealismus.*

Als Kate nach Hause kam, wusch sie sich sofort die Haare, um den OP-Geruch loszuwerden. Zweimal war sie an diesem Tag im OP gewesen. Was nicht zu ihrem normalen Dienst gehörte, aber die Patienten beruhigte. Sie machte sich ein leichtes Abendessen und setzte sich, um sich die Broschüre vorzunehmen, die Schwester Curzon ihr zugesteckt hatte.

Sie war einfach geschrieben und enthielt Fotos einer bescheidenen Einrichtung namens Mountain Hospital in einer Kleinstadt in den Appalachen, die Adelphi hieß. Nach den Fotos zu schließen, hatte das ganze Krankenhaus nicht einmal die Kapazität des Wöchnerinnenflügels der Universitätsklinik. Wie groß mochte es wohl sein, fragte sich Kate, vierzig Betten? Wahrscheinlich weniger. Und wenn es weniger waren, wie war es dann um die medizinische und technische Ausstattung bestellt? CAT-Scan? Sicherlich nicht.

Chirurgie? In einen so kleinen Krankenhaus? Unwahrscheinlich.

Die Broschüre beschrieb auch sogenannte Außenposten, kleine Dorfkliniken abseits des Haupthauses, von denen aus Patienten in abgeschiedenen Berggegenden versorgt wurden. Primitive Hinterwäldlermedizin war das.

Hatte Curzon ihr das als subtile Warnung zukommen lassen wollen – dass sie sich, wenn sie die Uniklinik verließ, vielleicht mit so etwas zufriedengeben musste? Aber das konnte ja wohl nicht sein. Eine tüchtige, erfahrene Krankenschwester fand heutzutage überall einen Job.

Aber weshalb sonst?

Kate ließ ihr Essen stehen, um weiterzulesen. Sie erfuhr, dass die abgelegene Einrichtung nicht nur ein Krankenhaus, sondern auch eine Ausbildungsstätte beherbergte. Die Aufnahmebedingungen waren allerdings sehr streng. Man nahm hier nur gründlich ausgebildete und erfahrene Krankenschwestern auf. Zwei Kurse wurden angeboten: einer im Fach *Family Nurse Practice,* also der professionellen familien- und gemeindeorientierten Gesundheitsversorgung, und einer für Hebammen. Der Gedanke, dass sie wieder die Schulbank drücken sollte, ärgerte Kate. Aufgrund ihrer Ausbildung und ihrer Erfahrung war sie darüber hinaus, fand sie. Trotzdem sah sie sich die Broschüre weiter an.

Unter Family Nurse Practice verstand man im Wesentlichen das Recht – und die Verantwortung –, ganze Familien zu behandeln, ihre Krankengeschichten aufzunehmen, Krankheitsanzeichen zu beobachten, Symptome zu registrieren und zu diagnostizieren, Behandlungen und Medikamente zu verschreiben und Heilungsfortschritte festzuhalten. Außer in Fällen, bei denen Krankheiten oder chronische Leiden so schwer waren, dass das Eingreifen eines Chirurgen oder Mediziners erforderlich wurde, lag die Gesundheit der gesamten Familie in den Händen des Familiy Nurse Practitioners beziehungsweise der Familienpflegerin.

Das war es, was Kate gesucht hatte. Die Möglichkeit, etwas zu tun, selbst zu behandeln, eigenständig für die Gesundheit der ganzen Familie verantwortlich zu sein.

Sie las weiter. Hebammenkurs. Aus diversen Aufsätzen über Medizin und Krankenpflege wusste sie, dass die Geburtshilfe durch Hebammen in Amerika einen Aufschwung erlebte. Das alte, durch die europäischen Einwanderer mitgebrachte Wissen, das in der Zeit der Besiedlung des Landes so wichtig gewesen war, war im zwanzigsten Jahrhundert fast vollständig in Vergessenheit geraten. Die großen Kliniken hatten den gesamten Aufgabenbereich übernommen. Geburten fanden nun in den Krankenhäusern statt, und die Hebamme war damit in die Geschichtsbücher verbannt worden. Doch in den letzten Jahren hatte diese Qualifikation nach und nach ein Comeback erlebt. Und in dieser kleinen Bergklinik wurden diese Fertigkeiten als die angemessene Art, für Schwangere zu sorgen und den Gebärprozess zu erleichtern, betrachtet.

Was für eine wunderbare Vorstellung, dachte Kate fasziniert, während sie weiterlas, die Patientin befände sich vom Beginn der Schwangerschaft bis zur Entbindung ganz in meiner Obhut!

Was hätte sein können, wenn sie vom Zeitpunkt der Zeugung an für Mrs Bellino verantwortlich gewesen wäre? Der Kaiserschnitt wäre nie und nimmer nötig gewesen. Und Mrs Nolan. Ihr Baby wäre lebend zu Welt gekommen, wenn jemand sie neun Monate lang betreut hätte.

Sobald Kate mit der schmalen Broschüre durch war, las sie sie ein zweites Mal. Sie betrachtete die Fotos der Klinik. Und so unverkennbar auch die Absicht war, den Leser mit der schlichten Architektur und der Innenausstattung zu beeindrucken, war es doch nur ein kleines Krankenhaus in einem offenbar winzigen Gebirgsstädtchen.

Schließlich legte sie den Prospekt beiseite und ging zu Bett. Am nächsten Morgen versuchte sie, das Heft zu ignorieren.

Jedoch stopfte sie es schließlich beim Aufbruch ins Krankenhaus in ihre Tasche. Um die Mittagszeit konnte sie der Versuchung, Miss Curzon anzurufen, nicht mehr widerstehen.

»Dachte mir schon, dass es Sie reizen würde«, meinte Miss Curzon. »Aber ich frage mich natürlich auch, wie Sie es in einem so abgelegenen, kleinen Städtchen aushalten würden.«

»Das bereitet mir auch Kopfzerbrechen«, räumte Kate ein. »Ein derart winziger Ort, so ganz abseits der ausgetretenen Pfade der modernen Medizin, und trotzdem gehen erfahrene Frauen dorthin, um sich ausbilden zu lassen. Weshalb?«

Miss Curzon zog ein Blatt aus ihrer Schreibtischschublade und schob es über den Tisch.

Kate überflog es und blickte Miss Curzon an. »Stimmen diese Zahlen?«

»Genau so hab ich auch reagiert. Deswegen habe ich sie überprüfen lassen. Ja, sie stimmen.«

»Das heißt, dass sie in mehr als vierzig Jahren und bei mehr als siebzehntausend Entbindungen nur zwölf Mütter bei der Geburt verloren haben?«, fragte Kate.

»Ja.«

»Unsere Rate ist nicht so gut«, meinte Kate.

»Und auch die keiner anderen großen Klinik.«

»Erstaunlich«, murmelte Kate. »Anders kann man es nicht sagen. Erstaunlich.«

Den ganzen Tag und den ganzen Abend über, bis zum Augenblick, als sie einschlief, war Kate von einem einzigen Gedanken beherrscht. Und erwachte am nächsten Morgen mit demselben.

Freiheit!

Freiheit und Verantwortung!

Ihre Patienten so zu behandeln, wie sie es für richtig hielt, unter Einsatz all ihrer Fähigkeiten, ihrer Erfahrung und Intuition.

Keine ärztliche Hierarchie, die sie in ihrer Entscheidungsfreiheit einschränkte.

Keine jungen Assistenten oder Ärzte im Praktikum, die ihr wegen eines Universitätsabschlusses übergeordnet waren und deren Meinung trotz ihrer Erfahrung und ihres Wissens mehr Gewicht hatte.

Sie musste diese ungewöhnliche Schule anschreiben und mehr über sie in Erfahrung bringen.

4

Kate fieberte ihrer Mittagspause entgegen, um endlich das Informationsmaterial zu studieren, das das Mountain Hospital ihr auf ihre Anfrage hin am Vortag hatte zukommen lassen. Am Abend hatte sie es nicht lesen können, weil Howard darauf bestanden hatte, dass sie ihn zum jährlichen Essen des Anwaltsvereins begleitete, bei dem er in den Ethikausschuss berufen wurde, eine ungewöhnlich große Ehre für einen so jungen Angehörigen einer großen Anwaltskanzlei.

Sie war ungeheuer stolz, als er aufstand und den Applaus entgegennahm. Ein wenig belustigt flüsterte sie: »Los, zeig's Ihnen, Hawk!«

Die neben Kate sitzende grauhaarige Gattin des Seniorpartners aus Howards Kanzlei fragte lächelnd: »Na, wann ist es denn nun so weit?«

»Wie bitte? Was denn?«

»Arthur und ich legen immer Wert drauf, dabei zu sein, wenn unsere jungen Männer heiraten. Bei den Frauen natürlich auch«, fügte sie hinzu, da sie merkte, dass sie in Kate eine Angehörige der neuen Generation vor sich hatte. »Arthur meint, es fördere den familiären Zusammenhalt in der Kanzlei.«

»Das ist sehr ... sehr aufmerksam und rührend von ihm«, erwiderte Kate.

Nach nicht enden wollenden Lobreden auf Recht und Gesetz und diejenigen, die den Anwaltsberuf ausübten, kehrten Howard und Kate in Kates Wohnung zurück. Howard bestand darauf, bei ihr zu übernachten, und sie wollte es, wenn sie ehrlich war, auch. So musste sie wieder einmal in den frühen Morgenstunden aus dem warmen Bett kriechen und ihn schlafend zurücklassen, sich im schwachen Licht, das aus dem Wohnzimmer drang, anziehen und aufbrechen, obwohl es draußen noch dunkel war. In der Klinik stürzte sie rasch ein Glas Orangensaft und eine Tasse Kaffee hinunter, und schon begann der Dienst. Und immer noch keine Gelegenheit, den dicken Brief vom Mountain Hospital aus einer Stadt namens Adelphi zu lesen.

Der Morgen begann schlecht und wurde nicht besser. Eine junge schwangere Diabetikerin, die in der Nacht aufgenommen worden war, hatte schon jetzt Probleme. Man hatte einen Assistenzarzt gerufen, doch da gerade Schichtwechsel war, war bisher niemand erschienen. Dann gab es eine Erstgebärende, die erst fünfzehn war und unter ungewöhnlichen Kontraktionen litt. Eine junge Lernschwester, die Kate helfen sollte, war nicht zum Dienst erschienen. Es war einer jener Vormittage, an dem man Kate leicht davon hätte überzeugen können, den Pflegeberuf ein für alle Mal aufzugeben. Vor allem, wenn sie an den warmen Körper des schlafenden, leise schnarchenden Howard dachte. Wie schön es doch wäre, sich an ihn zu kuscheln und noch ein weiteres herrliches Stündchen zu dösen.

Bis zur Mittagszeit hatte sich alles so weit normalisiert, dass sie ihre gesamte fünfzigminütige Pause nehmen konnte. Sie suchte sich eine ruhige Ecke in der Cafeteria und setzte sich hin, um sich den dicken Umschlag vorzunehmen.

Das Anschreiben stammte von Christine Abbott, der Leiterin der Bergklinik. Miss Abbott beantwortete alle Fragen Kates ohne Umschweife und versuchte gar nicht erst, sie irgendwie zu beeinflussen. Ihre Haltung ließ sich etwa wie folgt zusammenfassen: »Das haben wir Ihnen zu bieten, aber Sie müssen sich weiterqualifizieren, wenn Sie an unseren Lehrgängen in Familienpflege und Geburtshilfe teilnehmen wollen, und zu harter Arbeit und einigen Opfern bereit sein.« Kate war überrascht. Sie hatte angenommen, dass man um gut ausgebildete und erfahrene Frauen wie sie buhlen würde. Ihr Selbstwertgefühl erhielt einen ziemlichen Dämpfer, als sie im Begleitheft nachschlug und feststellte, dass Christine Abbott vier College-Abschlüsse einschließlich eines Doktortitels in Philosophie besaß. Keine Hinterwäldlerin also, diese Schulleiterin, dachte Kate.

Das letzte Blatt im Umschlag war ein Formular, in dem man Lebenslauf, Ausbildungsstand und Berufserfahrungen im Pflegebereich eintragen sollte. Es auszufüllen und abzuschicken hieß, dass man sich um einen Platz bewarb.

Würde sie es wagen, das Formular auszufüllen? Sollte sie Howard vorher Bescheid sagen? Oder erst nachdem sie es abgeschickt hatte, damit er gar keine Gelegenheit bekam, ihr die Bewerbung auszureden? Sie faltete das Blatt zusammen, schob es wieder in den Umschlag und warf einen Blick auf die Wanduhr. Sie musste zurück in die Wöchnerinnenabteilung.

Kate kaufte fürs Abendessen ein, fuhr nach Hause, badete und wollte noch ein kurzes Nickerchen machen, ehe Howard aus dem Büro kam. Dann aber beschloss sie, einen Blick auf das Lebenslaufformular zu werfen. Es wurden die üblichen Daten verlangt: *Name. Geburtsdatum. Geburtsort. Ausbildung von der Grundschule bis zur Gegenwart. Krankenschwesterndiplom. Zulassung. Spezialisierung. Berufserfahrung.*

Die letzte Frage betraf den Familienstand. Howard und sie hatten eine tiefe und starke Beziehung, die einen wichtigen Teil ihres Lebens ausmachte. Ein Wort von ihr, und sie wäre seine Ehefrau gewesen. Und hätte ein Kreuzchen unter der Rubrik *Verheiratet* machen können. Sogar für *Kinder* hatten sie ein Kästchen vorgesehen.

Das Formblatt konfrontierte sie nicht nur mit ihrer gesamten Vergangenheit, sondern forderte quasi auch eine Entscheidung über ihr zukünftiges Leben. Eines war jedenfalls klar: Sie würde mit Howard sprechen müssen, ehe sie es ausfüllte.

Während des gesamten Abendessens erzählte er ihr von seinem Tag am Gericht. Die Beweise, die er hatte vorbringen wollen, die Art, wie der gegnerische Anwalt das zu unterbinden versuchte, die besonderen Unterlagen, die er dem Richter vorlegte und die es ihm ermöglichten, seine Verteidigung wie geplant voranzutreiben. Das hatte die entscheidende Wendung gebracht. Denn ohne dieses Beweismaterial hätte man seinen Fall womöglich verworfen. Als er in die Kanzlei zurückkam, waren alle außer sich vor Begeisterung.

»Und Mr Kilbourn, der Seniorpartner – seine Frau saß beim Essen des Anwaltsvereins neben dir –, meinte, ich sei brillant gewesen. Und mit der Art, wie er das gesagt hat, hat er angedeutet, dass eine Partnerschaft womöglich in nicht allzu ferner Zukunft liegt.«

Kate freute sich mit ihm, lächelte, nickte, während sie sich andauernd fragte, soll ich's ihm sagen, solange er so guter Dinge ist? Ist das fair?

Als sie den Tisch abräumte, redete er immer noch über seinen Triumph vor Gericht. Er folgte ihr in die Küche, umarmte sie auf eine Art, die sie an jedem anderen Abend im Schlafzimmer hätte landen lassen. Aber an diesem Abend hatte Kate das Gefühl, dass sie, solange sie die Wahrheit zurückhielt, nicht mit ihm schlafen konnte. Als sie versuchte, sich aus seiner Umarmung zu winden, wirkte er betroffen.

»Schatz?«

»Ich muss dir etwas sagen.«

»Du bist schwanger! Großartig! Jetzt *müssen* wir heiraten!«, scherzte er.

»Komm mit ins Wohnzimmer, Liebling. Ich will mit dir reden. Keine Umarmung, kein Händchenhalten, nicht einmal eine Berührung. Nur reden. Besser, du setzt dich hierhin und ich mich dort.«

»In Ordnung, selbstverständlich«, meinte er ernüchtert und verwirrt.

Sie setzte sich auf die Sofakante – kerzengerade, entschlossen. »Howard...«, begann sie.

»Wenn du mich so anredest, bedeutet das Ärger. Also schieß los. Keine langen Vorreden. Komm zur Sache. Was hast du auf dem Herzen, Schatz?«

»Es gibt da einen Ort in West Virginia...«

»West Virginia?«, echote Howard. Überrascht, aber ohne ein Zeichen von Sorge lehnte er sich im Sessel zurück und hörte ihr zu.

Sie erzählte ihm alles, was sie über das Mountain Hospital und die Schwestern- und Hebammenschule dort in Erfahrung gebracht hatte. »Heute haben sie mir ein Formular zugeschickt«, schloss sie ihren Bericht, »in das ich meinen Lebenslauf eintragen soll. Du weißt, was das bedeutet.«

Und weil er es wusste, beugte sich Howard nach vorn und war nun nicht nur besorgt, sondern zutiefst bekümmert. Er streckte die Hand aus, um die ihre zu ergreifen.

»Kate... Schatz... alles, was ich jetzt sage, kannst du als egoistisch abtun. Du kannst denken, er sagt das nur, weil er will, dass ich ihn heirate. Aber ich glaube, zwischen zwei Menschen wie dir und mir, zwei reifen Menschen, die sich nicht nur lieben, sondern auch respektieren, kommt irgendwann einmal der Tag, an dem sie Klartext reden müssen.

Will ich, dass du bei mir bleibst? Natürlich. Ich liebe dich. Ich begehre dich. Ich will dich heiraten. Aber auch, wenn ich es nicht täte, würde es mich schmerzen, mit anzusehen, dass eine so intelligente und gewissenhafte Frau wie du an einem so wichtigen Punkt ihres Lebens einem jähen Impuls nachgibt.

Überleg doch mal ganz kühl, was wirklich passiert ist. Der Klinikausschuss hätte Morse verurteilen und dich verteidigen sollen und hat das Gegenteil getan. Kam das überraschend? Nein. Ärzte werden immer zugunsten ihrer Standesgenossen entscheiden. Aber statt dass du diese Tatsache nüchtern und sachlich ins Auge fasst, reagierst du wie ein verletztes Kind. Und willst dich an irgendeinem gottverlassenen Ort in den Appalachen verkriechen. Was erwartest du denn? Dass die Uniklinik dir nachläuft und dich bittet, wieder zurückzukommen? Akzeptier das Ganze als das, was es ist, eine Ungerechtigkeit innerhalb eines Systems, das ungerecht ist, die eben zufällig dir widerfahren ist, und mach weiter. Sei die Krankenschwester, die du sein kannst. Versuche, wenn du das für richtig hältst, in die Verwaltung aufzurücken. Gott weiß, dass du die Fähigkeiten dafür mitbringst. Aber lauf nicht weg und schmolle.«

»Und wenn die Geschichte in der Klinik mir nur ein Problem bewusst gemacht hätte, mit dem ich schon seit meinem College-Abschluss hadere?«

»Kate?«, rief er verwirrt, denn es war das erste Mal, dass sie so etwas eingestand.

»Während des gesamten Abendessens hast du mir von deinem Triumph vor Gericht erzählt. Ich liebe den Gesichtsausdruck, mit dem du mir das berichtest. Aus dem ich die Botschaft heraushören kann: ›Heute haben sich meine Ausbildung und mein Studium ausbezahlt. Ich habe dem Gericht und all meinen Seniorpartnern bewiesen, dass ich verdammt gut bin.‹ Ich freue mich darüber genauso wie du.

Nun, und dieses Gefühl will ich auch einmal haben, ich will wertgeschätzt, bewundert und gelobt werden. Und ich wünsche mir, dass du dich dann so mit mir freust wie ich mich mit dir.«

»Wie soll das denn gehen? Wenn wir tausend Meilen voneinander entfernt sind?«

»Jetzt bist du aber *wirklich* egoistisch«, sagte sie.

»Weißt du, manchmal denke ich ...« Doch er hielt jäh inne.

»*Was* denkst du dir manchmal?«, wollte Kate wissen.

Er zögerte, ehe er sagte: »Manchmal denke ich mir, statt

eine so übereifrige Krankenschwester zu sein, könnte eine Frau mit deinem Grips und deinem Ehrgeiz auch gleich Ärztin werden. Oder Jura studieren und eine hervorragende Anwältin werden.«

»Um das dann aufzugeben und in eine Vorstadtsiedlung zu ziehen und nur noch Frau und Mutter zu sein«, meinte Kate herausfordernd.

»Wenn du Anwältin wärst, wäre das nicht nötig. Wir haben zwei Frauen in der Kanzlei, die verdammt gut sind und trotzdem Familie haben. Es ist zwar nicht immer leicht für sie, aber sie schaffen es.«

»Meine Berufstätigkeit stört dich also gar nicht, sondern nur die Tatsache, dass du Krankenpflege für eine eher niedere Tätigkeit hältst«, sagte Kate. »Hm, wann hat denn ein Anwalt, außer dass er vielleicht mal einen Mörder freibekommt, das letzte Mal ein Leben gerettet? Oder wann hat ein Anwalt den Schmerz irgendeines Menschen gelindert? Oder einer Mutter ihr Neugeborenes auf den Bauch gelegt und diesen wunderbaren Ausdruck auf ihrem Gesicht erlebt? Eine Krankenpflegerin mag nicht das gesellschaftliche Ansehen eines Anwalts genießen, aber solange ich die Wahl habe, werde ich meinen Beruf dem deinen immer vorziehen!«

Einen Moment lang herrschte schmerzliches Schweigen zwischen ihnen, ehe sie leise sagte: »Tut mir leid, Schatz. Das wollte ich nicht sagen. Ich habe nur gemeint, dass es mir wichtig, sehr wichtig ist, zu spüren, dass sich mein Einsatz auch lohnt. Und das ist vielleicht die Chance, es herauszufinden.«

Howard reagierte nicht gleich. Dann fragte er: »Wie lange würde es denn dauern?«

»Der Kurs gliedert sich in vier Trimester.«

»Vier Trimester? Ein ganzes Jahr«, sagte er langsam. »Dann bist du achtundzwanzig. Und ich bin zweiunddreißig.« Er hielt inne, ehe er nüchtern meinte: »Kate, Schatz, wenn du dich dafür entscheidest, bedeutet das vielleicht das Ende für uns.«

Sie merkte, wie ihr die Tränen kamen, war aber entschlossen, nicht zu weinen. »Es gibt sicher Ferien, in denen wir uns sehen können. Dann komme ich zurück. Oder du kommst mich besuchen.«

»Und wenn es zwischenzeitlich eine andere gibt? Ich meine nichts Vorübergehendes, sondern eine, in die ich mich verliebe?«

»Wenn es das ist, was du willst, bist du frei«, sagte sie, obwohl es ihr wehtat. »Ich kann das verstehen. Es wird mir zwar nicht gefallen, aber ich kann es verstehen.«

»Und du willst dieses Risiko eingehen?«

Sie zögerte und sagte dann: »Ja ...«

Er umarmte sie. Sie schliefen miteinander. Danach drückte er seine Wange an die ihre und murmelte: »Ich warte. Ich versuche es wenigstens. Aber ein ganzes Jahr ...«

»Nur ein Jahr«, flüsterte sie. »Und keine Minute länger, Liebling, das verspreche ich dir.«

5

Die Maschine flog bereits eine ganze Weile über die zerklüftete Waldlandschaft und die steil aufragenden Gipfel der Appalachenkette, ehe sie nach links zog. Ein silberner Flügel schien plötzlich abzusinken, sodass Kate Kincaid das blühende, grüne, bebaute Land unter sich sah. Sie glitten über Kleinstädte und Farmen hinweg. Im der Ferne entdeckte sie die etwas größere Stadt, die das Ziel des Flugzeugs sein musste. Sie erkannte gerade eben den Flughafen und die beiden Rollbahnen, als der Flügel schon wieder stieg und ihr den Blick versperrte.

Sie lehnte sich zurück, vergewisserte sich, dass sie angeschnallt war, atmete tief durch und versuchte, ihre Angespanntheit in den Griff zu bekommen. Vor ihr lag ein Abenteuer, dem sie – wie stark ihre Entschlossenheit auch sein mochte – immer noch voller Zweifel gegenüberstand.

Howard für ein ganzes Jahr zu verlassen – das war ein hohes Risiko. Die stärksten Bedenken aber hegte sie in Bezug auf sich selbst. Nicht was ihre beruflichen Fähigkeiten anging. Eher ihren Background. Sie war in der Stadt aufgewachsen, hatte an einer großen Uni studiert und vier Jahre lang als Krankenschwester an einer der angesehensten und bestausgerüsteten Kliniken des Mittleren Westens gearbeitet und fragte sich nun, wie sie sich in diesem abgelegenen Hospital an einem Ort wie Adelphi wohl einleben würde, der nach den Fotos zu urteilen kaum als Kleinstadt durchgehen konnte.

Hart und abrupt setzten die Räder der Maschine auf dem Betonrollfeld auf. Befürchtungen hin oder her, sie war angekommen. Zum Umkehren war es zu spät.

Während sie auf ihre Koffer wartete, schaute sie sich in der kleinen Gepäckausgabe um. Miss Abbott hatte ihr geschrieben, es käme jemand aus Adelphi, um sie abzuholen. Hatte sie dabei an den Gepäckbereich oder aber den Taxistand gedacht, wo nur ein einziger Wagen wartete? Würde die betreffende Person ein Schild mit Kates Namen bei sich tragen? Oder dem Namen des Krankenhauses? Warum waren die Leute bei so wichtigen Details, die einen in Verlegenheit stürzen konnten, so nachlässig?

Sie merkte, dass jemand sie anstarrte. Sie kehrte dem Gepäckregal den Rücken zu und erblickte einen hochgewachsenen grobknochigen jungen Mann, nicht älter als dreißig, in ausgebeulten Jeans und abgewetzter brauner Lederjacke, der die wenigen ankommenden Passagiere musterte. Von Zeit zu Zeit warf er Kate einen Blick zu. Sie ignorierte ihn absichtlich, so wie Frauen es tun, wenn sie Fremde nicht ermutigen wollen.

Der Flughafenarbeiter stellte Koffer und Taschen heraus, und Kate fand ihre beiden Gepäckstücke. Eben wollte sie das größere hochhieven, als eine starke, gebräunte, muskulöse Hand ihr zuvorkam.

»Katherine Kincaid?«

Sie blickte in das Gesicht des jungen Mannes, der sie angestarrt hatte.

Sie musste ihm keine Antwort geben. Das erledigte ihr Gepäckanhänger für sie.

»Ich nehme das«, sagte er.

»Dann sind Sie also derjenige«, sagte sie.

»Was immer das auch heißen mag, ja, ich bin derjenige«, meinte er, ohne zu lächeln. Er ergriff die beiden schweren Koffer und hob sie mühelos hoch. Und ohne ein weiteres Wort setzte er sich so rasch in Bewegung, dass Kate ihre Handtasche packen und schleunigst hinterherlaufen musste, um Schritt zu halten.

Sie waren schon mehr als eine Stunde auf der Straße unterwegs, als der Jeep auf eine breite Bundesstraße abbog. Sie hatten kaum eine Silbe miteinander gewechselt. Kate hatte genug damit zu tun, sich festzuhalten, während der zerbeulte alte Wagen, der keinerlei Federung zu besitzen schien, auf überaus aggressive Weise, wie sie fand, mit ihr durch die Gegend rumpelte. Inzwischen ärgerte sie sich über den stolzen jungen Mann, der raste, als wolle er Indianapolis 500 gewinnen. Sobald der Jeep mit gleichbleibenden hundertzwanzig Stundenkilometern über die ebene Interstate brauste, hatte Kate das Gefühl, als könne sie ihren Griff lockern, und fragte: »Ist es noch weit?«

»Eineinhalb Stunden. Bei unserem Schneckentempo vielleicht auch etwas mehr.« Er lächelte nicht.

Als die Straße durch hoch aufragende Berge führte, schnupperte sie die aromatische Aprilluft, die mit dem Duft von Pinien und Blautannen gesättigt war. Da sie sich schon einigermaßen an das Ruckeln des Jeeps gewöhnt hatte, fragte sie ihren Begleiter: »Leben Sie in Adelphi?«

»Nicht direkt. Ein bisschen außerhalb«, erwiderte er.

Auch noch außerhalb, wie malerisch, dachte sie sarkastisch bei sich. »Haben Sie Ihr ganzes Leben hier verbracht?«, fragte sie weiter.

»Nö«, entgegnete er, gab jedoch weiter keine Auskunft.

»Hier geboren?«

»Ja«, antwortete er.

»Und wo haben Sie den Rest Ihres Lebens verbracht?«, fragte Kate.

»Hier und da«, sagte er.

Neugierig und frustriert fragte sie nach: »Hier und da?«

»Nun, Ma'am«, meinte er und würdigte sie immer noch keines Blickes, »die ersten vier Jahre war ich an der Hochschule von West Virginia. Dann hab ich in College Station, Texas, an der Texas A & M University meinen Master in Bergbaukunde gemacht.«

Nach einer kurzen verlegenen Pause sagte Kate: »Ich muss mich entschuldigen. Es tut mir wirklich leid.«

»Weshalb denn, Ma'am?«

»Lassen Sie dieses Ma'am«, sagte sie. »Also gut, ich hab Sie falsch eingeschätzt. Aber wenn ich jetzt zugebe, dass ich einen Fehler gemacht habe, können wir dann vielleicht höflich miteinander umgehen?«

Zum ersten Mal wandte er den Blick von der Straße und schaute sie an. »Einen Fehler? Wie man es nimmt. Da, wo Sie hingehen, werden Sie genau auf die Sorte von Hinterwäldlern treffen, die Sie offensichtlich erwarten. Ungebildet. Einfach. Einsiedlerisch. Aber brave Leute. Ehrliche Menschen. Und sie werden Männer und Frauen treffen, die eine Weile fort waren, die in euren Städten gelebt und auf euren Universitäten studiert haben. Wir sind schon ein eigener Schlag hier oben. Vielleicht war alles besser, als es nur die eine Sorte von Bergbewohnern gab. Aber für derartige Spekulationen ist es jetzt zu spät. Wir sind ein ziemlich gemischtes Völkchen. Wir versuchen klarzukommen, wobei sich die einen abstrampeln, um mit den anderen Schritt zu halten, und wir alle, um nicht den Anschluss an den Rest der Welt zu verpassen. Obwohl – wenn sogar jemand wie Sie hierherkommt, müsste man eigentlich annehmen, dass wir was zu bieten haben.«

Sie fühlte sich zu Recht getadelt und war einen Moment lang sprachlos. Bis er fragte: »Und was ist mit Ihnen?«

»Bachelor in Krankenpflege an der Universität Chicago. Danach Master in Pflegemanagement. Seither habe ich an der Uniklinik gearbeitet.«

»Nicht sehr lange, nehme ich an.«

»Was soll denn das heißen?«, fragte sie verletzt.

»So jung, wie Sie sind, können Sie ja noch nicht allzu lange gearbeitet haben«, meinte er.

»Fast fünf Jahre.« Sie übertrieb ein wenig.

Er antwortete nicht, sondern fuhr, den Blick auf die Straße geheftet, weiter. Sie blickte zu den Bergen hinauf.

»Ist die Landschaft um die Klinik herum auch so unberührt wie hier?«

»Noch ursprünglicher. Und noch schöner. Flüsse und Bäche, und im Herbst und Frühling, da hat's Farben, die Ihnen, wenn Sie ein Auge dafür haben, das Herz höherschlagen lassen«, sagte er. »Deswegen bin ich zurückgekommen. In meiner Kindheit hab ich das alles als selbstverständlich betrachtet. Doch als ich dann wegzog und in der Stadt lebte, ist mir klar geworden, dass ich jeden Tag, den ich fort war, Heimweh nach diesen Bergen und Tälern hatte. Vor allem an Frühlingstagen wie heute.«

Nach kurzem Schweigen fragte sie ihn: »Was tun Sie hier?«

»Ich bin Bergbauingenieur, genauer gesagt, leitender Ingenieur«, meinte er bescheiden. »Seit der Energiekrise hat die Kohle in diesen Bergen das Öl ersetzt. Und wir kümmern uns um die Versorgung.«

»Sie haben mir Ihren Namen gar nicht gesagt«, meinte sie.

Zum ersten Mal lächelte er. »Jessup. Harlan Jessup.«

»Harlan?«, fragte Kate. »Gibt es nicht ein Harlan County in Kentucky? Das blutige Harlan County?«

»Mein Großvater war einer der Bergarbeiter, die beim Streik dort umkamen. Und mein Vater wollte, dass ich das nie vergesse. Deswegen hat er mich Harlan genannt.«

»Waren alle Männer in Ihrer Familie Bergarbeiter?«, fragte sie.

»Es liegt uns wohl im Blut. Obwohl mich mein Großvater, den ich nie gesehen habe, für meinen heutigen Job sicher erschießen würde – wenn er noch am Leben wäre.«

Sie waren auf eine schmale Landstraße abgebogen, die sich anmutig bergab wand, sodass die Berge noch höher und grüner über ihnen aufragten. Im Talgrund steuerte Jessup das Fahrzeug auf eine ausgefahrene Teerstraße, der man all die strengen Winterfröste, die vielen Schneeschmelzen und

Frühjahrsüberschwemmungen deutlich ansah. Durch den jahrelangen Einfluss unterschiedlichster Klimabedingungen und die großen Temperaturunterschiede hatten sich die beiden Fahrrinnen tief in den Straßenbelag eingegraben. Vor ihnen lag eine schmale Fahrbahn, die nur wenige Häuser weit zu reichen schien, dann bog sie scharf nach links und war nicht mehr zu sehen. Auf der einen Seite der kurzen Strecke stand ein zweigeschossiges Gebäude, das neu aussah und wie eine Behörde wirkte. Später erfuhr sie, dass es die öffentliche Bibliothek war. Der ältere und prächtigere Bau auf der anderen Seite beherbergte sowohl das Gericht als auch die Kreisverwaltung. Ansonsten sah man nur schäbige eingeschossige Holzhäuser, einen Lebensmittelladen, ein Eisenwarengeschäft und eine Tankstelle. Der Ort wirkte so verwittert, grau und düster, als sei er einer Radierung von Grant Wood entsprungen.

»Das ist Adelphi«, sagte Harlan Jessup, und seine blauen Augen suchten verstohlen nach einer Reaktion. Ihr fiel auf, dass er *Adelfi* sagte und nicht *Adelfai,* wie sie es getan hatte.

»Das ganze Städtchen«, sagte er. »Bibliothek, Zeitungsredaktion, Gericht, Gemischtwarenhandlung. Die alte Schule ist um die Ecke, die kann man von hier aus nicht sehen.«

Er steuerte den Jeep nach rechts zur breiten kurzen Auffahrt des einzigen Gebäudes, das Kate wiedererkannte: des bescheidenen zweigeschossigen Mountain Hospital. Was sie schon vermutet hatte, bestätigte sich: Nicht einmal die Wöchnerinnenabteilung der Uniklinik hätte darin Platz gefunden.

Jessup spürte ihre Enttäuschung. »Zwar nicht groß, aber eine gute Notaufnahme. Ich habe mehr als einmal Arbeiter hier einliefern müssen. Und die Behandlung war immer gut. Tolle Schwestern haben die, sehr qualifiziert. Und deswegen sind Sie doch hier, oder?«

»Ja«, gab sie zu. »Und ich hab auch schon eine verdammt gute Ausbildung hinter mir.«

Jessup lächelte. »Ich wollte auch gar nichts anderes angedeutet haben. Ich reiße eben manchmal die Klappe ein bisschen weit auf, das ist alles.«

Er parkte den Jeep vor dem Haupteingang, sprang hinaus, zerrte die zwei schweren Gepäckstücke vom Rücksitz, trug sie in den Empfangsraum und stellte sie ab. Als er sich zum Gehen wandte, sagte Kate: »Ich danke Ihnen wirklich sehr, dass Sie so weit gefahren sind, um mich abzuholen.«

»Ich hatte einiges für Big Betsy zu besorgen. Da hat Miss Abbott mich gefragt, ob ich auch Sie gleich noch aufsammeln kann«, meinte er. »Wenn ich allerdings gewusst hätte, wie hübsch Sie sind, wäre ich auch für Sie allein gefahren.«

Unwillkürlich errötete sie. Sie blickte zu ihm auf, sah, wie groß er war, noch größer als Howard. »Wer ist Big Betsy?«

»Das werden Sie schon noch erfahren«, meinte er lächelnd.

»Na ja, jetzt sollte ich mich wohl erst einmal bei Miss Abbott vorstellen«, sagte sie.

»Ich hoffe, es gefällt Ihnen bei uns.«

Und ohne ein weiteres Wort ging er davon. Sie sah zu, wie er seine schlaksige Gestalt in den Jeep faltete, der jetzt zu klein für ihn wirkte. Das zerbeulte alte Gefährt rollte die breite Straße hinab, die ins Städtchen führte.

Kate wandte sich an das junge Mädchen am Empfangsschalter. »Ich habe einen Termin bei Miss Abbott.«

»Miss Abbott ist zurzeit nicht in ihrem Büro«, erwiderte das Mädchen, »aber nehmen Sie doch bitte Platz, und ich versuche, sie zu erreichen. Ihr Name bitte?«

»Kincaid. Katherine Kincaid.«

Sie setzte sich auf einen der wenigen freien Stühle neben dem Empfangsschalter und sah sich im Wartebereich um, der groß und hell war und an dessen Wänden Stühle aufgereiht standen. Offenbar diente er auch als Warteraum für ambulante Patienten, da die meisten Plätze von alten Leuten und jungen Müttern mit quengelnden Kindern besetzt waren. Eine Mutter hielt ein Kind, das körperlich und seelisch zu geschwächt war, um sich bemerkbar zu machen. Andere, ältere Kinder flegelten auf dem cremeweißen Terrazzoboden herum und beschäftigten sich mit irgendwelchen selbst erfundenen Spielen. Die meisten schienen mit der einen oder anderen Art von Kriegführung zu tun zu haben, da die Kinder mit Fingern oder Spielzeugrevolvern aufeinander zielten und bei jedem fiktiven Schuss die entsprechenden Geräusche von sich gaben.

Viele der Erwachsenen hatten begonnen, Kate zu mustern, denn schon ihr Äußeres wies sie eindeutig als Fremde aus. Das war nicht nur Kate peinlich, sondern auch die Leute selbst schienen sich ob ihrer schlichten, abgetragenen Kleidung plötzlich zu schämen. So beiläufig wie möglich und ohne sie anzustarren beobachtete Kate die Gesichter. Die meisten der jungen Frauen schienen Ende zwanzig, Anfang dreißig zu sein. Kein hohes Alter für Mütter von acht-, neun- oder zehnjährigen Kindern. Ihre Gesichter aber verrieten eine körperliche und seelische Erschöpfung, wie Kate sie nur von weit älteren Frauen kannte.

Die junge Frau, die Kate am nächsten saß, warf ihr aus den Augenwinkeln verstohlene Blicke zu. Ihr Unbehagen äußerte sich eher in der scharfen Zurechtweisung ihres kleinen Sohnes, den sie wegen seines Spiels auf dem Boden tadelte. Als er sich weigerte, sich neben sie zu setzen, meinte sie entschuldigend zu Kate: »Weiß gar nich, was heut in ihn gefahrn is. Sonst isser immer so brav.«

Mit diesen Worten sprang sie nach vorn, um ihr Kind in die Höhe zu reißen. Bei dieser überstürzten Bewegung glitt ihr die abgegriffene Ledertasche vom Schoß, schlug auf den Terrazzoboden auf und verursachte einen lauten Knall, dem ein beängstigendes Echo folgte. Erschrocken wich Kate zurück. Und sah dabei, wie sich auf der anderen Seite des schmalen Wartezimmers ein alter Mann an die Brust fasste, nach vorn kippte und vom Stuhl fiel.

Da sie befürchtete, der Knall habe einen Herzinfarkt ausgelöst, rannte Kate zu ihm, kniete neben ihm nieder und drehte ihn auf den Rücken, um ihm den Puls zu fühlen und die anderen Vitalfunktionen zu kontrollieren. Bevor sie dazu kam, stellte sie fest, dass ihre rechte Hand voller Blut war – hellem, warmem, frischem Blut.

»Ein Krankenbett! Jemand soll ein Krankenbett bringen!«, befahl sie mit derselben Autorität und Tüchtigkeit, die sie auch in der Notaufnahme der Uniklinik an den Tag gelegt hatte.

Rasch rollte die junge Rezeptionistin eine Bahre heran, und gemeinsam hievten sie den alten Mann darauf.

»Wo geht es hier zur Notaufnahme?«, fragte Kate. Das Mädchen lief ihr um die Ecke des Warteraums herum in die richtige Richtung voran. »Rufen Sie einen Arzt!«, sagte Kate zu der jungen Auszubildenden, die in der Notaufnahme Dienst tat.

»Der Arzt ist gerade nicht im Haus.«

Kate riss das Hemd des alten Mannes auf, um an die Verletzung heranzukommen. Es war eine kleine Wunde direkt unterhalb des Brustkorbs. Nachdem sie die Eintrittsstelle genauer untersucht hatte, fürchtete Kate, dass das Geschoss in die Leber gelangt sein könnte. Während sie dem Mann den Puls fühlte, befahl sie: »Holen Sie einen Arzt! Wie oder wo, ist mir egal. Aber holen Sie einen Arzt!«

Der alte Mann gelangte wieder zu Bewusstsein. Sein Puls war unregelmäßig und schwach, doch es schien keine unmittelbare Gefahr zu bestehen, dass er in einen – möglicherweise tödlichen – Schockzustand geriet. Sie gab ihm keine Medikamente, da sie ihn wachhalten wollte.

Verzweifelt fasste er nach ihrer Hand und umklammerte sie. Sie merkte, wie sich hinter ihr jemand durch die Menge der neugierigen Zuschauer schob. Kate wandte sich um: »Doktor?«

Statt des erwarteten Arztes erblickte sie eine Frau in Straßenkleidung. »Nein«, erwiderte die.

»Miss Abbott?«

»Ja ..., Miss Kincaid«, mutmaßte Miss Abbott.

Miss Abbott, eine robuste Person mit ergrauendem Haar und scharfen Augen, aus denen äußerste Geistesgegenwart und Durchsetzungskraft sprachen, sagte: »Sie scheinen ja alles unter Kontrolle zu haben.« Doch Kate sah, dass auch Abbott den Zustand des Mannes in Augenschein nahm. Und während sie dies tat, meinte sie: »Ich habe Dr. Boyd angefordert. Er wird in etwa einer Stunde hier sein.«

»Es ist also nicht immer ein Arzt in der Notaufnahme?«

»Manchmal findet man, wie jetzt, im ganzen Haus keinen Arzt«, erwiderte Abbott. »Eine Medizinerschwemme hatten wir hier unten noch nie. Wir sind keine Uniklinik, Miss Kincaid.«

»Natürlich nicht«, nahm Kate den leichten Tadel zur Kenntnis.

»Ich beobachte ihn nur noch weiter, bis der Arzt kommt. Kontrolliere seine vitalen Funktionen.«

»Gut«, meinte Miss Abbott. »Kommen Sie in mein Büro, sobald Dr. Boyd ihn übernimmt. Im ersten Stock.«

Als Kate sich umwandte, um Miss Abbott nachzublicken sah sie sich schaulustigen Müttern und Kindern gegenüber, die sich an der Tür der Notaufnahme versammelt hatten. Sie war verblüfft, keinerlei Erschrecken, Überraschung oder Furcht in ihren Blicken zu lesen, einzig und allein Neugier. Und man hörte auch keine sich nähernden Polizeisirenen, wie sie zu Hause in ihrer Klinik zwangsläufig zu erwarten gewesen wären. Sie musste allmählich aufhören, die Uniklinik als *ihre Klinik* zu betrachten. Jetzt war das Mountain Hospital ihre Klinik und würde es für die nächsten zwölf langen Monate bleiben. Sie sollte sich noch einmal nach diesem Dr. Boyd erkundigen. War er auch tatsächlich unterwegs?

Dr. Raymond Boyd kam im Laufschritt in die Notaufnahme geeilt. Sein verschwitztes Gesicht verriet Kate, dass er ein halsbrecherisches Tempo vorgelegt hatte, um hierherzugelangen. Hochgewachsen, wie er war, und mit seinem kurz getrimmten braunen Bart, wachen Augen im gebräunten Gesicht, einer alten Cordjacke und dem am Hals offen stehenden Flanellhemd ähnelte er eher einem Waldarbeiter als einem Arzt.

»Sehen wir uns das einmal an!«, sagte Boyd und schob sich an Kate vorbei. Er näherte sich dem Patienten und begann, ihm den Puls zu fühlen. Er strahlte derartige Professionalität aus, dass Kate sofort von seinen ärztlichen Fähigkeiten überzeugt war.

Ehe er die Schusswunde untersuchte, meinte er: »Die vitalen Funktionen sind ziemlich gut. Keine Schockgefahr. Als man mir sagte, es sei eine Brustwunde, war ich besorgt. Tja, bringen wir ihn in den OP.«

»Ich weiß nicht einmal, wo der sich befindet«, erwiderte Kate.

Erst jetzt registrierte er sie. »Oh. Sie sind neu hier.«

»Kate Kincaid«, stellte sie sich vor.

»Ray Boyd.« Dann fragte er: »Eine der neuen Auszubildenden?«

»Genau.«

Er lächelte: »Schön!« Er schaute auf den Patienten und dann wieder zu Kate. »Was für ein Empfang hier in Adelphi!«

Kate registrierte, dass auch er den Namen wie *Adelfi* aussprach, so wie es Harlan Jessup getan hatte, wie die Einheimischen. Boyd wandte sich an die junge Schwester, die für die Notaufnahme verantwortlich war.

»Bringen Sie ihn rauf in den OP und bereiten Sie alles für den Eingriff vor. Ich wasch mir schon mal die Hände.« Er wandte sich wieder an Kate. »Hoffentlich kriegen Sie jetzt keine kalten Füße.«

Er ging auf die Aufzüge zu, hielt inne, drehte sich um und sah sich Kate noch einmal an. »Tja. Willkommen in Adelphi.«

Miss Abbott telefonierte, als Kate in ihr Büro geführt wurde. Die Klinikleiterin gab sich am Telefon genauso knapp und direkt wie schon in der Notaufnahme. Sie beendete das Gespräch mit einem unumwundenen »Dann tun Sie das!« und legte auf, um sich Kate zuzuwenden. »Ja?«, fragte sie in ihrer gewohnt abrupten Art. »Es tut mir leid. Das habe ich völlig vergessen. Sie sind neu hier. Und welch ein Empfang! Ich hoffe, Sie haben keinen allzu negativen Eindruck gewonnen.«

»Bei uns daheim werden Leute mit Schussverletzungen in die Klinik eingeliefert. Aber nicht dort angeschossen.«

»Das ist auch bei uns die Regel«, meinte Miss Abbott, »vor allem an den Samstagabenden. Man könnte sagen, das gehört hier zum Brauchtum. Aber« – sie wechselte etwas plötzlich das Thema – »wie war denn Ihre Fahrt hierher?«

»Ein wenig holprig«, sagte Kate. »Aber sehr interessant. Eine sehr schöne Landschaft.«

»Das ist wahr«, stimmte Miss Abbott ihr zu, »und so sind auch viele ihrer Bewohner: wild, urwüchsig und zuweilen furchterregend.«

Kate konnte sich nicht verkneifen zu bemerken: »Mir ist aufgefallen, dass nach dem Schuss niemand den Versuch gemacht hat, die Frau festzunehmen oder ihr die Waffe wegzunehmen.«

»Wozu auch?«, fragte Miss Abbott. »Schließlich war es keine Absicht.«

»Ist es denn normal hier, dass eine junge Frau mit einem kleinen Kind eine geladene Pistole in der Handtasche mit sich herumträgt, als sei es eine Puderdose?«

»Handfeuerwaffen, Schrotflinten und Gewehre sind ein Überbleibsel aus der Pionierzeit. Aus dem Bürgerkrieg. Aus

Zeiten, in denen Männer ihre Frauen und Kinder tagelang allein lassen mussten, um auf die Jagd zu gehen, damit die Familie etwas zu essen bekam. Und damals gab es Plünderer, Deserteure und ganz gewöhnliche Banditen, die alles mitnahmen, was ihnen in die Finger kam, Lebensmittel, Whisky, Frauen. Ein Mann konnte sein Heim nicht schutzlos zurücklassen. In jedem Haushalt gab es daher eine Schrotflinte oder ein Gewehr. Und jede Frau und jedes Kind, das mehr als acht Jahre zählte, verstand damit umgehen. Und das gilt bis heute. Hier in den Bergen hat das Tradition.«

»Aber wir leben im Jahr 1984«, protestierte Kate. »Im Zeitalter des Automobils, des Radios, Fernsehens und Telefons. Und es streifen längst keine Fahnenflüchtigen mehr durch die Wälder.«

Miss Abbott nahm ihre Brille ab und begann, sie zu putzen. »Miss Kincaid, wir leben hier sozusagen in einem Grenzgebiet zwischen zwei Kulturen. Die eine Kultur ist im Hinblick auf Sprache, Sitten und Bräuche zweihundert Jahre alt. Die andere ist so modern und aktuell wie die heutigen Fernsehnachrichten. Manchmal finden Sie beide nebeneinander in derselben Familie. Harlan ist ein gutes Beispiel dafür. Zwischen ihm und seiner verwitweten Mutter tut sich mit Sicherheit eine kulturelle Kluft von mehreren Generationen auf. Und in manchen anderen Familien ist sie noch größer. Sie finden hier Unwissen, Aberglauben und völlig primitive Lebensweisen und daneben den plötzlichen Wohlstand, den die Energiekrise in den letzten Jahren hier mit sich gebracht hat. Plötzlich war unsere Kohle wieder etwas wert, sodass die einen hier momentan einen Boom erleben, während die anderen ums Überleben kämpfen. Sie finden Armut und Überfluss in direkter Nachbarschaft.

Es ist wichtig, dass Sie das nicht vergessen. Denn Sie werden hier mit beiden Seiten zu tun haben. Wir behandeln alle Menschen. Und die Notleidenden häufiger als die anderen.

Aber vergessen Sie nie: Wir in dieser Klinik sind überzeugt, dass jeder Mensch – unabhängig von seiner wirtschaftlichen Lage – eine unveräußerliche Würde besitzt. Wir betrachten sie als sein gottgegebenes Recht. Gebildete und Ungebildete werden bei uns gleich behandelt. Wir verurteilen diese Menschen nicht. Wir kümmern uns um sie. Und ich hoffe, dass Sie es – solange sie hier sind – ebenso halten werden.«

Die Art, wie Miss Abbott das sagte und dabei forschend in Kates Augen blickte, machte Kate misstrauisch: Glaubte die Frau womöglich, dass sie den Kurs nicht durchstehen würde?

Doch Miss Abbott ließ ihr keine Zeit für Spekulationen.

»In Kürze beginnt ihr Unterricht. Zimmer A. Im Obergeschoss.«

6

Kate blickte sich in dem kleinen Raum um und stellte fest, dass er sich abgesehen von der Größe kaum von den anderen Klassenzimmern ihres Lebens unterschied. Ein einfacher Tisch diente als Lehrerpult. Die schlichte Tafel war noch leer. Für die Schülerinnen standen nur sechs Stühle bereit, was auf die Exklusivität der Kurse im Mountain Hospital schließen ließ.

An diesem Tag waren nur drei der Plätze besetzt. Auf dem Tisch stapelten sich drei Stöße mit Ordnern, die Kates Neugier weckten.

Die Ausbilderin, Adele Sawyer, eine kleine, rundliche Person Anfang vierzig, examinierte Krankenschwester, Familienpflegerin und staatliche geprüfte Hebamme, nahm ihre neuen Studentinnen erst einmal unter die Lupe, ehe sie mit dem Orientierungskurs begann.

»Es wäre überaus hilfreich, wenn Sie einfach vergessen würden, woher Sie kommen und was Sie dort getan haben«, begann Mrs Sawyer.

»Wir wollen nicht hören, was Sie in irgendeiner großen Stadt im Osten oder am Pazifik oder einer großen Klinik im Mittleren Westen oder einem dieser texanischen Gesundheitszentren gemacht haben, die vor lauter Stiftungsgeldern nicht wissen wohin. Hier arbeiten wir unter völlig anderen Bedingungen. Zwar genügt unsere Ausstattung den Ansprüchen unserer Patienten zumeist, aber nicht immer können wir die komplette medizinische und chirurgische Versorgung gewährleisten. Hin und wieder sehen wir uns mit Situationen konfrontiert, die unsere diagnostischen und chirurgischen Möglichkeiten überfordern.

Dann werden Sie sich geneigt fühlen, zu klagen: ›Das ist ja hier wie im Mittelalter. Wo sind die großartigen technischen Geräte, die mir in meinem alten, großen, reichen Krankenhaus zur Verfügung standen?‹

In solchen Momenten – das ist meine Auffassung – sollten Sie sich fragen, warum Sie diese Kliniken, wenn Sie doch so großartig waren, überhaupt verlassen haben?

Das meine ich, wenn ich sage: Wir wollen nicht hören, was bei Ihnen zu Hause so viel besser war, es sei denn, Sie erzählen uns auch, was Ihnen *nicht* so gut gefiel und was Sie hierher gebracht hat. Also fangen wir damit an.«

Mrs Sawyer rief die junge Frau am Ende der kurzen Reihe auf. »Sie beginnen!«

Kate beugte sich ein Stück nach vorn, um das schmalgesichtige, sanft wirkende, schlicht gekleidete, dunkelhaarige Mädchen zu betrachten, in dessen schwarzen Augen erstaunlich feste Überzeugung und Zielstrebigkeit zu lesen war.

»Mahoney, Ellen Mahoney«, stellte die junge Frau sich vor. »In meinem Orden werde ich Schwester Bernard genannt.«

Angesichts der Hose und der schlichten weißen Bluse wäre Kate nie auf die Idee gekommen, dass Miss Mahoney einem Orden angehören könnte – und noch dazu einem, der es seinen Mitgliedern erlaubte, sich bei ihrem Ewigen Gelübde Männernamen zuzulegen.

»Allerdings«, fuhr Ellen Mahoney fort, »würde ich von jetzt an lieber Mahoney oder einfach Ellen genannt werden. Seit meiner gestrigen Ankunft habe ich gemerkt, dass Katholiken hier recht selten sind. Und ich hab keine Lust, in den nächsten zwölf Monaten immer wieder zu erklären, warum ich denn nun Schwester Bernard heiße.

Dass ich hier bin, ist auf eine Auseinandersetzung mit meinem Bischof zurückzuführen«, verkündete sie.

Kate konnte es sich nicht verkneifen und beugte sich noch ein Stück weiter vor, um Miss Mahoneys schmales, zartes

Gesicht zu betrachten, das – während sie es musterte – immer bestimmter zu werden schien.

»Wie Sie wissen, befindet sich die Geburtenkontrolle, wie sie heute praktiziert wird, nicht im Einklang mit dem kirchlichen Dogma. Doch da ich den Preis der Armut und das Leid großer Familien kenne, die nicht in der Lage sind, ihren Sprösslingen eine angemessene Kindheit oder einen vernünftigen Start ins Leben zu bieten, kam ich bei meiner Krankenschwesterntätigkeit schon früh zu dem Schluss, dass Familienplanung ganz wesentlich ist. Deswegen hab ich mich entschieden, die Armen über alle bekannten Formen der Verhütung aufzuklären. Man hat mir befohlen, meine Arbeit einzustellen, mir sogar mit Ausschluss aus meinen Orden gedroht. Und so beschloss ich, zu gehen, hierher zu kommen, etwas Neues zu lernen, mich um Familien zu kümmern und ihnen zu helfen, ihre Geburtenrate so weit zu kontrollieren, dass jedes Kind möglichst gesund zu Welt kommt und eine passable Lebenschance hat.«

Kate sah, dass sich Miss Mahoneys Augen mit Tränen füllten, als sie erklärte: »Und so hab ich auch das Gefühl, dass ich meine Pflicht gegenüber Gott, den Armen zu dienen, erfülle. Wenn ich hier fertig bin, suche ich mir den ärmsten Teil dieses großen Landes aus und widme mich dort meiner Aufgabe. Ich glaube, dass Christus sich das von mir wünscht.«

Ein langes respektvolles Schweigen erfüllte den Raum, bis Mrs Sawyer die nächste Kandidatin aufrief.

Die junge Frau rutschte ein wenig auf ihrem Stuhl hin und her, als sei sie sich nicht ganz sicher, ob sie sich nun erheben solle oder nicht. Schließlich blieb sie sitzen, wandte sich aber beim Sprechen nach rechts und nach links, um sich der Zustimmung ihrer beiden Mitstudentinnen zu versichern. Sogar im Sitzen war zu erkennen, dass sie von großer, kräftiger Statur war. Sie war braunhaarig, hatte klassische Züge und trug sie ihr kurzes Haar schlicht nach hinten gekämmt.

»Emily McClendon«, begann sie. Ihr weicher Akzent verriet, dass sie Südstaatlerin war. »Was ich zu sagen habe, könnte falsch interpretiert werden, deswegen will ich von vornherein klarstellen, dass ich keine Rassistin bin. Ich will hier genug lernen, um diesen armen Weißen helfen zu können, die drunten bei uns im Süden kommen und gehen. Sie kommen und gehen mit den Jahreszeiten; es sind Wanderarbeiter, die zweimal im Jahr zu uns kommen, irgendetwas pflücken, wie die Tiere leben und bis zur nächsten Saison wieder verschwinden.

Manche verachten sie, weil sie meinen: So lebt keiner, wenn er es nicht selber will. Oder weil sie glauben, dass sie zu faul sind, sich hochzuarbeiten. Aber ich habe nie Leute erlebt, die schwerer schuften und weniger dafür kriegen. Schon in meiner Kindheit hat mich das bedrückt. Dann bin ich weggegangen zur Schule und habe sie nicht mehr gesehen. Und als ich mein Schwesterndiplom bekam und daheim im Städtischen Krankenhaus anfing, war ich erleichtert, dass ich nicht mehr mit ihnen konfrontiert war.

Außer, wenn sie mal einen von ihnen hereinbrachten. Etwa einen Familienvater, der sich in den Obstplantagen überarbeitet hatte, mit einem Herzinfarkt. Oder ein Kind mit einer Krankheit, die ein Kind eigentlich gar nicht haben dürfte. Ich sah mir die Gesichter an. Die der Mutter und ihrer Kinder, während sie bang auf die Auskunft warteten, ob der Ehemann und Vater überleben würde. Das Gesicht eines kranken Kindes, hohlwangig und hungrig, in seinen Augen der sehnsüchtige Wunsch, doch auch zu deiner Welt zu gehören. Aber du und das Kind, ihr wisst beide genau, dass die Hoffnung vergeblich ist. Und dann waren sie wieder weg. Entweder gestorben oder wieder unterwegs. Ich hatte viele schlaflose, grässliche Nächte, in denen mir diese Gesichter nicht mehr aus dem Kopf gingen. Einmal wollte ich im Krankenhaus ein Team organisieren, das sich um diese armen Leute kümmern sollte, aber die Plantagenbesitzer lehnten es ab. Und die Klinik schloss sich ihnen an. ›Wir haben genug eigene Leute, um die wir uns kümmern müssen‹, meinte der Vorstand. Stimmt ja auch. Aber wer hätte diese armen Kinder wegschicken können? Was mich ...«

Miss McClendon hielt plötzlich inne und kämpfte offenbar mit sich. Schließlich aber sprach sie weiter.

»Was mich dann letztendlich zu meiner Entscheidung trieb, war ein Vorfall während der letzten Pfirsichernte. Sie waren wie die Heuschrecken eingefallen, in einem Riesenschwarm. Nur dass sie in zerbeulten, lärmenden alten Lieferwagen kamen, in Autos, die aussahen, als befänden sie sich auf ihrer letzten Reise. Sie hatten das Obst gepflückt und zogen weiter. Als die Farmarbeiter die elenden Hütten ausmisteten, stieß einer von ihnen auf einen dunkelgrünen Müllsack. Ein dünner Laut drang heraus. Irgendetwas bewegte sich darin. Der Helfer dachte, eine Ratte hätte sich darin verkrochen. Sodass er, ehe er den Sack anfasste, mit einem Besenstiel darauf einschlug, bis sich nichts mehr rührte. Als er sich sicher war, dass sie tot war, öffnete er den Sack.«

Miss McClendon wagte weder nach links zu Kate noch nach rechts zu Schwester Bernard zu blicken. Sie starrte an der vor ihr stehenden Mrs Sawyer vorbei ins Leere.

»Es war ein Baby. Nicht älter als einen Monat, wie wir feststellten, nachdem sie die Leiche in die Klinik gebracht hatten. Es war völlig gesund zur Welt gekommen. Und trotzdem hatte es die Mutter auf diese Weise entsorgt und sich wohl gedacht: ›Besser es stirbt hier, als dass es lebt wie wir. Besser es stirbt, als dass es zu einem weiteren hungrigen Mund heranwächst, den wir nicht ernähren können.‹

Ich mache der Mutter keinen Vorwurf. Gott weiß, dass sie das nicht wollte. Wie viel besser wäre es aber für sie und dieses unglückliche Kind gewesen, es wäre nie gezeugt worden! Und wenn schon gezeugt, dann unter Umständen geboren, in denen sie es an zärtliche Eltern hätte abgeben können, die ihm Liebe und eine gute Erziehung geschenkt hätten.

Deswegen habe ich mich entschlossen, hierher zu kommen, mich ausbilden zu lassen und dann drunten im Süden diesen Menschen zu helfen. Ich weiß nicht, ob ich mit ihnen ziehe oder jeweils die Erntesaison abwarte, jedenfalls bin entschlossen – wenn es sich irgendwie verhindern lässt –, keinen solchen grausamen Tod mehr zuzulassen.«

Mrs Sawyer fixierte nun Kate.

»Katherine Kincaid«, stellte Kate sich vor. Und berichtete, was sie bewogen hatte, die Uniklinik zu verlassen und sich für die Ausbildung als Familienpflegerin und Hebamme anzumelden.

Als Kate zum Ende gekommen war, fügte sie leise hinzu: »Wenn meine Gründe auch nicht so idealistisch klingen, ich versichere Ihnen, dass ich genauso eifrig lernen und arbeiten werde. Wohin ich danach gehe, weiß ich noch nicht. Aber ich verspreche Ihnen, dass ich meine Ausbildung zum Nutzen aller, die meine Hilfe brauchen, anwenden werde.«

Mrs Sawyer hatte ihnen geduldig zugehört, musterte nun ihre drei Schülerinnen und meinte: »Ich kenne Ihre Zeugnisse. Beruflich sind Sie alle ausreichend qualifiziert. Und von Ihren guten Absichten haben wir nun auch gehört. Was aber wir genauso wenig wissen wie Sie, weil es nie getestet wurde, ist Folgendes: Wie viel Mumm haben Sie in den Knochen? Wie gut finden Sie sich in einer echten Notfallsituation zurecht, wenn ein Menschenleben auf dem Spiel steht und dieses Leben, anders als in der Klinik, von der Sie kommen, ganz allein von Ihnen abhängt? Wenn es keinen Arzt gibt, den man mit dem Piepser oder telefonisch herbeirufen kann? Vielleicht sind Sie mit einem plötzlichen Herzstillstand konfrontiert, und kein Notruf hilft Ihnen aus der Patsche, weil Sie sich auf einem unserer Außenposten befinden oder in der Hütte eines Patienten. Wenn Sie mit solchen Notsituationen nicht umgehen können und ausfallen, sind Sie hier fehl am Platz. Wenn wir daher irgendwann das Gefühl haben, dass Sie den Anforderungen nicht gewachsen sind, werden wir Sie nach Hause schicken.«

Kate blickte verstohlen nach rechts und nach links, um zu sehen, ob die Worte der Ausbilderin ihre neuen Klassenkameradinnen genauso ernüchtert hatten wie sie. Wie es aussah, war das der Fall.

Mrs Sawyer wandte sich den drei Stapeln auf dem Tisch zu. Sie bestanden aus jeweils neun Ordnern, die einen etwa dreißig Zentimeter hohen Stoß bildeten.

»Alles, was Sie lernen müssen, steht in diesen Ordnern. Im ersten Trimester beschäftigen wir uns mit der Bewertung körperlicher Symptome. Mit anderen Worten: der Diagnose.

Im zweiten Trimester geht es um den Umgang mit und die Heilung von allgemeinen Gesundheitsproblemen, Erkältungen, Magenleiden, Bluthochdruck und Ähnlichem. Sie werden dem Arzt ihre Befunde mitteilen, um dann gemeinsam mit ihm über die Behandlung des Patienten entscheiden.

Das dritte Trimester besteht zum Großteil aus Hebammenunterricht. Einschließlich der normalen Vorgänge bei der Entbindung sowie der Schwangerenvor- und -nachsorge und der Säuglingspflege. Während dieser drei Monate werden sie abwechselnd einen Tag im Klassenzimmer und einen in der Klinik verbringen.

Im vierten und letzten Trimester werden Sie sich der Entbindungspraxis widmen. Bevor wir Ihnen den Abschluss zuerkennen, muss jede von Ihnen erfolgreich fünfzehn Geburten geleitet haben.

Tja. Das Material für die vier Trimester ist in diesen Ordnern enthalten. Aber das ist noch nicht alles. Denn Sie finden darin auch Hunderte von Verweisen auf medizinische Lehrbücher und Artikel und würden gut daran tun, sich auch mit diesen vertraut zu machen, um ihr Wissen zu erweitern. Kommen Sie jetzt und holen Sie sich Ihren Stapel ab.«

Als Kate den ihren in die Höhe hob, stellte sie fest, dass er mindestens zehn Pfund wog. Sobald sie wieder auf ihren Stühlen saßen, meinte Mrs Sawyer: »Machen Sie nicht den Fehler und versuchen Sie, alles auf einmal zu lernen. Da kommen Sie nur durcheinander. Es wird anstrengend genug werden, dieses Material im jeweiligen Semester durchzuarbeiten und in Ihrer klinischen Arbeit praktisch anzuwenden. Wir geben Ihnen alles auf einmal in die Hand, damit Sie eine Langzeitperspektive entwickeln, auf die Sie sich im nächsten Jahr stützen können.«

Mrs Sawyer entließ sie mit der schmallippigen Bemerkung: »Die erste Unterrichtsstunde in Familiendiagnostik ist morgen früh Punkt acht. Schauen Sie sich jetzt Ihre Unterkünfte an. Aber trödeln Sie nicht. Um vier werden Sie zurückerwartet, um sich für den ersten Nachtdienst einteilen zu lassen.«

Sie reichten jeder der Studentinnen einen Zettel mit einem Familiennamen und einer Adresse.

Auf Kates Zettel stand: *Mrs Elvira Russell, 33 Ridge Street.*

7

Kate kämpfte sich mit ihren zwei Koffern und den schweren Ordnern durch den Eingang des Mountain Hospital. Sie setzte die Koffer ab, aber die Unterlagen entglitten ihr und rutschten zu Boden. Eine Außendienstschwester, die auf dem Parkplatz ihren Jeep warmlaufen ließ, sah es und rief: »Brauchen Sie Hilfe?«

»Und ob«, erwiderte Kate.

Die Schwester sprang aus dem Jeep, lief herbei und klaubte die Ordner zusammen. »Schmeißen Sie Ihre Koffer auf die Ladefläche, ich bringe Sie zu Ihrer Adresse.«

»Danke«, sagte Kate. »Ich hatte keine Ahnung, wie ich es mit dem ganzen Zeug schaffen soll.«

»Wohin soll es gehen?«, fragte die Schwester, als sie hinter das Steuerrad kletterte.

»Mrs Russell.«

»Aha«, sagte die Schwester nur und lächelte.

»Ich heiße übrigens Kincaid, Kate Kincaid«, stellte sich Kate vor.

»Braden, Emma Braden«, erwiderte die Fahrerin. Sie legte den Gang ein, wendete scharf und steuerte rasch Richtung Hauptstraße. »Sind Sie nervös?«

»Ich bin selbst eine ziemlich sportliche Fahrerin.«

»Ich meine, weil es der erste Tag für Sie ist.«

»Ach so«, meinte Kate ausweichend.

»Sie können es ruhig zugeben«, sagte Miss Braden. »Ich war auch wahnsinnig aufgeregt. Mrs Sawyer kann einen wirklich in Angst und Schrecken versetzen.«

»Ja, ja, das kann sie«, meinte Kate, erleichtert, dass jemand ihre Sorgen verstand.

»Nur«, fuhr Miss Braden fort und lächelte nun nicht mehr, »ist sie im Grunde noch ziemlich zahm. Sie selbst werden unbarmherziger mit sich umgehen. Denn all die Fehler, für die Sie früher den Arzt verantwortlich gemacht haben, werden jetzt Ihre Fehler sein. Was nicht gerade zu einem gesunden Schlaf beiträgt. Das kann ich Ihnen sagen.«

Mrs Russells bescheidenes weißes Holzhaus war nur einige Gehminuten von der Klinik entfernt. Es lag am unteren Ende der kurzen Hauptstraße in einer Seitenstraße. Als Kate sich zum Aussteigen anschickte, bemerkte sie noch: »Aber Sie sind immer noch da.«

»Hier werde ich gebraucht«, meinte Miss Braden nur. »Soll ich Ihnen helfen?«, fragte sie, auf Kates Gepäck deutend.

»Ich schaff das schon«, erwiderte Kate und hob die beiden schweren Gepäckstücke hoch. Sie klaubte ihre Ordner zusammen. »Sagen Sie …«, begann sie, doch Miss Braden hatte schon wieder den Gang eingelegt und fuhr davon; die Reifen mit ihrem massiven Profil quietschten auf der ausgefahrenen alten Teerstraße.

Kate drehte sich um und betrachtete das kleine weiße Haus, das hinter den hübschen, gepflegten Blumenbeeten aufragte. Sie ging auf den Vordereingang zu, der schon längst einen neuen Anstrich hätte vertragen können. Als sie die beiden Stufen hinaufstieg, bemerkte sie hinter dem Spitzenvorhang am Fenster das Gesicht einer alten Frau, deren Haar weißer als Schnee war und deren Falten so tief waren, als habe ein Bildhauer sie eingemeißelt.

Die Tür wurde geöffnet.

»Mrs Russell?«, fragte Kate.

»Ja, mein Kind«, erwiderte die alte Frau.

»Ich bin Kate Kincaid.«

Mrs Russells graublaue Augen musterten Kate, und einen Moment lang schien es, als würde sie sie nicht willkommen heißen. Doch dann glomm ein Lächeln in ihrem Blick auf und sie sagte: »Ich nenn Sie Katherine.«

»So hat mich meine Mutter genannt.«

»Das hab ich mir gedacht«, sagte Mrs Russell. »Kommen Sie rein, Katherine, kommen Sie rein.«

Sie trat beiseite, um Kate eintreten zu lassen. Hinter der Diele befand sich ein Wohnzimmer, das gerade so groß war, wie es ein derart kleines Haus eben zuließ. Die Möbel waren alt, aber gepflegt und alles war sehr sauber. Uralte gehäkelte Schondeckchen lagen auf jedem Sessel und der schwarze Bezugsstoff schimmerte vor Alter und Qualität. Der Teppich war an einigen Stellen so abgenutzt, dass das Gewebe durch das Muster hindurchschien.

In einer Ecke stand ein Grammofon mit Handkurbel, einen Fernseher schien es nicht zu geben. Am anderen Ende des Gangs, der das Wohnzimmer mit dem Esszimmer verband, entdeckte Kate einen großen dunklen Holztisch, an dessen Schmalseite sich ein schwerer geschnitzter Lehnstuhl befand. Kate konnte sich vorstellen, wie der Rest des Hauses aussah.

»Na, Sie werden sicher Ihr Zimmer sehen wollen«, meinte Mrs Russell und wandte sich um, um es ihr zu zeigen. Statt zur Treppe zu gehen, führte sie Kate durch die mit Teppichboden ausgelegte Diele in den hinteren Teil des Hauses. Sie öffnete die Tür.

»Da ist es.«

Kate starrte in einen Raum, der in einem weichen Hellblau mit einigen roten Tupfern gehalten war, einer – verglichen mit dem Rest des düsteren Hauses – geradezu farbenfrohen Kombination.

Ihre Überraschung war nicht zu verkennen, denn Mrs Russell meinte: »Es hat Louise gehört. Ich habs für sie renovieren lassen. Aber sie ist nicht zurückgekommen.«

»Das tut mir leid«, flüsterte Kate, da ihr nichts Besseres einfiel.

»Die Mädchen sind lieber hier unten als oben. Und so stören sie mich auch nicht, wenn sie vom Nachtdienst kommen oder abends noch lang lernen. Hören tu ich sie schon. Nicht, dass ich lauschen würde. Das mach ich nicht. Nur nach der Louise horch ich.«

»Ich werde mich bemühen, Sie nicht zu stören«, versprach Kate.

»Machen Sie sich darum keine Sorgen«, sagte Mrs Russell. »Es ist angenehm, einen anderen Menschen im Haus zu wissen. Deswegen hab ich immer gern jemanden bei mir wohnen. Außer im Jahr mit dem schlimme Schnee war Louises Zimmer andauernd vermietet.«

»Wie lange ist ...?«, wollte Kate fragen, überlegte es sich aber mitten im Satz anders.

Doch Mrs Russell hatte verstanden und erwiderte: »Des war im letzte Kriegsjahr. Im Jahr, als Präsident Roosevelt gestorben ist.«

Neununddreißig Jahre, dachte Kate, *seit neununddreißig Jahren lebt die Frau mit dieser Erinnerung*. Sie war versucht, sich zu erkundigen, wie Louise ums Leben gekommen war, unterließ es jedoch.

»Na, Sie wollen sicher auspacken«, meinte Mrs Russell. »Und wenn Sie fertig sind, dann trinken Sie doch eine Tass Tee mit mir?«

»Ja, natürlich, sehr gerne.«

Mrs Russell schloss leise die Tür. Kate konnte sich ungestört in ihrer neuen Bleibe umsehen, die größer war, als sie erwartet hatte. Vom hellblau-rot-weißen Teppich mit den winzigen Blümchen über den Bettüberwurf, auf dem sich dieselben Farben wiederholten, bis zu den gestärkten weißen Vorhängen an den beiden Fenstern wirkte der ganze Raum hell und heiter. Die riesige Kommode hatte einen breiten, hohen Spiegel, vor dem man sich zurechtmachen konnte. Eine schwere Eichentür führte in einen begehbaren Schrank, der durchdringend und frisch nach Zedernholz roch. Sie hängte die wenigen mitgebrachten Kleider und Hosen auf. Als sie die Kommodenschubladen herauszog, stellte sie fest, dass sie mit sauberem weißem Papier ausgelegt waren und nach Veilchen dufteten.

Als Kate ins Wohnzimmer zurückkehrte, war es leer. Sie ging durch das Esszimmer in die Küche, die von einem Kohleofen beheizt wurde. Der Tisch war mit einem bestickten Tuch gedeckt, das offenbar extra für Gäste aufgelegt worden war.

»Haben Sie Ihren Tee gern stark, Katherine?«

»Ja«, sagte Kate, »und mit nur wenig Zucker.«

»Zucker nach Geschmack, sag ich immer«, stimmte Mrs Russell ihr zu.

Als beide Platz genommen hatten und Kate ihren Tee umrührte, schob Mrs Russell eine Platte mit selbst gebackenen Plätzchen zu ihr hinüber. »Hausgemacht, aber gut.«

Kate probierte eins davon, und es schmeckte wirklich köstlich. Während sie es genüsslich verspeiste, fragte die Frau: »Und was hat Sie hierher gebracht?«

Kate erklärte ihr, warum es sie an diesen abgelegenen Ort verschlagen hatte, und Mrs Russell begleitete ihren Bericht mir zustimmendem und verständnisvollem Nicken. Doch als Kate geendet hatte, meinte sie traurig: »Und Ihr Schatz, mit dem Se praktisch verlobt warn ...« Als Kate ein wenig verwundert auf die plötzliche Dialektfärbung reagierte, erklärte Mrs Russell: »Ich komm aus einem ziemlich abgelegenen Tal. Bis zu meinem vierzehnten Lebensjahr war ich dort. Dann is der Russell in unser Dorf gekommen und hat die ersten Telefonleitungen montiert. Jung war er. Und hübsch. Und ich hab ihm anscheinend gefallen. Immer wieder is er gekommen. Bis er eines Tages, da war ich kaum sechzehn, gefragt hat, ob ich ihn heirat. Ich hatt Angst vor seim Leben und seiner Welt. Aber ich hab Ja gesagt. Und meine Mutter auch; sie war krank, ihr is nich mehr viel Zeit geblieben, und sie wollt nich, dass ich mein ganzes Leben im Dorf verbring.

So hab ich geheiratet. Und wir sind runter in die Stadt gezogen. Ich hab mir geschworen, dass ich ihn nicht durch meinen Dialekt blamier. Und ich hab mich sehr angestrengt, ihn abzulegen. Hab sogar noch die Schulbank gedrückt, und da war ich schon sechzehn, verheiratet und in anderen Umständen. Hab mich unter die neun- und zehnjährige Mädchen gesetzt und mir ihr Gelächter und Gekicher angehört. Aber ich hab gelernt, richtig zu sprechen. Nur manchmal fall ich in den alten Dialekt zurück.«

Mrs Russell beugte sich zu Kate hinüber und sagte sehr ernst: »Sie wissen solche Sachen sicher aus Ihrer Ausbildung. In letzter Zeit fällt mir auf, dass sich bei mir immer mehr Wörter vor früher einschleichen. Heißt das, dass man alt wird? Wenn man wieder in seinen Kindheitsdialekt verfällt?«

Kate lächelte. »Ich kann keine Altersanzeichen erkennen.«

»Sie sind halt höflich und rücksichtsvoll. Louise war auch so.«

Kate konnte nicht widerstehen: »Louise?«, fragte sie. »Wie ist sie …?«

»Sie hat Krankenschwester gelernt. Hier oben an der Bergklinik. Und als dann Krieg war, und ihr Mann eingezogen worden ist, da ist sie mit ihm gegangen. Er ist zurückgekommen. Sie nicht. Bei einem Luftangriff in England ums Leben gekommen. Fliegerbombe. Die Leiche hat man nie gefunden. Nur ihre Sachen haben sie zurückgeschickt. Kleidungsstücke. Und Briefe. Alle Briefe, die ich ihr geschrieben hatte. Und die von Mr Russell. Der war damals schon krank, schreiben konnt er aber noch. Und natürlich auch die Briefe von George. Über ihre Pläne, nach dem Krieg zu heiraten.«

Kurz glitzerten ihre Augen feucht von unterdrückten Tränen. Doch man sah dem faltigen Gesicht auch die Entschlossenheit an, auf gar keinen Fall zu weinen. Die Linien um Kinn und Augen vertieften sich, und die Kiefernmuskeln traten schärfer hervor.

»Ich will Sie nicht deprimieren«, entschuldigte sie sich. »Ich wollt nur erklären, wie's kommt, dass ich manchmal so red. Damit Sie sich dran gewöhnen. Denn da droben im Gebirge reden sie immer so, und oft werden Sie sie nicht verstehen. Die, die zu uns kommen, so wie Sie, müssen sich halt dran gewöhnen, weil die da oben sich schwertun damit.«

Sie beugte sich weiter zu ihr vor, als wolle sie ihr ein Geheimnis mitteilen, das womöglich dazu führen konnte, dass man sie eines Tages des Verrats zeihen würde. »Am Anfang sind sie nicht grad herzlich und freundlich. Und manch eine junge Dame wie Sie hat sich davon verschrecken lassen und die Ausbildung nicht fertig gemacht, weil sie dachte, die Leut sind kalt und gemein. Aber das stimmt nicht. Die halten Freundschaft und Vertrauen nur so hoch, dass sie sie anderen nicht übereilt entgegenbringen. Sie werden sich schon dran gewöhnen. Hoff ich.«

»Ich werde es versuchen«, versprach Kate. »Darauf gebe ich Ihnen mein Wort.«

»Tun sich schwer mit Fremden«, fand Mrs Russell sich bemüßigt, noch einmal zu warnen.

»Ich verstehe.«

Mrs Russell nickte und hielt dann jäh inne, um Kate anzustarren. »So ein hübsches Mädel und ledig. Haben Sie nich vor, wieder zu ihm zurückzugehn?«

»Diese Frage liegt jetzt erst einmal ein Jahr lang auf Eis«, erwiderte Kate.

Sie hatte in der großen, altmodischen weißen Wanne gebadet, die auf riesigen Klauenfüßen stand, ihr langes blondes Haar achtlos zusammengebunden, wie sie es auch in der Uniklinik gehalten hatte, und schlüpfte in die praktischen Kleider, die den Klinikanweisungen zufolge als angemessen betrachtet wurden. Feste Schuhe mit flachen Absätzen, eine marineblaue Hose und eine schlichte Bluse, über die sie im Dienst einen weißen Kittel tragen musste. Sie betrachtete sich im Spiegel, kam zu dem Schluss, dass sie adrett wirkte, und war bereit, ins Hospital zurückzukehren.

Ehe sie die Haustür erreicht hatte, hörte sie Mrs Russell aus der Küche rufen: »Kind!«

Kate blieb an der Küchentür stehen. »Ja, Mrs Russell?«

»Ich wollt Ihnen keine Angst machen vor uns. Aber wenn Sie wollen, bring ich Ihnen abends, wenn Sie mal Zeit haben, ein paar Dialektausdrücke bei.«

»Das wäre schön«, sagte Kate.

Mrs Russell nickte und zog einen kleinen Gegenstand aus ihrer Schürzentasche, den sie Kate hinhielt. Es war ein altmodischer gusseiserner Schlüssel. »Für die Hintertür«, erklärte sie. »Abends braucht man den Vordereingang nicht benutzen. Da tut's auch die Hintertür. Vor allem, wenn Sie nicht allein sind.«

Einen Moment lang war Kate verblüfft. Aber sie sah den freien, unverstellten Ausdruck in den hellblauen Augen. »Ich war auch mal jung. Und hab nicht vergessen, wie das war. Eine junge Frau, und grade so ein hübsches Ding wie Sie, bleibt nicht lang allein. Und das haben Gott und die Natur bestimmt nicht anders vorgesehen.«

Wortlos nahm Kate den Schlüssel entgegen, der sich ganz warm anfühlte, als sei er lange liebkost worden, ehe man ihn ihr überreicht hatte.

8

In der langen Morgensitzung lernten sie, wie man es machte, wenn man Patienten über ihre Vorgeschichte befragte. Dr. Boyd, Allgemeinarzt und Chirurg am Mountain Hospital, betonte, wie wichtig es sei, möglichst ebenso viel über die Familie des Patienten in Erfahrung zu bringen wie über ihn selbst, »weil das, was Ihren Patienten möglicherweise umbringt – wenn es nicht eine Schusswaffe oder ein Auto ist –, vielleicht in der Familie begründet liegt. Wenn Sie sein Leben verlängern wollen, sollten Sie die familiären Schwachstellen herausfinden und ein Gesundheitsprogramm für ihn aufstellen, das, wenn er es befolgt, sein Leben verbessert. Gute Medizin besteht zu neunzig Prozent aus Prävention. Auch darum, weil man sich auf die restlichen zehn Prozent, sprich die Heilung, nicht annähernd so sehr verlassen kann wie darauf, gar nicht erst krank zu werden.

Die an die Familienpflegerin gestellten Anforderungen scheinen manchmal zu hoch, als dass irgendjemand sie erfüllen könnte«, fuhr Dr. Boyd fort. »Und trotzdem, durch ausreichende Praxis und allmählich erworbene Erfahrung werden die meisten von Ihnen es lernen. Die schier unüberschaubare Menge an medizinischem Wissen, die Ihnen jetzt verwirrend erscheinen mag, wird sich, sobald Sie das Gelernte konkret anwenden, auf fast magische Art nach und nach von selbst erschließen. Sie leiden jetzt unter denselben Ängsten und Zweifeln, die auch einen Arzt während der klinischen Ausbildung quälen, wenn er sein Wissen zum ersten Mal praktisch anwenden muss.«

Kate betrachtete den jungen Mediziner und dachte, offenbar liegt das Praktikum noch nicht allzu lange zurück, und er kann sich gut daran erinnern. Sie schätzte Boyd auf nicht älter als zwei- oder dreiunddreißig. Den Bart hatte er sich anscheinend wachsen lassen, um reifer zu wirken. Sie überlegte gerade, ob sie ihn wohl attraktiv fand, als er ihren Namen aufrief.

»Kincaid!« Dr. Boyd redete sie direkt an. Kate setzte sich kerzengerade auf, wurde rot und merkte, dass sie so in Gedanken gewesen war, dass sie nicht mitbekommen hatte, was er gesagt hatte. »Wie würden Sie auf eine solche Frage reagieren?«, erkundigte er sich.

Frage? Was für eine Frage?, überlegte Kate fieberhaft. Sie spürte, dass sie immer heftiger errötete und kein Wort mehr herausbrachte.

»Sie wirkten so abwesend, dass ich Sie in ganz anderen Sphären wähnte. Aber da Sie ja nun wieder unter uns weilen, wollen wir fortfahren«, meinte Boyd.

Sosehr sie sich auch über den Tadel ärgerte, mehr als ein leises »Es tut mir leid, Doktor« brachte sie nicht über die Lippen.

»Das Thema, das ich gerade einleiten wollte, ist das folgende: Fragen wie ›Schwester, können Sie mir etwas gegen meine Kopfschmerzen geben?‹ werden Sie bei Ihrer Arbeit als Familienpflegerin häufig zu hören bekommen. Und meist von Hausfrauen. Sie werden dann ihr schlichtes Heim mustern, die spärlichen Möbel, die einfachen abgescheuerten Dielen. Vor dem Fenster die lange Wäscheleine. Auf dem Boden spielt so ein kleiner Fratz neben dem Kohlenherd, und auf dem kochen Seite an Seite das Abendessen und die Windeln des Kleinen, während in der Röhre das Brot für die ganze Woche gebacken wird. Und Sie werden sich denken, kein Wunder, dass die Frau Kopfweh hat. Natürlich braucht sie was dagegen.

Und genau dann, wenn sie Ihnen so leidtut, ist der Zeitpunkt gekommen, innezuhalten und Nein zu sagen! Denn wenn Sie genug Gespür haben, werden Sie merken, dass diese Frau von einem Leiden befallen ist, das auch Großstadt- und Vororthausfrauen plagt. Nämlich das falsche Vertrauen, in dem wir aufgewachsen sind, dass sich all unsere Probleme durch irgendeine Pille lösen lassen. Dieses Denken führt zu Medikamentenmissbrauch und Abhängigkeit.«

Kate war nicht die Einzige, die sich bei diesen Worten ein wenig nervös aufrichtete. Dieser Suchtproblematik war sie daheim in der Uniklinik oft genug begegnet, bei Frauen, die den Belastungen und Sorgen des Stadtlebens ausgesetzt waren. Aber hier, unter diesen einfachen, fast primitiven Menschen?

»Alkoholismus, Arzneimittelmissbrauch oder auch sexuelle Gewalt gegenüber der Ehefrau und den Kindern sind hier bei uns genauso stark verbreitet wie dort, wo Sie herkommen. Sie müssen auf diese Dinge achten und auf der Hut sein. Falls Sie irgendwelche Anzeichen dafür entdecken, vermerken Sie das. Und sobald Sie einen klaren Verdacht haben, müssen Sie ihn auf den Formularen melden, die Sie von uns bekommen. Denken Sie vor allem nie: ›Wenn ich es weitergebe, zerstört das unser Verhältnis, dann haben sie kein Vertrauen mehr zu mir.‹

Denn während Sie das denken, wird vielleicht irgendein unglückliches Kind von einer mit Tabletten vollgepumpten Mutter vernachlässigt. Ein anderes wird womöglich körperlich misshandelt oder emotional vernachlässigt, weil die Mutter Alkoholikerin ist. In der Familienpflege sind Sie nicht nur für einen Patienten, sondern für mehrere Generationen von Patienten verantwortlich. Das Kind, das heute misshandelt wird, wird morgen selbst misshandeln. Das Kind, dem man heute Liebe und Fürsorge vorenthält, wird morgen zum vernachlässigenden Elternteil. Das Wohl ganzer Generationen liegt in Ihren Händen.

Seien Sie also nicht herablassend. Haben Sie kein Mitleid. Nehmen Sie keine ›Rücksicht‹ auf ihre Traditionen oder ihre Lebensform. Seien Sie streng, liebevoll zwar, aber streng. Wir sind auch nicht anders als Sie. Vergessen Sie das nicht.«

Durch die letzte Bemerkung wurde Kate klar, dass Boyd selbst aus diesen Bergen stammte. Es überraschte sie, denn er klang nicht anders als die meisten jungen Ärzte, die sie kennengelernt hatte.

»Wir machen jetzt Mittagspause«, verkündete Dr. Boyd etwas abrupt.

Obwohl Kate daheim frühstückte, weil Mrs Russell darauf bestand, gewöhnte sie es sich an, in der Klinik-Cafeteria zu Mittag zu essen. Es sparte Zeit, die sowieso immer knapp war. Und es gab ihr Gelegenheit, die umfangreichen Notizen vom Vormittag noch einmal durchzugehen, ehe das Gelernte von der Nachmittagshektik der Klinik in den Hintergrund gedrängt wurde.

Sie hielt in einer Hand das Sandwich, in der anderen die Aufzeichnungen und war völlig vertieft, als sie plötzlich eine Männerstimme hörte. »Miss Kincaid?«

Sie blickte in Boyds Gesicht hinauf und wusste in diesem Moment, dass er tatsächlich attraktiv war.

»Darf ich?«, fragte er, als er sein Tablett neben ihrem abstellte.

»Klar«, erwiderte sie nervös und war auf einen weiteren Tadel gefasst. Noch ehe er ihr gegenüber Platz genommen hatte, sagte sie: »Es tut mir leid, dass ich im Unterricht geträumt habe. Es wird nicht wieder vorkommen.«

»Nein«, sagte er, lächelnd. »*Mir* tut es leid. Und ich fürchte vor allem, *dass* es sich wiederholen wird.« Verwirrt starrte sie ihn an. »Das Ganze war mein Fehler. Ich hab das getan, um meine eigene Verlegenheit zu kaschieren.«

»Sie …«, begann Kate, führte aber ihre Frage nicht zu Ende.

»Ich ertappte mich dabei, dass ich Sie immer häufiger anstarrte. Bis ich glaubte, eine Distanz herstellen zu müssen.

Ich hatte natürlich auch Ihre Abwesenheit bemerkt. Daher beschloss ich: Ich zwinge sie, sich wieder auf meinen Vortrag zu konzentrieren, und in ihrer Verlegenheit wird sie sich über mich ärgern. Wodurch das angemessene Lehrer-Schüler-Verhältnis wiederhergestellt ist. Deswegen tat ich, als hätte ich eine Frage gestellt, die Sie nicht beantworten konnten. Verzeihen Sie mir?«

Kate lächelte und fragte: »Stammen Sie tatsächlich aus den Appalachen?«

»Ist das so seltsam, dass Sie daran zweifeln müssen?«

»Man merkt es Ihnen einfach nicht an, hört es Ihnen nicht an ...«

»Das war nicht ganz leicht«, gestand er. »Aber es würde Stunden dauern, Ihnen das zu erzählen.«

»Irgendwann, wenn Sie genug Zeit haben, würde ich es gerne hören.«

Als Boyd errötete, merkte Kate, dass er ihre Neugier hinsichtlich des Dorflebens mit persönlichem Interesse verwechselt hatte. Sie beschloss, das sofort zu korrigieren.

»Dr. Boyd, eines will ich unbedingt klarstellen. Sie sind ein attraktiver Mann, das ist unbestritten. Aber ich bin hierher gekommen, um mich intensiv dem Studium, meiner Aus- und Weiterbildung zu widmen. Und das ist alles.«

»Selbstverständlich«, erwiderte Boyd kühl. »Der Unterricht beginnt in genau acht Minuten.« Er kehrte dem Tisch den Rücken und ließ sein Essen unberührt stehen.

In den nächsten Stunden belehrte Boyd seine Schülerinnen über die korrekte Untersuchung von Augen, Ohren, Nase und Rachen. Er wies auf die Unterschiede hin, derer sie sich bewusst sein sollten, wenn sie einen jungen Patienten untersuchten im Gegensatz zu einem im Greisenalter. Er verweilte bei den Nuancen, die es bei der Untersuchung der Iris zu beachten galt – die nicht nur über die Sehkraft eines Kranken Auskunft gab.

Es war eine intensive Sitzung. Kurz bevor er sie entließ, las er ihnen den Zettel vor, den man bei ihm abgegeben hatte.

»Schwester Ellen, Sie gehen in die Pädiatrische Sprechstunde. McClendon in die Chirurgie. Und Sie, Miss Kincaid, kommen mit mir.«

Verwirrt und verlegen nickte Kate und versuchte, nicht nach ihren Mitstudentinnen zu schielen, um deren Reaktion auf diese ungewöhnliche Einladung zu erfahren.

Die beiden anderen verließen den Raum. Boyd und Kate blieben allein zurück.

»Zurück in die Cafeteria«, ordnete Boyd an. Obwohl sie sich über seine Anweisung ärgerte, folgte sie ihm. Als sie in die Cafeteria kamen, sahen sie, dass das Küchenteam sämtliche Tische und Stühle an die Wand gerückt hatte, um in der Mitte des Raums eine große freie Fläche zu schaffen. Zwei große Leitern, die bis zur Decke reichten, standen dort.

Auf einem der Tische befand sich ein großer Karton. Boyd riss ihn auf und begann, große farbige Papierrollen auszupacken.

»Stehen Sie nicht herum, Miss Kincaid«, befahl er. »Machen Sie sich nützlich!«

Statt ihm zu gehorchen, sagte Kate: »Dr. Boyd, wenn Sie mich auf diese Weise wegen meiner Worte beim Mittagessen demütigen wollen, dann geht mir das wirklich gegen den Strich. Ich bin ausgebildete Krankenschwester. Und ich wünsche, nein, ich verlange, dass man mir Aufgaben überträgt, die meiner Qualifikation entsprechen.«

»Schön, schön, schön«, sagte Boyd und ließ, als er sich zu ihr umwandte, eine Rolle rot-weiß-blauer Luftschlangen fallen. »Ihr Lieblingsfach am College war aber offenbar ›Entrüstung‹.«

»Ein Auftrag wie der von Schwester Ellen oder McClendon wäre mir lieber«, versetzte Kate so kühl und professionell, wie sie konnte.

»Wenn ich hierin keine Chance gesehen hätte, Sie auf Ihre

Rolle als Familienpflegerin vorzubereiten, hätte ich Sie nicht hergebeten.«

»Was immer Sie auch feiern wollen – da bin ich mir sicher –, das werden Sie auch ohne mich auf die Beine stellen«, erwiderte Kate.

»Falls Sie darauf bestehen, dann lösen Sie Schwester Ellen in der Kindersprechstunde ab und schicken Sie sie her, damit sie mit mir arbeitet«, gab Boyd scharf zurück.

»Das nennen Sie ›Arbeit‹? ...«, begann Kate.

Boyd unterbrach sie. »Schicken Sie mir Schwester Ellen. Und lösen Sie sie ab. Aber ändern Sie Ihre Einstellung. Sie haben es dort mit kleinen Kindern zu tun, die nichts von Ihrer ausgezeichneten Ausbildung und Ihren beeindruckenden Erfahrungen ahnen«, fügte er sarkastisch hinzu.

Sie wollte schon zu einer entsprechenden Antwort ausholen, unterließ es dann aber. Stattdessen drehte sie sich rasch um und ging. Boyd sah ihr nach und fuhr damit fort, Papierrollen, Schnüre, Laternen und anderes Dekorationsmaterial auszupacken.

Das Wartezimmer war von Kindern zwischen sechs Monaten und zwölf Jahren und ihren Müttern okkupiert. Der Strom der Patienten schien nicht abzureißen. Zum Grübeln fand Kate keine Zeit, während sie Akten heraussuchte, die nötigen Fragen stellte und die Leute weiterschickte zu Schwester Ledyard, die die eigentliche Untersuchung, Beurteilung und Behandlung vornahm.

Kaum Zeit fand sie auch, um die Geschwindigkeit zu bewundern, mit der Miss Ledyard jeden ihrer kleinen Patienten behandelte, ohne es jedoch an Wärme und Aufmerksamkeit fehlen zu lassen. Erstaunlich war vor allem, wie viel Zeit Schwester Ledyard darauf verwandte, jeder Mutter das Leiden ihres Kindes, die zu erwartende Genesungszeit und sämtliche Gefahrenanzeichen zu erklären, bei denen eine sofortige Rückkehr in die Klinik angeraten war.

Hin und wieder flüsterte Schwester Ledyard Kate zu: »Legen Sie bitte diese Akte für mich zur Seite.«

Als die Sprechstunde vorbei war – lange nach dem planmäßigen Ende um siebzehn Uhr –, hatte Kate sechs Patientenakten beiseitegelegt. Obwohl sie von ihrer intensiven Arbeit erschöpft war, studierte Schwester Ledyard jede Akte erneut, ehe sie verkündete: »Anämie. Zwei Fälle. Einer aufgrund von Unterernährung, der andere wegen etwas anderem, das noch näher untersucht werden muss. Der hier braucht eine Operation. Nasenscheidewandverkrümmung. Bei den beiden hier muss der Brustraum geröntgt werden. Lungengeräusche.«

Die sechste Akte wog Schwester Ledyard lange in der Hand, ehe sie sagte: »Der hier braucht eine vollständige Blutuntersuchung. Und einen Scan.«

»Einen Scan?«, fragte Kate erschrocken über die darin mitschwingende Bedrohung.

»Vielleicht ein Sarkom.«

»War das heute ein typischer Tag für die Kindersprechstunde?«, fragte Kate.

»O nein«, erwiderte Schwester Ledyard, »heute war gar nichts los. Normalerweise kommen viel mehr Leute aus den Bergen. Ich glaube, viele von ihnen warten auf morgen, auf den Zirkus.«

»Welchen Zirkus?«

»Sie werden schon sehen«, meinte die ältere Pflegerin. Und weil Schwester Ledyard so mit ihren bedrückenden Mutmaßungen über das sechste Kind beschäftigt schien, fragte Kate sie nicht weiter.

Beim Hinausgehen konnte Kate der Versuchung nicht widerstehen und machte einen Umweg, um zu sehen, was Boyd und Schwester Ellen im Laufe des Nachmittags zustande gebracht hatten. Doch die Scheiben der Cafeteria-Eingänge waren mit rotem, weißem und blauem Papier verklebt, das die Sicht vollständig versperrte. An der Wand neben den Türen war ein kleiner, ordentlich getippter Zettel befestigt: *Das gesamte Personal hat morgen früh angemessen gekleidet, in Zirkuskostümen, zu erscheinen. Lassen Sie Ihrem Einfallsreichtum und Ihrer Fantasie freien Lauf! Abbott, Direktorin.*

Da der Tadel Dr. Boyds sie noch immer schmerzte, dachte Kate: *Ohne mich! Ich bin nicht wegen dieses Laientheaters hierhergekommen. Ganz egal, was dieser Boyd sich denkt!*

* * *

Nach einem so langen Tag und Abend und nachdem sie noch bis nach Mitternacht über ihrem Diagnoseordner gesessen hatte, fiel es Kate nicht schwer, fast bis sechs Uhr morgens durchzuschlafen.

Das Geräusch, das sie weckte, war ein ungewohntes dumpfes, rhythmisches Vibrieren direkt über dem Haus. Es war so laut und penetrant, dass sie aus dem Bett sprang und den Fensterladen gerade rechtzeitig hochzog, um einen Blick auf den riesigen Helikopter zu erhaschen, der im Tiefflug Richtung Klinik knatterte. Er war khakifarben und trug das Abzeichen des Marinekorps.

Als Erstes befürchtete Kate einen lebensbedrohlichen militärischen Notfall. Irgendwo in unmittelbarer Nähe musste eine im Manöver befindliche Einheit einen Unfall erlitten haben, sodass junge Leben in Gefahr waren. Denn aus welchem Grund würde man sonst das Mountain Hospital ansteuern, wo es nur sechzig Meilen entfernt ein größeres und besser ausgerüstetes Großstadtkrankenhaus gab? *Sie werden mich brauchen,* war ihr nächster Gedanke.

Eilig zog sie sich an und rannte den ganzen Weg bis zum Krankenhaus. Dort blieb sie stehen, denn sie sah etwas, das sie während ihrer kurzen bisherigen Zeit in Adelphi noch nie erlebt hatte.

Eine lange Schlange, eine ganze Karawane von Fahrzeugen jeden Typs und Baujahrs: zerbeulte, rostige Kleinlaster, alte Mühlen, die mehr als ein Vierteljahrhundert auf dem Buckel hatten, auch manches neuere Modell, keines jedoch unter sieben oder acht Jahren. Und in jedem Wagen saß nicht nur ein Fahrer, sondern eine ganze Familie. Vater, Mutter und drei, vier, fünf oder gar sechs Kinder unterschiedlichen Alters. Kate eilte an der Autolawine vorbei in Richtung Parkplatz und sah die Ursache für diesen Menschenauflauf: Der riesige Hubschrauber okkupierte den gesamten Mittelteil des Parkplatzes.

Doch statt uniformierter Marineinfanteristen waren Männer in Zivil mit dem Ausladen von Kisten und Kartons zugange. Sie glaubte, keinen einzigen von ihnen zu kennen, bis sie Dr. Boyd entdeckte. Wie die anderen half er, Medikamente und Ausrüstung zu entladen. Boyd erspähte sie, während er einen großen braunen Karton in die Höhe stemmte.

»Miss Kincaid! Packen Sie mit an! Wir brauchen jede Hilfe. Sie sind schon da, und wir sind noch nicht fertig!«

Sie eilte zu dem Helikopter und nahm ein Packstück, das ihr einer der Männer entgegenhielt. Als sie es mit etwas Mühe zur Notaufnahme schleppte, sah sie die großen schwarzen Buchstaben, die mit Filzstift darauf geschrieben waren. Der krakelige Schriftzug hieß nicht etwa »Medikamente« sondern »SPIELZEUG«.

Als sie nach einer Stelle suchte, um ihren Karton abzusetzen, kam ihr Boyd zu Hilfe.

»Ich nehme das«, sagte er und schob die Hände unter die Kiste.

Ehe er sich wieder entfernen konnte, fragte sie ihn: »Was hat denn das alles zu bedeuten? Das Spielzeug? Die Autoschlange? Der Marinekorps-Hubschrauber?«

Statt ihr eine Antwort zu geben, fragte Boyd: »Wo ist ihr Kostüm? Haben Sie den Hinweis nicht gelesen?«

»Kostüm?«, erwiderte Kate und war verwirrt, aber nur einen Moment lang. »Ah, Sie meinen wegen des Zirkus?«

»Natürlich! Sie gehören schließlich zur Klinik. Ziehen Sie sich um.«

»Ich habe nichts vorbereitet«, gestand sie.

»Nun, dann kommen Sie so, wie Sie sind!«, sagte Boyd. Er musterte sie kurz, lächelte und meinte dann sarkastisch: »Wir werden sagen, Sie sind die Märchenprinzessin aus der großen Stadt.« Und damit steuerte er auf die Cafeteria zu.

Obwohl sich Kate über seine Bemerkung ärgerte, folgte sie ihm. Auf dem Weg dorthin kam sie an der Hals-Nasen-Ohren-Abteilung vorbei. Drinnen waren mehr Männer zugange, als normalerweise dort Platz fanden. Einer legte chirurgische Geräte bereit, von denen Kate wusste, dass sie für komplizierte Hals- und Nasenuntersuchungen benötigt wurden. Was sie aber wirklich verblüffte, war die Tatsache, dass die anderen Männer sich Make-up aufs Gesicht tupften. Rote, grüne, blaue Farbe und große weiße Kreise um die Münder. Sie schminkten sich Clownsgesichter, lachten, scherzten, bewunderten und kritisierten einander, bis einer sagte: »Als Clown siehst du besser aus als als Chirurg.«

Ärzte mit Make-up!, dachte Kate verwundert. So etwas war auch nur in einem so bäurischen, hinterwäldlerischen Kaff möglich! Im gesetzten, reglementierten Umfeld der Uniklinik wäre es undenkbar gewesen! Der Chef der Chirurgischen hätte es untersagt. Der Klinikvorstand wäre empört gewesen.

Einer der Ärzte, klein, mit gewaltigen Muskeln und sicher gut zehn Jahre älter als die anderen, vervollständigte sein Make-up und meinte abschließend: »Okay! Es kann losgehen. Sieh zu, dass der Hubschrauber startet, und lass die Leute rein!«

Kate beobachtete von einem der Fenster aus, wie die riesigen Rotoren des Helikopters sich zu drehen begannen, schneller und schneller, bis sie genügend Auftrieb erzeugt hatten, um ihn in die Höhe und vom Parkplatz und sicher über die Autoschlange hinwegzuheben. Die Pkws, Pick-ups und Geländewagen setzten sich langsam in geordneter Formation in Bewegung. Und während ein ums andere Fahrzeug einparkte, begannen die Familien, nach und nach ins Freie zu drängen. Kinder, die noch getragen werden mussten, bis hin zu Dreizehn- und Vierzehnjährigen quollen aus den Wagen. Die Stimmung war heiter, die Kinder lachten, schrien, riefen ihren Freunden in anderen Autos etwas zu. Hunderte von Heranwachsenden, die alle dem Haupteingang des Mountain Hospital zustrebten.

Miss Abbott war dabei, die Menschenmenge in Richtung Cafeteria zu lotsen, als sie Kate entdeckte.

»Miss Kincaid! Kommen Sie her! Wir können hier jede Hilfe gebrauchen!« Kate schloss sich dem fröhlichen Strom der Familien an. Sie erreichte die Cafeteria und stellte fest, dass ihre beiden als Clowns verkleideten Klassenkameradinnen den Kindern bereits Milch und Donuts servierten. Etwas weiter unten an der Theke bot man den Erwachsenen Kaffee, Tee und Kekse an. Kate reihte sich bei ihren Kolleginnen ein, verteilte Milch und Donuts, die sie in eifrig zulangende Kinderhände drückte.

Sämtliche Familien waren eingelassen und bewirtet worden. Sie hatten jeden verfügbaren Stuhl besetzt, wobei mindestens fünfzig Personen mangels weiterer Sitzgelegenheiten auf dem Boden saßen. Und nun erschien der Mann, den Kate als dienstältesten Chirurgen der Truppe ausgemacht hatte, im Eingang. Er trug ein Clownskostüm, in dem sie eine originelle Abwandlung der Chirurgenkleidung erkannte. Mit der lauten Imitation eines Tuschs trat er auf.

»*Dahdah!*«, schmetterte er zum Entzücken der jungen Leute. »Und nun, geschätztes Publikum, willkommen in Dr. Abrams' Wanderzirkus!«

Begleitet von Zirkusmusik aus dem Lautsprecher platzten die anderen Ärzte, geschminkt und kostümiert, in den Raum, drehten vor den Kindern, die erstaunt die Augen aufrissen, im Laufschritt eine Runde, bis sich die Überraschung in begeistertem Geschrei und Gelächter auflöste.

Dr. Abrams begann nun mit einer Reihe verblüffender Zaubertricks, bei denen alle chirurgischen Instrumente zum Einsatz kamen – Klemmen, Scheren und anderes –, mit denen sich ungestraft und ohne Risiko hantieren ließ. Die Kinder beklatschen jedes Kunststück, auch die, die ihm nicht gelangen. Kate wurde bald klar, dass Abrams manche absichtlich missglücken ließ, da es ihm an der nötigen manuellen Geschicklichkeit ganz offensichtlich nicht mangelte.

Ihm folgten zwei weitere Chirurgen, Bethard und Wilson, die sich als Bauchredner und dessen Puppe präsentierten. Wilson, der seinen Kollegen um mindestens dreißig Zentimeter überragte, spielte die Puppe, die auf dem Schoß des kleineren Bethard saß. Ein Missverhältnis, das die Kinder vor Lachen toben ließ.

Nach dem Bauchredner wurde gesungen. Und dann holte einer der jüngeren Ärzte seine Geige hervor und spielte Volksmusik aus den Appalachen, wie sie nur ein erfahrener und talentierter Einheimischer spielen konnte. Das war für Erwachsene wie Kinder der Höhepunkt der Show, die schließlich unter Begeisterungsrufen, Hurras und Gelächter, Applaus und Zugaberufen zu Ende ging.

Kate beobachtete, wie die Abrams-Leute, als ihr Leiter ihnen ein unauffälliges Zeichen gegeben hatte, bei den Zugaberufen einer nach dem anderen aus dem Raum glitten. Kate folgte ihnen. Sie eilten den Korridor hinunter Richtung Hals-Nasen-Ohren-Abteilung. Erst aber legte jeder einen Zwischenstopp in dem kleinen Ankleideraum ein. Danach war die Schminke aus den Gesichtern verschwunden und alle trugen frische, sterile, grüne Chirurgenkleidung. Sie gingen in das Behandlungszimmer und traten an die drei glänzenden Metallwaschbecken, um sich die Hände zu säubern. Binnen Minuten hatten sich die Männer, die eben noch witzige, schräge, zum Lachen reizende Clowns gewesen waren, in ein effizientes Chirurgenteam verwandelt.

Da er annahm, dass Kate ihm zugeteilt sei, befahl Abrams knapp: »Okay, Mädel! Den Kittel an, und rein mit den Kleinen!«

Sie hatte im Schrank einen Laborkittel gefunden und war auf dem Rückweg zum Behandlungszimmer, als sie fast mit Boyd zusammenstieß, der einen Zweijährigen auf dem Arm sitzen hatte. Er sah aus, als wolle er eine Bemerkung machen, doch dann lächelte er nur und bedeutete ihr mit einem Kopfnicken, ihm ins Behandlungszimmer zu folgen.

Abrams widmete sich schon dem ersten kleinen Patienten. Zwei andere Männer führten die Hals-Nasen-Ohren-Untersuchungen durch. Ohne dass es ihr jemand sagen musste, übernahm Kate die Aufgabe, die Kinder bei Laune zu halten, bis sie an der Reihe waren. Bald konzentrierte sie sich zur Hälfte auf die Kinder und beobachtete gleichzeitig aufmerksam die Ärzte. Während ihrer Zeit in der Uniklinik hatte sie viele HNO-Untersuchungen erlebt, aber nie, dass Ärzte mit derartiger Sorgfalt und doch so fröhlich scherzend bei der Arbeit waren, dass die Kinder es, wenn etwas Schlimmes entdeckt wurde, gar nicht mitbekamen. Unter den Ärzten jedoch gab es eine Art wortlosen Austausch, mit der einer dem anderen mitteilte: »Ich hab hier etwas Übles gefunden.« Ein winziges Zeichen, das Abrams signalisierte: »Hier wird man um eine größere Operation nicht herumkommen.« Abrams warf dann einen Blick auf das Kind, als wolle er es sich für später einprägen.

Miss Abbott kam vorbei, um sich zu vergewissern, dass alles glatt lief. Als sie Kate entdeckte, fragte sie: »Wer hat Sie denn hier eingeteilt?«

Doch Abrams rief aus: »Ich hab sie rekrutiert, Christine. Du weißt doch, dass ich immer die Hübschen nehme.«

Damit schien die Sache beigelegt, denn Miss Abbott schwieg, nickte und gab sich zufrieden.

Als Abrams kompliziertere Fälle zu behandeln hatte, befahl er Kate, ihm zu assistieren. Er musste sich einen Nasenpolypen ansehen und forderte sie auf, das Licht in seine Richtung zu drehen, sodass der Spiegel auf seiner Stirn es stärker reflektierte. Der nächste Fall war ein Peritonsillar-Abszess, der so tief lag, dass ein Eingriff nötig war; Abrams befahl Kate, ihm eine Sonde zu reichen. Und ehe sie sich's versah, war sie fast nur noch damit beschäftigt, Abrams mit Instrumenten zu versorgen und den Vorrat an frischen sterilen Geräten zu ergänzen.

Nach mehr als vier Stunden intensiver Untersuchungen und als alle schon abgespannt waren, entließ Abrams sie in die Mittagspause. Die anderen gingen in die Cafeteria. Abrams ließ sich erschöpft auf einen glänzenden Stahlhocker sinken.

»Kann ich Ihnen was zu essen mitbringen, Doktor?«, fragte Kate.

»Nein, danke, aber holen Sie sich etwas«, meinte Abrams.

»Vielleicht einen Kaffee?«, beharrte Kate.

Er lächelte. »Danach fühl ich mich zwar auch nicht besser, aber wenigstens sind Sie dann zufrieden. Okay. Kaffee.«

Die Cafeteria war gerammelt voll. Überall Kinder und Eltern, die ihren Sprösslingen nicht von der Seite wichen und dafür sorgten, dass sie ordentlich aßen. Kate entdeckte Schwester Ellen und Emily McClendon, die unter den Kindern herumgingen, ihnen Milch nachschenkten und den Eltern Kaffee anboten.

Kate bereitete für Abrams und sich ein Tablett vor. Obwohl er abgelehnt hatte, nahm sie zwei Sandwiches, zwei Becher Kaffee und sogar zwei Stücke von dem Kuchen mit Zirkusdekor, den der Klinikbäcker zu diesem speziellen Anlass gebacken hatte.

Abrams knabberte ein wenig am Sandwich herum, aber

nur aus Höflichkeit – das war nicht zu übersehen. Den Kaffee dagegen hatte er bitter nötig. Er ließ sich allerdings Zeit damit und genoss die Ruhepause, die er ihm verschaffte.

»Sie sind eine sehr gute Schwester«, sagte er, »überaus effektiv.«

»Vielen Dank.«

»Sie sind mir sofort aufgefallen. Auch schon vor unserer Untersuchung. Sie waren die, die weder Make-up trug noch ein Kostüm anhatte.«

Das war ein Tadel und erforderte eine Reaktion.

»Ich wusste nicht, was das Ganze sollte.«

»Fanden Sie es albern?«, fragte Abrams vorsichtig.

Sie zögerte und gab schließlich zu: »Ja.«

Abrams schwenkte den Kaffeerest in seinem Plastikbecher, während er erklärte: »Eine erfolgreiche medizinische Behandlung muss nicht unbedingt heißen, dass man den Kranken zum Arzt schickt, manchmal muss die Therapie auch zum Patienten kommen. Diese Menschen hier führen ein anderes Leben als wir. Sie lieben ihre Berge, Flüsse und Täler. Sie lieben ihre Einsamkeit, ihre ganz spezielle Art des Daseins. Wir würden uns dieses Leben vielleicht nicht aussuchen. Aber das ist noch lange kein Grund, es ihnen zu versagen.

Und trotzdem brauchen sie ärztlichen Rat und Hilfe. Deshalb fliegen ich und ›meine Jungs‹ – ich nenne sie ›Jungs‹, dabei ist nicht einer unter ihnen, der nicht meine Position einnehmen könnte – zweimal im Jahr hier runter und halten diese Massensprechstunde ab. Die Marines sind so nett und leihen uns dafür einen Hubschrauber, sodass wir Zeit sparen. Die Leute hier reißen sich ein Bein für uns aus. Und gemeinsam versuchen wir, eine Show daraus zu machen, einen Zirkus. So wird Medizin zum Vergnügen. Der Doktor ist ein Clown, ein Zauberer, ein Bauchredner, eine Bauchrednerpuppe, ein Fiedler, über den man lacht, und nicht einer, vor dem man Angst haben muss.«

Abrams nahm einen Schluck Kaffee. Inzwischen war er lauwarm geworden, sodass er die Tasse beiseite stellte.

»Ich sehe, dass Sie eine junge Frau sind, die Ihren Beruf ernst nimmt. Schon an der effektiven Art, wie Sie mir die Instrumente reichen, sehe ich, dass Sie an einer ausgezeichneten medizinischen Fakultät hervorragend ausgebildet worden sind. Trotzdem sind Sie hier. Warum, das geht mich nichts an. Aber solange Sie hier sind, entspannen Sie sich! Lassen Sie los! Lassen Sie sich auf die Leute ein. Werden Sie eine von ihnen. Ein Teil der Menschheit.«

Kate ärgerte sich über das, was er ihr damit unterschwellig vorwarf.

»Schlüpfen Sie in ein Clownskostüm. Schmieren Sie sich diese idiotische Farbe ins Gesicht. Nehmen Sie sich selbst auf den Arm. So wie wir. Mit der Zeit werden Sie es mögen. Und die Kinder werden begeistert sein. Seien Sie, wie mein Vater immer sagte, ein ›Mensch‹. Seien Sie ein Mensch unter Menschen.«

Er streckte die Hand aus und umfasste Kates festes Grübchenkinn. »Ich will ein Lachen in diesen Augen sehen. Und dass Sie wissen: Wenn Abrams sich hin und wieder in einen Clown verwandeln kann, dann kann es auch … wie heißen Sie eigentlich?«

»Katherine Kincaid.«

»Dann kann auch Kate ein Clown sein.« Und nachdem er das gesagt hatte, reichte er ihr den Becher mit dem kalten Kaffee. »Holen Sie mir einen neuen. Und danach assistieren Sie mir beim Operieren.«

Der Nachmittag erstreckte sich bis weit in den Abend hinein. Abrams besetzte den einen OP und sein Leitender Assistent, Dr. Ron Wilson, den anderen. Das Behandlungszimmer wurde von zwei weiteren Ärzten für die kleineren Eingriffe genutzt.

Während ihrer Zeit in der Uniklinik hatte Kate viele Chirurgen operieren sehen, aber keiner hatte so rasch und geschickt gearbeitet wie Abrams. Nachdem seine kleinen Patienten betäubt waren, musste er nicht mehr den lächelnden, liebenswürdigen Arzt spielen. Er war ganz auf die Sache konzentriert. Er griff nach den Instrumenten und erwartete, dass sie an ihrem Platz waren. Er machte saubere, kleine Schnitte und behandelte das menschliche Gewebe mit Sorgfalt und Respekt. Wenn es jedoch nötig war – wie in zwei Fällen, in denen bösartige Wucherungen vorlagen –, scheute er auch nicht davor zurück, kontrolliert Körperkraft einzusetzen. Zu einem der Fälle meinte er schließlich: »Die hier muss in die Stadt. Die nehmen wir dann gleich mit.«

Bis um neun Uhr abends waren sämtliche Mandel- und Polypenoperationen erledigt. Auch einige schwierigere Fälle waren behandelt worden. Nur bei einem einzigen war der Transport in die Stadt erforderlich. Das musste warten bis zum nächsten Morgen, wenn der Hubschrauber zurückkam und das Team abholte.

Die Cafeteria hatte noch geöffnet und hielt ein warmes Abendessen für das Operationsteam bereit. Abrams lud Kate ein, sich zu ihnen zu gesellen. »Ich habe morgen schon in aller Frühe Unterricht«, versuchte sie sich zu entschuldigen.

Doch Abrams lachte. »Als ich in Ihrem Alter war – damals war ich Assistenzarzt –, bin ich achtundvierzig Stunden ohne Schlaf ausgekommen. Da werden Ihnen heute Nacht sicher auch einmal ein paar Stunden reichen.«

Nach ihrem späten Abendessen – Schmortopf, Maisgrütze und grünes Gemüse – verglichen die Ärzte ihre Befunde. Die üblichen entzündeten Mandeln, vergrößerten Polypen, Mittelohrentzündungen. Aber da waren auch noch diese beiden Tumore. Und ein winziger Hinweis auf einen weiteren, von dem Wilson ein Gewebestück entnommen hatte, um es vom Pathologen untersuchen zu lassen.

Wilson wandte sich an Kate. »In drei Tagen schicke ich Ihnen meinen Bericht.« Dann stutzte er und fragte: »Wie heißen Sie eigentlich?«

Abrams mischte sich ein. »Kate. Kate Kincaid. Aber ich glaube, Sie sollten die Befunde lieber an Miss Abbott schicken. Hab ich recht?«, fragte er lächelnd.

»Ja, ich denke schon«, meinte Kate zustimmend.

Es war fast Mitternacht, als Kate die Klinik verließ. Doch vorher musste sie noch eine letzte Runde durch die Krankenzimmer machen. Überall lagen junge Patienten, von denen einige schliefen, andere, frisch operierte, vor Schmerzen wimmerten. Doch an jedem Bett saßen die jeweiligen Mütter oder Väter, um ihrem Kind beizustehen.

Sogar auf dem Korridor waren Betten aufgereiht, und in jedem lag ein Patient, dem seine Eltern Trost zusprachen. Hier wurden Familien behandelt, ganze Familien, und nicht nur einzelne Patienten. Zum ersten Mal bekam Kate Kincaid eine Ahnung davon, was Familienpflege bedeutete. Der Patient wurde nicht von seinen Angehörigen isoliert, sondern man bezog alle in die Behandlung mit ein.

Als Kate Kincaid in die kalte Nacht hinaustrat, stand ihr ihr Ziel weit deutlicher vor Augen als damals, als sie sich für diesen abgelegenen Winkel entschieden hatte. Sie schlenderte nach Hause und fühlte sich nicht müde, sondern war in Hochstimmung.

Kurz vor Morgengrauen erwachte sie. Sie kleidete sich hastig an und rannte den ganzen Weg bis zur Klinik, denn sie erkannte schon aus einiger Entfernung die Rotoren des riesigen Marineinfanterie-Hubschraubers auf dem Parkplatz. Dr. Abrams' Team war fast abflugbereit.

Sie traf ein, als Abrams gerade das Einladen seiner jungen Patientin überwachte. Als er die herannahende Kate entdeckte, rief er ihr zu: »Miss Kincaid! Kommen Sie, lassen Sie sich verabschieden!«

Er begrüßte sie mit einem väterlichen Kuss auf die Wange. »Falls Sie je von hier wegwollen, rufen Sie mich an!«

»Ich gehe nicht, bevor ich meine Ausbildung abgeschlossen habe«, erwiderte Kate bestimmt. »Gut!«, sagte Abrams.

Er schwang sich an Bord. Die gewaltigen Rotorblätter begannen zu kreisen, langsam zuerst, dann immer mehr Luft aufwirbelnd, sodass Kate zurückweichen musste. Kurz darauf hob der Helikopter ab.

Sie winkte, bis er hinter der ersten grünen Bergkuppe verschwand.

Die Medizin zu den Menschen bringen, hatte der Mann gesagt. Das konnte ihr für den Rest ihres Berufslebens als Motto dienen. Dies waren die bisher befriedigendsten vierundzwanzig Stunden ihrer Zeit in Adelphi gewesen.

9

Aus Tagen im Klassenzimmer und auf der Station wurden Wochen, aus Wochen Monate. Inzwischen war es Juni geworden. Der Kurs zur Diagnose allgemeiner Gesundheitsprobleme war fast zu Ende. Nach drei Monaten waren Kate das tägliche Lernen und Arbeiten und die langen, über ihren Büchern verbrachten Nächte derart zur Gewohnheit geworden, dass sie sich kaum noch an ein anderes Leben erinnern konnte.

Oft schlief sie in Mrs Russells Küche ein – über Lehrbüchern und medizinischen Abhandlungen, die die Themen der Ordner weiter ausführten. Zuweilen weckte Mrs Russell sie mit einer Tasse Tee und bestand dann darauf, dass sie auf ihr Zimmer ging, damit sie den so dringend benötigten Schlaf bekam.

An manchen dieser Abende plauderten die Frauen auch – bei einer Tasse heißen, aromatischen Tees – über sich und ihre Vergangenheit. Nach einer besonders anstrengenden Woche gestand Kate ihrer älteren Vertrauen, dass sie schwierige Tage erlebte, an denen sie die Klugheit ihrer Entscheidung anzuzweifeln begann.

Und sie erlebte Nächte – allein in ihrem Bett –, in denen die Gedanken an Howard besonders irritierend und drängend wurden. Seine Briefe und ihre Telefonate, die allzu häufig wegen Störungen im örtlichen Leitungssystem unterbrochen wurden, waren nicht nur ungenügend, sondern erinnerten sie im Grunde nur daran, wie sehr sie den Sex mit ihm vermisste. Wie sehr ihr seine Männlichkeit fehlte, sein sanftes Schnarchen, ja sogar der morgendliche Abschied, wenn sie ins Krankenhaus ging und ihn zurücklassen musste. Am meisten aber bedauerte sie, dass sie das alles – nämlich die Stabilität und Zuversicht, die er ihr mit der Heiratsaussicht bot –, als sie es noch genoss, nicht genügend geschätzt hatte.

Ich könnte genauso gut Schwester Ellen sein, dachte Kate nun zuweilen. *Ich habe allen weltlichen Freuden, allen sinnlichen Genüssen entsagt. Ich hab mich fürs Zölibat entschieden, aber ohne den Glauben, der Ellen die Kraft dafür gibt.*

Solche Anwandlungen von Selbstmitleid ließen sich nur zerstreuen, indem sie sich noch fester vornahm, hier auf gar keinen Fall zu scheitern. Sie wollte den strengen Maßstäben des Mountain Hospital nicht nur genügen, sondern sie übererfüllen. Es war zu einem Ringen mit Miss Abbott geworden, die für Kates Arbeit nichts als kritische Blicke übrig zu haben schien.

Am Abend vor den Trimesterprüfungen – Kate hatte noch einmal ausgiebig lernen wollen – erreichte sie ein Anruf von Miss Abbott. Eine der Schwestern, Miss Ebert, die in der Notaufnahme Dienst gehabt hätte, war an einer Grippe erkrankt. Miss Abbott entschied, dass Kate sie vertreten sollte.

»Ich fürchte, Sie werden nicht viel zum Lernen kommen. Sie wissen ja, wie es samstagnachts in der Notaufnahme ist«, warnte sie Miss Abbott und fügte – Kate meinte einen sarkastischen Unterton herauszuhören – dann noch hinzu: »Aber inzwischen sind Sie ja für die Prüfungen sicher bestens präpariert.«

Obwohl Kate sich über den unerwarteten Dienst ärgerte, sah sie ihn auch als Herausforderung, als Chance, Miss Abbott zu beweisen, dass sie beides schaffte: Vertretung in der Notaufnahme *und* ihren Stoff. Mit Handbüchern, medizinischen Zeitschriften und zwei Lehrbüchern bewaffnet marschierte sie zur Arbeit.

In den ersten Stunden konnte sie noch ungestört lernen. Einmal unterbrach sie der Nachtwächter, aber nur, um ihr frischen Kaffee zu bringen.

Es war schon nach ein Uhr früh, und sie wollte sich gerade Browers *Evaluierung von Wachstum und Haltung bei Schulkindern* zuwenden, als lautes Reifenquietschen vor dem Eingang der Notaufnahme sie aufschreckte. Ein schweres Fahrzeug kam abrupt zum Stehen. Sie hörte die erregte Stimme eines zornigen Mannes. In ihrer Eile, nach draußen zu laufen, fiel ihr das Buch zu Boden. Als sie sich hinabbeugen wollte, sprang die Tür auf, und sie sah sich zwei bärtigen Kerlen in abgerissener Montur gegenüber, die einen dritten trugen. Dieser dritte blutete heftig an der linken Schulter. Seine beiden Kameraden drängten an Kate vorbei und schleppten ihren bewusstlosen Freund zum Behandlungstisch. »Holn Sie 'n Arzt!«, verlangte der ältere der beiden in barschem Ton.

»Es ist keiner im Dienst«, beschied ihn Kate.

»Dann suchn Sie ein!«, kommandierte der Bärtige.

Kate schob die streitlustigen Männer beiseite, um sich um den Patienten zu kümmern. Sie griff nach einer Chirurgenschere, schnitt sein altes Hemd auf und fand eine große blutende Schulterwunde. Sie hatte genügend Zeit in der Notaufnahme einer Großstadt verbracht, um zu wissen, dass es sich um eine Schusswunde handelte – allerdings war es die größte, die sie je zu Gesicht bekommen hatte. Der Zustand des umgebenden Gewebes wies darauf hin, dass es sich bei der blutenden Wunde um das Austrittsloch der Kugel handelte. Sie musste also von hinten gekommen sein. Doch das spielte jetzt keine Rolle. Die Blutung zu stoppen war ihre vordringlichste Aufgabe. Sie drückte Verbandsmaterial auf die offene Wunde und musste eine vollgesaugte Mullkompresse nach der anderen wegwerfen.

Inzwischen standen die beiden Begleiter des Patienten ihr gegenüber und verfolgten jede ihrer Bewegungen – ganz offensichtlich zweifelten sie an ihren Fähigkeiten.

»Jetzt holn Sie endlich den Doktor, verdammt!«, schrie der Anführer.

»Und halten *Sie* – verdammt noch mal – den Mund!«, erwiderte Kate, während sie sich sterile Einweghandschuhe überzog. Sie griff in die offene Wunde, bis sie die Arterie gefunden hatte, von der die Blutung ausging. Sie versuchte, das Gefäß mit einer Klemme abzubinden, doch glitschig von all dem Blut entglitt es ihr immer wieder. Beim vierten Versuch schien sie es erwischt zu haben, denn die Blutung ebbte allmählich ab, und schließlich sickerte es nur noch aus kleineren Gefäßen im Wundbereich.

»Besser«, sagte sie leise.

»Von welcher Seite is sie gekommen?«, fragte der Anführer.

Da dies für Kate momentan nicht relevant war, ignorierte sie die Frage, um sich dringenderen Problemen zuzuwenden. Sie ergriff eine weitere sterile Kompresse und legte sie auf die Wunde, um die Klemme an Ort und Stelle zu halten. »Halten Sie das mal fest«, befahl sie dem älteren Mann. »Und nicht verrücken.«

Ehe er gehorchte, fragte der Mann erneut: »Die Kugel, is sie von vorn gekommen oder von hinten?«

Kate ignorierte ihn, um nach dem Telefon zu greifen und Dr. Boyd anzufordern. Der Mann packte sie an den Schultern. Er riss sie herum, sodass sie ihm ins Gesicht blicken musste. Seine Fahne ließ darauf schließen, dass er stark alkoholisiert und womöglich gefährlich war. Sie versuchte, sich aus den kräftigen Händen zu befreien, Hände, die nach Kohle gegraben, Land bestellt, Straßen gebaut und andere körperliche Arbeit verrichtet hatten. Doch es gelang ihr nicht.

»Also: Die Kugel – von vorn oder von hinten?«, wollte er wissen.

Da sie spürte, wie wichtig ihre Antwort für diesen zornigen betrunkenen Mann war, war ihr auch klar, dass sie sie ihm besser vorenthielt.

»Ich bin Krankenschwester. Ihre Frage kann Ihnen nur ein

Arzt beantworten. Ich versuche gerade, einen herzubekommen. Wenn das nicht klappt, weiß ich nicht, wie lange Ihr Freund noch zu leben hat.«

»Er is nich mein Freund, er is mein Sohn«, gestand der ältere Mann und lockerte seinen heftigen Griff, sodass sie endlich Ihren Anruf tätigen konnte.

Nur wenige Minuten später fuhr Dr. Boyds Jeep vor dem Eingang der Notaufnahme vor. Ungeheuer erleichtert hörte Kate seine Autotür zuschlagen. Gleich danach flog die Tür der Notaufnahme auf und Boyd rief: »Okay, schauen wir ihn uns mal an!«

Kate trat beiseite, um den Blick auf den jungen Verwundeten freizugeben, der das Bewusstsein immer noch nicht wiedererlangt hatte. Boyd bat um Handschuhe. Kate zog sie ihm über die ausgestreckten Hände, dann begann er mit der Untersuchung. Er arbeitete schweigend, nickte nur hin und wieder, während er das Ausmaß der Verletzung festzustellen versuchte. Äußerst behutsam begutachtete er das Wundareal und die Art und Weise, in der sie die Klemme an der gerissenen Arterie befestigt hatte.

»Gute Arbeit, Miss Kincaid. Das hätte übler ausgehen können. Sehr übel sogar. Blutdruck?«

»Den habe ich noch nicht gemessen.«

»Dann tun sie es!«, sagte Boyd genervt, weil er dies als ein nicht entschuldbares Versäumnis betrachtete.

»Ich hatte noch keine Zeit dazu«, erklärte sie.

»Reden Sie nicht, tun Sie es!«, befahl Boyd ungeduldig.

Während sie dem Patienten die Manschette über den unversehrten Arm streifte, fuhr Boyd mit seiner vorsichtig tastenden Untersuchung fort, wobei er immer wieder das Blut abwischte. »Und?«, fragte er.

»Achtzig zu fünfundfünfzig«, antwortete Kate.

»Sein Zustand wird sich stabilisieren. Eine Transfusion wird er dank dieser Klemme nicht benötigen. Und das Wichtigste: Es gibt bisher keine Anzeichen für einen Schock.«

Diese Zusicherung befreite den Vater von seiner schwersten Sorge, sodass er nun erneut fragte: »Doktor? Von wo is die Kugel gekommen, von vorn oder von hinten?«

»Hören Sie mal, wir haben jetzt wirklich andere Sorgen«, wies Boyd ihn zurecht.

Doch wie vorher schon Kate packte der Vater nun auch Boyd und zerrte ihn zur Seite.

»Die da«, sagte er und meinte Kate, »die is fremd, die weiß es nich besser. Aber du gehörst zu uns. Du musst es uns sagen. Das is deine Pflicht.«

»Ehe ich nicht die Kugel finde ...«, begann Boyd.

Doch der erzürnte Vater unterbrach ihn: »Die findst du nich! Die steckt in der Wand von der Bar, wo's passiert is. Deswegen müssen wirs wissen. Oder soll ich raten?«

Kate wusste zwar nicht, was das alles zu bedeuten hatte, aber ihr war klar, dass es als Drohung gemeint war. Boyd neigte sich wieder über seinen Patienten. Kate merkte, dass er nur tat, als ob er ihn ein weiteres Mal untersuchen müsste, um einer Antwort auszuweichen. Dann wandte er sich an den zornigen Vater. »Wenn Sie mich meine Arbeit nicht machen lassen, dann kriegen Sie die Antwort vielleicht von unserem Kreisbeamten, der die Mordfälle untersucht.«

»Sie ham doch selbst gesagt, dass er kein Schock hat.«

»Aber vielleicht kriegt er bald einen, wenn Sie beide nicht verschwinden und uns unsere Arbeit machen lassen«, drohte Boyd.

»Sie tun Ihre Arbeit. Und wir die unsre«, meinte der Vater und gab dem jüngeren Mann, der ihm geholfen hatte, seinen Sohn in die Notaufnahme zu tragen, ein Zeichen. Sie gingen. Kate hörte, wie der alte Pick-up geräuschvoll angelassen wurde, mit quietschenden Reifen wendete und schließlich in die Nacht davonbrauste.

»Verdammt, verdammt, verdammt!«, fluchte Boyd, als er mit der Notfallversorgung begann und alle notwendigen Präventivmaßnahmen durchführte, um dem jungen Patienten Infektionen zu ersparen und ihn am Leben zu halten.

Nachdem Kate ihn an einen Tropf gehängt hatte, um zu verhindern, dass er doch noch in einen Schockzustand geriet, hatte sie zum ersten Mal Zeit, ihn genauer zu betrachten. Glänzendes schwarzes Haar umgab sein schmales, blasses Antlitz. Es war ein schönes Gesicht, das eines Tages vielleicht wie das seines Vaters aussehen würde, alt, knorrig und voller Feindseligkeit.

Mehrere Male kurz hintereinander ließ Boyd Kate den Blutdruck messen. Jedes Mal war er besser. Schließlich betrug er hundert zu sechzig. Sie hoben ihn auf ein Krankenbett und rollten ihn auf die kleine Station, wo sie ihn der diensthabenden Nachtschwester anvertrauten.

Kate war überrascht, als die Schwester bei der Übergabe Dr. Boyd nur eine einzige Frage stellte: »Von vorn oder von hinten?«

Boyd schüttelte missbilligend den Kopf und räumte ein: »Von hinten.«

»Ein Jammer«, erwiderte die Pflegerin.

Kate hatte genug Erfahrung mit Schusswunden, um zu wissen, dass es, was die medizinischen Folgen anging, keine Rolle spielte, ob die Kugel von hinten oder von vorn gekommen war. Warum also fragte die Schwester so etwas?

Als sie in die Notaufnahme zurückkehrten, entschuldigte sich Kate: »Tut mir leid, dass ich Sie gestört habe, Doktor. Aber unter diesen Umständen …«

»Sie haben richtig gehandelt. Obwohl Sie, wie ich es sehe, auch allein damit zurechtgekommen wären.«

»Mit *ihm* aber nicht«, wandte sie ein und meinte den wütenden Vater.

»Hinterwäldler«, brummte Boyd nur, ehe er fragte: »Kaffee?«

»Gern. Ich hätte *Sie* fragen sollen«, sagte Kate.

Sie fühlten sich beide besser, als sie die heißen Becher in den Händen hielten. Zwischen den Schlucken hatten sie zum ersten Mal seit Wochen Gelegenheit, ein wenig zu plaudern.

»Na, wie läuft's denn so?«, meinte Boyd. »Ganz schöne Mühle, was?«

»Hab schon Schlimmeres erlebt«, erwiderte sie.

»Warum geben Sie eigentlich nicht zu, wie anstrengend es ist? Was wollen Sie beweisen, Miss Kincaid?«

»Was soll ich denn beweisen wollen?«, protestierte sie.

»Ihre beiden Kolleginnen räumen ohne Weiteres ein, wie schwierig es manchmal ist. Sie nicht«, meinte er. »Was ist es, dem Sie aus dem Weg gehen wollen?«

»Gar nichts«, beharrte sie.

Boyd schmunzelte. Sein freundliches und attraktives Lächeln irritierte sie.

»Habe ich irgendetwas Lustiges gesagt?«, fragte sie verärgert.

»Ich dachte mir nur, wenn ich der Psychiater wäre, der uns gelegentlich besucht, und nicht Arzt, dann würde ich Ihre Haltung als aggressiv, überehrgeizig und folglich als ganz offensichtliche und ziemlich verdächtige Abwehrreaktion bezeichnen.«

»Sie sind aber kein Psychiater, und Ihre Zuschreibungen können Sie für sich behalten, denn Sie liegen komplett falsch«, erwiderte Kate. »Nochmal, es tut mir leid, dass ich Sie aus dem Bett geholt habe.«

»Bin ich damit entlassen?«, fragte Boyd lachend.

»Ihre Anwesenheit ist hier nicht mehr erforderlich.«

»Das meinen *Sie*. Ich warte lieber noch, wenn Sie nichts dagegen haben.«

»Wozu? Um Ihre Amateurpsychologie an mir auszuprobieren? Das brauche ich wirklich nicht. Und, offen gestanden, Sie gehen mir damit auf die Geist.«

»Miss Kincaid, wissen Sie eigentlich, was Ihr Problem ist?«, gab Boyd zurück. »Sie sind hierhergekommen, um irgendeinen Frust loszuwerden. Um denen da oben, die Sie beleidigt haben, eins auszuwischen. Aber das ist kein ausreichender Beweggrund. Sie müssen lernen, die Leute hier zu begreifen, sie zu mögen, sich, solange Sie hier sind, in sie und ihre Lebensweise einzufühlen. Falls …« – Boyd hielt inne, ehe er es wiederholte – »falls die *Sie* überhaupt akzeptieren.«

Ehe sie protestieren konnte, fuhr er fort: »Ja, falls die Leute *Sie* akzeptieren – und nicht andersherum. Natürlich müssen Sie nicht bleiben. Sie sind keine Gefangene. Das ist keiner von uns. Wir sind hier, weil wir unsere Arbeit gerne tun. Und wenn wir etwas beweisen wollen, dann allenfalls, dass das Höchste für uns der Dienst an diesen Menschen ist. Aber solange Sie davon nicht überzeugt sind, werden Sie hier nicht glücklich werden. Aus diesem Grund *sollten* Sie das Ganze vielleicht besser bleiben lassen.«

»Ich habe noch nie in meinem Leben einfach so aufgegeben«, schoss Kate zurück.

»Natürlich nicht«, pflichtete Boyd ihr ein wenig zu rasch bei. »Noch ein Beleg für Ihren krankhaften Ehrgeiz.«

»Jetzt sagen Sie es schon wieder«, meinte Kate warnend.

»Richtig, meine Liebe. Der Unterschied zwischen uns beiden besteht darin, dass ich es ausspreche, Sie aber so leben. Sie sind unglaublich leistungsorientiert. Immer gewesen. Weshalb? Um zu beweisen, dass Sie nicht nur schön sind, sondern auch Köpfchen haben?«

Sie funkelte ihn voller Ärger über seine Vermutung an. Doch er reagierte sofort.

»Schon als ich Sie zum ersten Mal gesehen habe, war ich neugierig. Also las ich Ihren Lebenslauf in Miss Abbotts Akten. Sie sind sehr klug. Sie waren es schon in der Grundschule. Dort, wo sie herkommen, gelten Sie als beste Entbindungsschwester der gesamten Klinik. Stimmt's?«

Sie gönnte ihm die Genugtuung nicht und schwieg.

»Nun, gehen wir einfach mal davon aus, dass Sie zu den Besten gehören. Sonst wären Sie hier gar nicht zugelassen worden. Aber wir wollen mehr. Viel mehr. Wir wollen Liebe. Respekt. Lernen Sie uns kennen. Werden Sie lockerer. Seien Sie menschlich. Tun Sie was Lächerliches, malen Sie sich bei der Zirkusaktion das Gesicht an. Machen Sie irgendetwas, um dem ganzen Patienten zu dienen.«

»Sie und Dr. Abrams …«, begann sie.

»Sehr gut!«, unterbrach er ihre zornige Reaktion. »Da können wir einhaken. Abrams. Er kann Ihnen als Beispiel dienen. Als er zum ersten Mal hier herunterkam, galt er als Außenseiter. Weil er Jude ist. Einige der Leute hier haben noch nie im Leben einen Juden gesehen. Nun hätte Abrams sagen können: ›Zum Teufel damit, was will ich mit denen und ihren Vorurteilen!‹ Aber er beschloss, ihnen etwas klarzumachen. Dass nämlich er und sie Menschen sind und gemeinsam auf dieser Welt leben.

Heute würden einige in diesem Tal ihre Kinder keinem anderen Chirurgen außer Abrams anvertrauen. Ich habe erlebt, dass eine Mutter sich weigerte, einen Orthopäden das Bein ihrer kleinen Tochter operieren zu lassen, bis der Hals-Nasen-Ohren-Chirurg Abrams grünes Licht gab. Das ist Respekt, Vertrauen und Liebe. So etwas lernt man nicht aus Büchern. Sondern nur von den Menschen. Und ehe Ihnen das nicht gelingt, Miss Kincaid, sind Sie hier fehl am Platz.«

»Wenn Sie alles losgeworden sind, was Sie sagen wollten, wäre ich jetzt gern allein«, erwiderte Kate.

»Ich kann nicht weg«, sagte Boyd.

»Nichts hält Sie hier«, versetzte Kate.

»O doch«, beharrte er.

»Was denn? Eine weitere psychiatrische Diagnose?«, fragte sie sarkastisch.

»Sie werden schon sehen«, antwortete er und provozierte sie dadurch nur noch mehr. »Inzwischen aber sehe ich noch einmal nach dem Patienten.«

Sie schaute ihm nach. Trotz ihres Ärgers konnte sie es sich nicht verhehlen, dass sie ihn interessant und anregend fand.

Schließlich wurde ihr klar, dass er sie an Howard erinnerte, der oft so direkt und kritisch mit ihr sprach.

Beide Männer hatten dasselbe Wort benutzt, um ihren Pflichteifer als Krankenschwester zu charakterisieren: überehrgeizig. Würde dieses Adjektiv sie ewig verfolgen? Nur die, die sie nicht verstanden, nicht verstehen konnten, nannten sie so – bis sie Bescheid wussten. Aber woher sollten sie es auch wissen, wo sie doch es fast nie über sich brachte, jemandem davon zu erzählen?

Ihr Verhalten ging zurück auf die Zeit Ihres Grundschulabschlusses, als ihr Vater sich einmal eigens bemüht hatte, rechtzeitig von einer seiner Geschäftsreisen zu Hause zu sein. Da sie in Englisch immer hervorragende Noten bekommen hatte, war er sicher, dass sie die Goldmedaille für ausgezeichnete Leistungen erringen würde. Und hatte daher, ohne Kate oder ihrer Mutter davon zu erzählen, ein besonderes Geschenk besorgt: einen kleinen Rahmen, den er im Büro auf seinen Schreibtisch neben ihr Bild stellen wollte. Die Medaille würde genau hineinpassen, sodass er künftig vor seinen Geschäftsfreunden mit seiner Tochter Kate angeben konnte, die nicht nur das hübscheste, sondern auch das gescheiteste Mädchen der ganzen Schule war.

Am Abschlussabend aber, als die Preise angekündigt wurden, erhielt Priscilla Waybright die Auszeichnung. Die Erklärung des Rektors, dass Katherine Kincaid nur drei Zehntelpunkte hinter Priscilla lag, konnte Kates Schmerz und Enttäuschung kaum mildern.

Von dem Rahmen hätte sie nie erfahren, wäre sie nicht nachts, als sie vor lauter Kummer nicht schlafen konnte, noch einmal aus dem Bett geschlüpft.

»Erzähl ihr bloß nichts von dem Rahmen, Fred. Das wäre zu grausam«, hörte sie ihre Mutter sagen, »Überleg dir ein anderes Geschenk!«

»Aber was mache ich jetzt damit?«, fragte ihr Vater.

»Verschenk ihn. Wirf ihn weg.«

»Er war aber sehr teuer«, protestierte er. »Ich habe ihn extra anfertigen lassen.«

»Dann behalt ihn. Eines Tages wird sie etwas anderes gewinnen. Das tut sie doch ständig.«

»Ich habe sogar dem Rektor geschrieben, um mich nach der genauen Größe der Medaille zu erkundigen«, gestand er. »Ich komme mir ganz schön töricht vor.«

»Ich weiß, du hattest dein Herz daran gehängt«, sagte ihre Mutter.

So leise, wie sie heruntergekommen war, stieg Kate wieder zu ihrem Zimmer hinauf, schloss die Tür und weinte die ganze Nacht. Am Morgen hatte sie den Entschluss gefasst, ihren Vater nie wieder zu enttäuschen. Zu versagen war schmerzhaft genug, andere zu enttäuschen noch viel schlimmer. Das sollte ihr auf keinen Fall noch einmal passieren.

In ihrem zweiten Highschool-Jahr gewann sie die Lateinmedaille. Sie passte fast genau in den Rahmen, und sie musste so tun, als sei das Geschenk eine Überraschung. Doch nichts würde den Fehlschlag je auslöschen, der ihren Vater so tief getroffen hatte.

Wenn sein Bestes geben zu wollen bedeutete, dass man überehrgeizig war, dann war sie es wohl. Und in diesem Augenblick war sie sogar auf trotzige Weise stolz darauf.

An dieser Stelle wurde ihr Gedankengang von etwas unterbrochen, das ihr wie eine Wiederholung der Ereignisse dieses Abends erschien. Dasselbe alarmierende Geräusch, quietschende Reifen auf der Einfahrt zur Notaufnahme. Wütende Stimmen. Zuschlagende Wagentüren. Die Eingangstür sprang auf, und drei Männer erschienen, wobei zwei von ihnen den dritten trugen. Sein Hemd wies einen unregelmäßigen, großen, hellroten Fleck auf, der auf eine beträchtliche Blutung aus der Hauptschlagader schließen ließ. Wortlos legten sie den Mann auf den Untersuchungstisch. »Holen Sie Dr. Boyd!«, rief Kate dem Wachmann zu. Und sofort riss sie das blutige Hemd auf, um die Wunde zu suchen. Angesichts der

Stelle, an der sich die Wunde befand, wusste sie, dass, egal wie es um deren Ursache stand, die Aorta betroffen war. Und sie kannte auch die wahrscheinlichen Folgen. Verzweifelt versuchte Kate, einen Puls zu finden, als Boyd hereingeeilt kam. Er schob sie beiseite und begann mit einer flüchtigen Untersuchung. Dann hielt er inne und sah sie an. Sein Blick bestätigte ihren eigenen Befund. Der junge Mann, kaum älter als neunzehn oder zwanzig, war tot. *Tot bei Einlieferung* würde Kate schließlich in den Bericht der Notaufnahme eintragen müssen, ehe die Nacht zu Ende war.

»Wie ist es passiert?«, fragte Boyd den Mann, der offenbar der Anführer der Gruppe war.

»Das war der Pete Crispin«, erwiderte der Mann. »Is Lafe hier bei euch?« Als Boyd ihm keine Antwort gab, wiederholte der Mann: »Habt ihr den Lafe?«

»Er ist da«, gab Boyd schließlich zu, »aber wenn du ihn dir holen willst, dann werde ich gegen dich aussagen.«

Der Anführer blickte zu seinem Begleiter. Kate erkannte, dass Boyds Warnung Konsequenzen hatte, die über ihr normales Begriffsvermögen hinausgingen. Der jüngere der beiden Männer zuckte die Achseln und wirkte resigniert. Doch der Anführer ging hinaus, um wenige Minuten später mit einer alten doppelläufigen Schrotflinte wieder aufzutauchen. Er klappte das Gewehr auf und legte trotzig zwei Patronen ein. Dann ließ er die Läufe wieder einschnappen und lief auf die Tür zum Klinikkorridor zu.

»Ich warne dich«, brüllte Boyd hinter ihm her, »ich sage nicht nur gegen dich aus, ich sage auch, dass Lafe bewusstlos war. Sodass du dich nicht auf Selbstverteidigung rausreden kannst.«

Diese Worte veranlassten den Mann, innezuhalten, sich umzudrehen und Boyd wütend anzufunkeln. Einen Augenblick lang fürchtete Kate, dass er die Waffe heben und auf Boyd zielen könnte. Doch der andere Mann, jünger und nicht ganz so aufgebracht, sagte kleinlaut: »Du, Ez, der meints ernst!« Der Mann mit dem Namen Ez ließ die Flinte sinken und schwieg einen Moment, ehe er mit heiserer Stimme hervorstieß: »Aufgeschoben is nich aufgehoben.« Er stapfte aus der Notaufnahme, und sein Kumpan folgte ihm.

Sobald sie den alten Pick-up losfahren hörte, fragte Kate: »Haben Sie deswegen darauf bestanden, zu bleiben?« Boyd nickte. »Und war Crispin deswegen so erpicht darauf zu erfahren, ob sein Sohn von vorn oder von hinten angeschossen worden war?«

»Das ist der Ehrenkodex der Bergbewohner. Der Mann, der da tot liegt, der wusste das. Er wusste, dass er, wenn er jemanden in den Rücken schießt, mit Vergeltung rechnen muss.«

»Und jetzt?«, frage Kate. »Wird es noch mehr Tote geben?«

»Wenn seine Verwandten der Ansicht sind, dass seine Ermordung nicht gerechtfertigt war, ja, dann geht es weiter.«

»Und was sagt das Gesetz dazu?«, fragte Kate.

»Sie haben ja eben gesehen, wie das Gesetz hier funktioniert«, meinte Boyd schlicht.

»Aber das ist Barbarei! Kein Prozess, keine Geschworenen, man schnappt sich nur ein Gewehr und erhebt sich selbst zum Richter. Wir leben im Jahr 1984 und nicht in der Pionierzeit!«

Ihre entrüstete Miene veranlasste Boyd, nach ihrer Hand zu greifen und ihr Kinn zu sich zu drehen, sodass sie ihm in die Augen schauen musste.

»Versuchen Sie, sie zu verstehen, ehe Sie sie verurteilen.«

»Ich weiß nur, dass jemand umgebracht worden ist, und zwar kaltblütig und mit voller Absicht, und dass Sie, ein Arzt, versuchen, das zu rechtfertigen!« Doch im selben Moment erkannte sie, genau wie er, dass sie ihren Zorn auf die Bergbewohner auf ihn projizierte. Auf einmal war es ihr wichtig, was er dachte und sagte und fühlte. Sie wollte sich wegdrehen. Doch das ließ er nicht zu.

»Meine Meinung bedeutet Ihnen doch etwas, nicht wahr?«, fragte er.

Sie versuchte, es mit einem Kopfschütteln abzuleugnen, aber seine kräftige Hand hielt sie fest. Er küsste sie, und es war ein heftiger Kuss, in dem sowohl Liebe als auch Zorn zu liegen schienen. Sie erwiderte den Kuss zwar nicht, doch beiden war klar, dass das beim nächsten Mal schon ganz anders sein konnte. Er gab nach, und sie entwand sich seinem Griff.

Nachdem sie so ihre Gefühle füreinander entdeckt hatten, schwiegen sie eine Weile. Um noch größere Intimität zu verhindern, begann Boyd zu erklären.

»Sie müssen begreifen, wie diese Menschen so geworden sind. Als sie ins Land kamen, ließen sie sich hier nieder, weil die meisten von ihnen aus dem schottischen Hochland stammten. Sie entschieden sich für diese Berge, Täler und Flüsse, weil sie sie an die Erhabenheit der Landschaft in ihrer Heimat erinnerten. Und wie alle amerikanischen Einwanderer wollten sie unter ihresgleichen leben, weil sie sich nur so sicher und geborgen fühlten.

In ihrer Sprache können Sie immer noch Reste ihres alten Dialekts hören. Für Sie mag ihre Redeweise altmodisch klingen, für unser Ohr tut sie das nicht. Die Abgeschiedenheit ihres Lebens hat verhindert, dass sie sich wie die Immigranten andernorts nach ein, zwei Generationen dem Rest der Bevölkerung anpassten.

Aber die Isolation war nicht wirklich selbst gewählt. Als die Eisenbahnen den Kontinent eroberten, betrachtete man diese zerklüfteten Berge als uneinnehmbar. Als man die Bundesstraßen baute, galt es als zu kostspielig, auch dieses Gebiet einzubeziehen. Mit dem Effekt, dass die historische Entwicklung an diesen Menschen ebenso vorüberging wie an den reichen Rohstoffvorkommen, die in unserem Boden lagern. Schon merkwürdig«, sagte er und lachte leise. Kate gefiel es, wie seine Augen dabei aufblitzten und sich Fältchen auf den gebräunten Wangen bildeten. Nicht einmal sein kurz gestutzter Bart konnte das verbergen. »Die Geschichte schlägt manchmal eigenartige Wege ein. Tausende Meilen entfernt von hier ziehen Araber und Israelis in einen Krieg. Die Araber beschließen ein Ölembargo, und das Echo davon hallt auch in unseren Bergen wider. Plötzlich wird Big Betsy hergeschafft. Und die Laster beginnen zu rollen. Wohlstand kehrt in unsere Täler ein.«

Big Betsy. Kate erinnerte sich, den Namen schon einmal gehört zu haben. An ihrem ersten Tag. Von Harlan Jessup.

»Jetzt natürlich«, meinte Boyd und klang nicht mehr im Mindesten belustigt, »wo die Araber den Westen nicht mehr erpressen, wer weiß, was jetzt passiert?«

»Wer ist Big Betsy?«

Boyd lachte wieder. »Wissen Sie das nicht? Haben Sie sie noch nicht gesehen? Eines Tages, wen Sie sich mal von Ihren Studien losreißen können, bringe ich Sie rauf, damit Sie einen Blick auf sie werfen können. Schon beeindruckend. Und wenn Sie jetzt Feierabend haben, begleite ich Sie nach Hause.«

Im Osten ging die Frühsommersonne auf und warf ihr rotgoldenes Licht auf den Gipfel. Die silberne Mondsichel, die noch im Westen zu sehen war, begann langsam hinter der höchsten Bergkette zu verschwinden. Auf der Hauptstraße von Adelphi war es ruhig. Die großen Kohlenlaster waren noch nicht unterwegs. Abgesehen vom Bellen eines Hundes in der Ferne, der einen Jäger auf seiner frühmorgendlichen Pirsch begleitete, herrschte tiefe Stille.

Während sie nebeneinander herliefen, betrachtete Kate die Erhabenheit der sie umgebenden Berge. Das war etwas völlig anderes als die Spaziergänge durch frühmorgendliche Großstadtstraßen, wie sie sie kannte.

»Sehen Sie sich um«, forderte Boyd sie auf, und in seiner Stimme lag Melancholie. »Wer weiß, wie lange diese Höhen und Täler noch so grün und frisch sein werden.«

»Sie lieben diese Berge«, sagte Kate. »Ja«, erwiderte er, »aber ich hasse auch einiges hier. Etwa die Armut. Und was sie den Leuten antut.«

»Es sind doch nicht alle arm«, korrigierte ihn Kate. Denn am Ortsrand hatte sie einige ansehnliche Häuser bemerkt.

»Meine Leute schon«, sagte Boyd.

»*Sie* haben es geschafft«, sagte Kate.

»Richtig. Aber es gibt Kinder in diesen Hügeln, die sehr viel begabter sind als ich und nie eine Chance haben werden. Die niemals etwas von der Welt da draußen sehen werden, von niemandem angespornt werden …« Ihm versagte die Stimme.

Sie hatten das Haus von Mrs Russell erreicht.

»Möchten Sie einen Kaffee?«, fragte sie. »Mrs Russell backt köstlichen Kuchen. Sie verwöhnt mich. Hält mich für zu dünn und meint, ich arbeite zu viel. Mitten in der Nacht, wenn ich noch lerne, steht sie auf und bringt mir Tee und Gebäck.«

»Ein Kaffee wäre jetzt gar nicht übel«, stimmte er zu.

Und so führte sie ihn, um Mrs Russell nicht zu stören, ums Haus herum zum Hintereingang. Bald zischte der Kaffee in der Maschine, und sie hatte den Küchentisch gedeckt. Bei all diesen Vorbereitungen hatte er ihr zugesehen und bewundert, mit welcher Anmut sie auch die alltäglichsten Haushaltspflichten verrichtete. Bis er merkte, dass es in Wirklichkeit ihr Gesicht und das schimmernde Blond ihres Haares waren, die ihm vor allem gefielen.

»Werden Sie hierbleiben?«, fragte er.

»Die nächsten neun Monate muss ich das wohl«, erklärte Kate.

»Ich meine danach.«

»Ich habe eigentlich nur dieses eine Jahr eingeplant.«

»Und wenn es vorbei ist?«, fragte Boyd.

»Dann gehe ich irgendwohin, wo man meine Ausbildung und meine Fähigkeiten zu schätzen weiß.«

»Hier würde man das tun«, betonte Boyd. Kate spürte, wie sie errötete. Die Einladung schien eher ihr persönlich als der Krankenschwester Kincaid zu gelten. »Meine Pläne sehen eigentlich anders aus«, wich sie aus.

»Ihre Pläne ... dahinter steckt doch sicher ein Mann, oder?«

»Ja«, gab sie ein wenig verlegen zu.

»Sagen Sie es mir, falls ich zu neugierig bin.«

»Ich habe nichts zu verbergen«, erwiderte Kate.

»Sin Se noch am Studiern, gehn Se miteinander oder sin Se sich schon einig gewordn?«, fragte er und schmunzelte über ihre Verwirrung. »Das ist unser Dialekt.«

Jetzt lächelte auch sie. »Dann sollten Sie mir das besser erklären.«

»Nun«, begann er, »›Am Studiern sein‹ heißt so viel wie ›miteinander ausgehen‹.«

»›Miteinander gehn‹ heißt dann wohl, dass man fest befreundet ist?« Als er nickte, fragte sie: »Und ›sich einig sein‹?«

»Da wird's dann ernst. Es heißt, dass man die Hochzeit plant.«

»Verstehe.«

»Aber Sie haben meine Frage nicht beantwortet«, beharrte er. »In welchem Stadium sind Sie: Sin Se noch am Studiern, gehn Se miteinander oder sin Se sich schon einig gewordn?«

Sie zögerte, bis ein schüchternes Lächeln über ihr Gesicht glitt. Ihre Augen blitzten, als sie sich scherzend erkundigte: »Gibt es einen Dialektausdruck für die Situation, bei der die eine Seite schon an die Hochzeit denkt, die andere aber noch nicht?«

Auch Boyd lächelte, als er erwiderte: »Der richtige Ausdruck dafür heißt ›Hoffnung machen‹.«

»Dem kann ich nicht folgen«, meinte sie verwirrt.

»Nun, Ma'am, wenn eine Seite noch nicht an Heirat

denkt, dann fühle ich mich absolut berechtigt, mir Hoffnungen zu machen. Und das ist kein Bergdialekt.«

Und jetzt lächelte er nicht mehr, sondern offenbarte ihr seine Gefühle.

»Hören Sie«, protestierte Kate. »Ich will nicht, dass Sie glauben ...«

»Das können Sie aber nicht verhindern«, sagte er.

»Ich hab Ihnen gesagt, weshalb ich hier bin. Und wann ich wieder abreisen werde. Ich will einfach nicht, dass Sie sich von mir getäuscht fühlen.«

»Und ich will Ihnen auch nichts vormachen, Kate. Deshalb sage ich Ihnen ohne Umschweife, was ich empfinde. Ich glaube, ich verliebe mich gerade in Sie. Nein, ich denke, ich habe mich schon in Sie verliebt«, erklärte er schlicht.

»Sie kennen mich ja nicht mal.«

»Ich weiß genug.«

»So reden Schuljungen, aber keine erwachsenen Männer«, gab sie zurück, in der Hoffnung, ihn zu entmutigen.

»Liebe ist ein Gefühl und keine Frage der Reife.«

»Ich habe Ihnen gesagt, dass es einen anderen gibt«, protestierte sie.

»Sie haben mir ebenso gesagt, dass Sie sich nicht sicher sind.«

»Hören Sie, Doktor ...«

Er unterbrach sie. »Nennen Sie mich nicht Doktor. Ich bin nicht im Dienst. Außerdem habe ich einen Vornamen. Raymond. Ray. Probieren Sie's. Es tut nicht weh.«

»Okay«, meinte sie zögernd. »Schauen Sie, Raymond, ich habe Ihnen gesagt, dass es bereits einen Mann in meinem Leben gibt. Und wenn ich mich noch nicht fest entschieden habe, so heißt das nicht, dass ich inzwischen jemand anderem Hoffnung machen will. Also bitte, verstricken wir uns nicht in etwas, nur um dann feststellen zu müssen, dass es ein Fehler war. Das wäre für uns beide nur schmerzhaft.«

Boyd schüttelte den Kopf. »Ich glaub nicht, dass Sie Angst

haben, verletzt zu werden. Sie fürchten lediglich, dass Ihre sorgfältige Planung durcheinander gerät. Noch neun Monate Dienst, und danach sind Sie frei. Sie sind nicht zum Dienen hier, sondern um sich bedienen zu lassen!«, sagte er vorwurfsvoll.

»Hören Sie, es ist schon spät, und ich hab morgen früh eine Prüfung zu schreiben.«

»Natürlich. Es tut mir leid.« Er wandte sich zur Küchentür.

Sie erhob sich, um ihm hinauszubringen, doch er meinte: »Sparen Sie sich die Mühe. Und danke für den Kaffee. Und sagen Sie Mrs Russell, dass ihr Kuchen so köstlich war wie immer.«

»Haben Sie ihn denn schon einmal probiert?«, fragte Kate.

»Als Junge habe ich Holz für sie gesammelt und im Winter morgens für sie eingeheizt, damit sie es, wenn sie aus der Klinik zurückkam, schön warm hatte.«

»Aus der Klinik? Davon weiß ich ja gar nichts ...«, sagte Kate.

»Sie war eine der ersten Familienpflegerinnen. Und eine der besten Hebammen. Droben in den Bergen ist sie eine Legende. Dort erzählt man sich heute noch von Tante Elvira«, erklärte Boyd. »Sie ist schuld daran, dass ich es mir in den Kopf gesetzt habe, auf die Uni zu gehen und Medizin zu studieren.«

»Das hat sie mir gegenüber mit keinem Sterbenswörtchen erwähnt.«

»Sie ist eine großartige Frau und spricht nicht gerne über ihre Verdienste«, meinte Boyd. Er musterte sie lange und bedeutungsvoll und meinte dann leise: »Ich fürchte, Kate Kincaid, es ist zu spät. Ich habe mich schon zu sehr verliebt, um es mir noch ausreden zu lassen.«

10

Der Beginn des Sommers, diese warmen, klaren, einladenden Tage Ende Juni, auf die sich die drei Schwesternschülerinnen so sehr gefreut hatten, brachte ihnen nur noch mehr Dienststunden ein. Zweimal hatten sie Miss Abbott schon um einen gemeinsamen freien Tag bitten wollen, um in den Bergen zu wandern und ein Picknick zu machen. Und beide Male wurden ihre Pläne durch plötzlich notwendige Einsätze durchkreuzt. Denn Sommer in diesen Breiten hieß auch, dass die Touristen einfielen. Und mit der Anreise der Touristen, vor allem solcher, die es nicht gewohnt waren, enge, kurvenreiche Bergstraßen zu befahren, ging der zwangsläufige Anstieg von Autounfällen einher. Daneben kam es zu einer Häufung von Schlangenbissen, und gelegentlich gab es nach Bienen- oder Hornissenstichen einen allergischen Schock.

Als ob Miss Abbott einen geheimen Plan befolgte, hatte immer eine von ihnen Dienst in der Notaufnahme – egal zu welcher Tages- oder Nachtzeit. Einmal, gleich nach ihren ersten Trimesterprüfungen, war es Kate, Ellen und Emily gelungen, sich gemeinsam davonzustehlen, allerdings nur für wenige Stunden und nicht lange genug, um irgendwelche Berge zu besteigen. Sie verbrachten den heißen Nachmittag im Freibad der Schule, das nach dem Beginn der Ferien für die Allgemeinheit geöffnet war.

Sogar an diesem Nachmittag hatte Miss Abbott jemanden losgeschickt, um sie zu suchen, und Kate zurückbeordert. Die Notaufnahme war überfüllt und eine Polizeimeldung im Radio kündigte das Opfer eines Steinschlages an, das mit dem Hubschrauber eingeflogen werden sollte. Kate sollte den Unfallpatienten in Empfang nehmen.

Noch am selben Nachmittag musste sie Ray Boyd vom Außenposten Critchfield zurückrufen, wo er Sprechstunde hielt. Doch für diesen Notfall kam er zu spät. Ein vierjähriges Mädchen war mit dem Kopf voraus gegen die Windschutzscheibe eines Wohnmobils geprallt, als sein Vater die Kontrolle über den Wagen verlor und das Fahrzeug von der Straße abkam. Das Kind war nicht angeschnallt gewesen. Als Ray in der Klinik eintraf, war es bereits in Kates Armen gestorben.

Zum ersten Mal seit ihrer Ankunft im Mountain Hospital brach Kate Kincaid zusammen und heulte. Ray versuchte, sie zu beruhigen, indem er sie in die Arme nahm und ihr feuchtes Gesicht an seine Brust drückte.

»Sie konnten nichts tun, Kate. Nichts und niemand hätte dieses kleine Mädchen retten können.« Er versuchte, sie zu trösten. »Und in Anbetracht des zu erwartenden Hirnschadens war es vielleicht besser so.«

»Das Beste wäre es gewesen, wenn sie gar nicht erst verletzt worden wäre«, protestierte Kate. »Das war schlicht und einfach Totschlag. Und nur, weil der Vater so leichtsinnig war.« Wieder brach sie in Tränen aus.

»Kate, Sie haben sich zu sehr verausgabt. Und das schon zu lange. Drei Monate ohne Atempause. Sie müssen mal weg vom Klassenzimmer, den medizinischen Lehrbüchern, der Klinik und der Notaufnahme. Ein wenig Ruhe wird Ihnen guttun. Lassen Sie uns ein bisschen frische Luft schnappen.«

»Ich kann nicht weg. Ich werde hier gebraucht«, beharrte sie.

»Wenn wir jedes Mal, wenn uns jemand ›braucht‹, reagieren würden, hätten wir kein eigenes Leben mehr«, sagte Ray. »Gehen wir!«

»Aber Miss Abbott ...«, protestierte sie.

»Ich sage ihr, dass Sie eine Unterbrechung verdient haben, vor allem nachdem Sie die erste Trimesterprüfung mit Auszeichnung bestanden haben.«

»Ist das wahr?«, fragte Kate. – »Ja.« Sie war selig und ungeheuer erleichtert, denn in der letzten Woche hatte sie immer wieder an die lange, schwierige Prüfung zurückgedacht und hätte einige ihrer Antworten gerne korrigiert, hätte Miss Abbott ihr eine zweite Chance gegeben.

»Und woher wissen Sie das?«, fragte sie.

»Ich hab gefragt, ganz einfach«, erklärte Ray. »Ich interessiere mich für alles, was Sie tun. Ich bin unsterblich in Sie verliebt.«

»Ray, bitte!«

»Okay. Tut mir leid. Aber das ändert nichts an der Tatsache, dass Sie eine Pause brauchen. Gehen wir! Wenn es irgendein Problem geben sollte, werde ich Miss Abbott die Angelegenheit erklären.«

Sie zögerte nur einen Moment und stimmte ihm dann zu.

Ray Boyds Jeep erklomm den holprigen Weg, den eine Planierraupe durch den dichten Wald geschoben hatte. Die Fahrbahn war so breit wie eine Bundesstraße, aber unbefestigt und stark in Anspruch genommen von den großen, tief einsinkenden Reifen der schweren Lastwagen, von denen ihnen einige unterwegs begegneten.

Kate lehnte sich zurück und blickte in die Kronen der stattlichen Pinien hinauf, hinter denen der Himmel fast verschwand.

Die Wärme des Tages verstärkte den Duft der Bäume, so wie Brandy erst, wenn er aufgewärmt wird, sein volles Aroma entfaltet.

»Werden wir je oben ankommen?«, fragte Kate.

»Wir sind so gut wie da«, erwiderte Ray.

Kohlenlaster, die so wuchtig aussahen, als könnten sie ein halbes Dutzend Jeeps in sich aufnehmen, kamen ihnen in stetigem Strom entgegen.

Die Fahrer, die ihren Doktor erkannten, winkten ihm zu. Ray grüßte zurück.

Bald holperte sein Jeep über die letzte Hügelkante. Kate war verblüfft. Sie richtete sich auf und starrte unverwandt auf die Szenerie, die vor ihnen lag.

Da, mitten auf der weiten Lichtung, stand eine riesige komplizierte Maschine, höher als ein fünfzehnstöckiges Gebäude. Ihr Gerüst aus nackten Eisenträgern erinnerte an die Skelette der prähistorischen Dinosaurier, die Kate als College-Studentin im Naturgeschichtlichen Museum in New York gesehen hatte. Aber dieser monströse Mechanismus ragte noch viel höher auf als die urzeitlichen Monster, weit höher. Gekrönt wurde er von einem Führerhaus, in dem ein Mann saß, der die Kontrolle über dieses Untier auszuüben schien.

Ein langer Stahlarm streckte sich aus dem Körper; an dessen Ende saß eine mächtige Baggerschaufel, die in der aufgerissenen Erde wühlte, einer freigelegten Kohlenader. Mit einem einzigen ächzenden, knirschenden Ruck beförderte die Schaufel eine Kohlenmenge herauf, die so gewaltig war, dass der große Lkw am Kopf einer langen Reihe weiterer sie kaum zu fassen vermochte.

Ein beladener Truck fuhr davon, und der nächste in der Schlange rückte nach. Wieder schwang der Arm des Ungetüms nach unten, und die Schaufel hieb mit einem zornigen, von den Bergen widerhallenden Krachen in die Kohle. Er ließ seine Last in den zweiten Wagen fallen, und auch der setzte sich in Bewegung.

Während sie das Spektakel verfolgte, den Menschen zusah, die der Natur ihre Gaben in so gewaltigen Bissen aus dem Leib rissen, sagte Ray: »Sie haben mich nach Big Betsy gefragt. Hier ist sie. Um ihretwillen musste man diese breite Schneise in den Wald schlagen. Weil sie erst einmal selbst hier heraufkommen musste – wie ein schwerfälliges Ungeheuer, das sich über das Antlitz der Erde schleppt.«

»Ärgern Sie sich über sie?«, fragte Kate.

»Sie hat dreitausend Kumpel um Lohn und Brot gebracht.

Sie schürft mehr Kohle an einem Tag, als sie früher in einer Woche schafften«, erklärte er. »Sodass ihnen jetzt nichts anderes übrig bleibt, als sich als Lkw-Fahrer zu verdingen oder von Sozialhilfe zu leben. Was keiner besonders gerne macht.«

Er ergriff ihre Hand. Als sie auf das Monstrum zuliefen, setzte sich der Mann, der daneben gestanden hatte, in Bewegung. Es war Harlan Jessup. Auch er erkannte sie wieder, winkte und begann zu traben, um schneller bei ihnen zu sein. Oder – fragte sich Kate – vielleicht um sie am Näherkommen zu hindern? Denn als er vor ihr anhielt, wirkte seine Haltung irgendwie defensiv.

»Na, wollten Sie mal mein Mädel besuchen?«, begrüßte er sie. »Tja, das ist sie.« Und mit einer ausladenden Handbewegung forderte er Kate auf, sie in Augenschein zu nehmen.

Flankiert von Ray und Jessup, der sie sicher gerne aufgefangen hätte, falls sie auf dem aufgerissenen Untergrund ins Stolpern gekommen wäre, ging sie auf Big Betsy zu. Ohne Zwischenfall erreichte sie den Fuß der riesenhaften Maschine.

»Von da oben hat man übrigens einen herrlichen Blick«, meinte Harlan.

Er streckte die Hand aus, und sie ergriff sie. Zu dritt begannen sie hinaufzusteigen, begleitet vom Ächzen und Klirren des Ungetüms, das eimerweise Kohle aus der Erde schürfte und sie mit explosionsartigem Krachen auf die Ladeflächen fallen ließ. Das Geräusch der Baggerschaufel, die in die Kohle drang, war fürchterlich. Man nahm ein verzweifeltes Knirschen wahr, als ob die Erde um das, was doch eigentlich ihr gehörte, kämpfte.

»Sehen Sie sich um«, sagte Harlan Jessup.

Von der Führerkabine dort oben, so viele Meter über dem Berggipfel, hatte Kate den wohl großartigsten Blick über die Appalachen, der überhaupt denkbar war. Vom Flugzeug aus waren die Wälder zu fern. Aus dieser Höhe aber waren sie ganz real. Sie blickte in die Weite und sah hohe Pinien und Fichten, die sich bis in die Unendlichkeit hinzogen. Und hier und da ein Fleckchen Blau, wo ein See einen von irgendeiner Eiszeit hinterlassenen Krater gefüllt hatte. Sie sah silberne Flussläufe, die sich durch grüne Wälder schlängelten, um sich zu verlieren und, sobald der Baumbestand dünner wurde und man wieder freie Sicht hatte, erneut aufzutauchen. Um sie herum war die Luft mit dem Duft von Pinien und Wildblumen erfüllt, doch man roch auch die frisch aufgegrabene Erde, was sie veranlasste, den Blick vom fernen Horizont nach unten zu wenden, hinabzustarren auf das Werk der Zerstörung, das das Ungeheuer Big Betsy auf nur einem einzigen Berg angerichtet hatte.

Unter ihr gab es kein Grün mehr. Alle Bäume waren gefällt und abtransportiert worden. Geblieben waren nur die nackte Erde und, wo das Monster nicht zugeschlagen hatte, das Unterholz. An den Stellen jedoch, an denen es gewütet hatte, sah man nur klaffende Löcher und braunschwarze Erde. Es war ein Ort der Verwüstung, der mit denen, die Kate aus Filmen über den Zweiten Weltkrieg kannte, problemlos konkurrieren konnte.

»Großer Gott!«, rief sie leise und erschrocken aus.

»Ja«, meinte Harlan Jessup. »Schaut momentan ziemlich schlimm aus. Aber so soll es nicht bleiben. Das Unternehmen hat einen richtigen Plan entwickelt, wissen Sie. Sobald wir fertig sind, kommt ein weiterer Arbeitertrupp. Die planieren dann das ganze Gelände, bringen Saatgut darauf aus und terrassieren es, um die Regenfälle möglichst gut auszunutzen. Und eines Tages – es wird zwar eine Weile dauern –, aber eines Tages wird diese ganze eingeebnete Fläche …« Plötzlich unterbrach er sich. Um seine Verlegenheit zu verbergen, rief er dem Kranführer, der bis zu diesem Augenblick das Untier sehr effizient gesteuert hatte, ein Kommando zu.

»Hören Sie«, sagte Jessup, »wenn Sie beide genug gesehen haben, könnten wir ja jetzt gehen. Ich habe noch zu tun.«

Kate blickte auf Boyd, der nickte und zustimmte: »Sicher. Das reicht fürs Erste.«

Jessup begleitete sie nach unten. Am Fuße des Ungetüms meinte er: »Schön, dass Sie gekommen sind. Ich hoffe, es hat Ihnen gefallen.« Auch diese Worte konnten sein Unbehagen nicht ganz kaschieren.

»Es ist unfassbar«, sagte Kate. »Ich hätte das nie für möglich gehalten.«

»Ist mir auch mal so gegangen«, sagte Jessup. »Und mein Großvater hätte es ganz sicher nicht glauben können.«

Als er seinen Großvater erwähnte, sah er um sich.

»Er hat diese Berge geliebt. Sie entfalten ihren ganz eigenen Zauber. Und wer hier geboren und aufgewachsen ist, kann ihn nie vergessen. Egal, wohin es ihn verschlägt oder welche gesellschaftlichen Höhen er erklimmt. Es hat hier mal was Schönes, Unverdorbenes und Richtiges gegeben, das sich sogar auf die Armut erstreckt hat.«

Auf die monströse Maschine zurückblickend, sagte er: »Manchmal habe ich das Gefühl, als würde ich meine Herkunft verraten. Indem ich Bäume fälle und die Erde aufreiße.«

»Es hat einigen dieser Leute zu Wohlstand verholfen, Jess«, versuchte Boyd ihn zu trösten. »Der für die meisten längst überfällig war.«

»Manchmal beruhige ich mich damit und sage mir, dass wir später nutzlose Berggipfel durch große flache Ebenen ersetzen, die sich in goldene Weizenfelder und Obstgärten verwandeln werden. Aber« – er hielt inne – »nachts, vor allem wenn es stark regnet, liege ich wach und denke nur: Wir pfuschen der Natur ins Handwerk. Was, wenn in einer solchen Regennacht diese planierten, baumlosen und folglich unbefestigten Bergkuppen einfach ins Tal hinabrutschen, Flüsse aufstauen, Hütten vor sich herschieben und alles verheeren?«

Kate nötigten die zarten Empfindungen des großen, kräftigen jungen Mannes Respekt ab. Obwohl er in seinem Beruf absoluter Experte war, zweifelte er am letztendlichen Sinn und Wert seiner Arbeit.

»Das ist der Fortschritt, Harlan«, versuchte sie ihn zu beschwichtigen. »Jeder zivilisatorische Fortschritt hat seinen Preis.«

»Preis?«, sagte Harlan zweifelnd. »Ist Ihnen eigentlich klar, dass es Jahrhunderte dauern wird, bis dieser Berg wieder aussieht, wie er mal war? Vielleicht geht unsere Zivilisation ja schon vorher zugrunde. Aber man muss sich doch fragen, ob es das wert ist?«

Lange verweilte sein Blick auf dem Ungetüm, wie es mit einer einzigen zornigen Bewegung Tonnen von Kohle aufnahm. »Wenigstens ein Gutes hat die Weltlage momentan: Wegen der Ölschwemme fördern wir weniger und brauchen nicht so viele Lastwagen. Vielleicht hört es ja schon bald ganz auf. Wer weiß.«

* * *

Während sie den breiten holprigen Weg hinunterfuhren und ihnen leere Kohlenlaster entgegenkamen, wechselten Kate und Ray Boyd kein Wort.

Als sie den Fuß des Berges fast erreicht hatten, meinte Kate: »Es ist ein unvermeidlicher Kampf. Natur gegen Fortschritt.«

»Und jetzt nehme ich Sie mit in *meine* Berge«, sagte Ray.

Er steuerte seinen Jeep eine schmale unbefestigte Straße hinauf, die nur mit einem Fahrzeug mit Vierradantrieb zu bezwingen war. Sie fuhren mit zurückgeschlagenem Verdeck, und die leichte Frühsommerbrise, die ihnen ins Gesicht wehte, hatte etwas Erfrischendes und Entspannendes. Kate sog die Luft ein, als trinke sie jungen Wein. Das erste Mal seit ihrer Ankunft fühlte sie sich völlig unbeschwert. Kein Unterricht wartete auf sie, kein Dienst, keine Vorführung, bei der sie anwesend zu sein hatte, kein Lehrbuch, mit dem sie sich herumschlagen musste, kein Stapel medizinischer Monografien, die es zu lesen galt. Sie war frei, sich zurückzulehnen und in den blauen Himmel zu blinzeln. Konnte sich den Luxus gönnen, einer Wolke nachzublicken, die der Sommerwind vor sich hertrieb.

Boyd betrachtete sie aus dem Augenwinkel und sah, welche Veränderung mit ihr vorging. Das war nicht mehr die angespannte, überehrgeizige junge Frau, deren schönes Gesicht häufig von Sorgenfalten verunziert wurde. Die aussah, als stünde sie permanent unter Anklage oder zürne der ganzen Welt. Er fragte sich, ob es das gab – *zu* engagiert sein?

Sie blickte geistesabwesend auf die Berggipfel, die sich einer hinter dem anderen bis in die Unendlichkeit erstreckten, als ihr plötzlich auffiel, dass sie angehalten hatten.

»Das ist es«, sagte er.

»Was?«

»Der Ort, den wir als Kinder oft aufgesucht haben«, erklärte er. »Wir sind hier raufgestiegen, haben unsere Flinten den ganzen Weg hochgeschleppt, in der Hoffnung, vielleicht – falls uns etwas über den Weg lief, ein Kaninchen, ein Wildschwein, ein Reh oder sogar ein Bär – frisches Fleisch mit nach Hause zu bringen. Aber es war uns auch klar, dass wir vor allem hierherkamen, um die Welt zu sehen. Unsere Welt. Das da draußen.« Er zeigte auf die fernen Berge. »Gegenden, die wir nur aus dem Schulunterricht kannten. Die Kentucky, Virginia oder Ohio hießen. Das waren Namen aus dem Erdkundebuch. Nie haben wir damit gerechnet, diese Orte jemals zu Gesicht zu bekommen – nein, eigentlich nicht. Das hier war unsere Heimat, das waren unsere Dörfer, Berge, Flüsse, und das hat uns gereicht.«

»Es ist wunderschön«, sagte Kate.

»Was man von euren Städten nicht gerade behaupten kann«, fügte Boyd nüchtern hinzu.

»Und deswegen sind Sie zurückgekommen?«

»Ja«, sagte er, als sei er wieder ein barfüßiger Bergbub.

»Es war etwas ganz Besonderes, unser Hügelland. Nichts, wo man es nur einigermaßen aushalten kann, sondern etwas wirklich Besonderes.«

»War das der einzige Grund?«, fragte sie.

»Nein«, räumte er ein. »Ich hatte auch das Gefühl, es ihnen schuldig zu sein. Hier lebt meine Familie, und mit den anderen, mit denen ich nicht verwandt bin, verbindet mich fast genauso viel. Sie sind Bergbewohner. Sie gehören zu mir und ich zu ihnen.«

»Ich habe in einer der besten Kliniken des Landes Ärzte aus den angesehensten medizinischen Fakultäten erlebt. Sie brauchen sich vor keinem von denen verstecken. Sie würden auch da draußen Ihren Weg machen«, sagte Kate.

»Ich bin aber zufrieden hier.«

»Woher wollen Sie das wissen, wenn Sie es noch gar nicht ausprobiert haben?«

Er lächelte. »Und wer spielt hier jetzt den Arzt und kommt mit seinen Verordnungen an?«

»Sind Sie am Ende vor etwas auf der Flucht?«, fragte sie ganz unverblümt.

»Nein!«, kam, wie aus der Pistole geschossen, die Erwiderung. Dann besann er sich und meinte nach kurzem Schweigen: »Ja, aber nicht vor dem, was Sie glauben.«

»Vor was denn dann?«

»Darüber kann ich nich redn«, sagte er und klang schon wieder wie ein Junge aus den Bergen.

»Na, falls Sie je darüber sprechen wollen ...«, meinte Kate, »hör ich Ihnen jedenfalls gerne zu.«

Er kletterte aus dem Jeep und ging bis zum Rand des Abgrunds, unter dem sich eine Steilwand aus nacktem Fels erstreckte, die an dieser Stelle mehrere hundert Meter in einen endlosen grünen Nadelwald abzufallen schien. Er blickte über das Tal hinaus auf die dahinter liegenden Berge. Kate trat neben ihn.

Ohne die Augen von dem Panorama zu lösen, das sich

über Hunderte von Kilometern vor ihnen erstreckte, begann er zu sprechen.

»Der Grund war ein Mädchen«, sagte er leise. »Darf ich gegenüber einer emanzipierten Frau wie Ihnen das Wort ›Mädchen‹ benutzen? Sie hatte dunkles Haar und reichte mir ungefähr bis zur Schulter. Hübsch. Mit blitzenden schwarzen Augen, die zu einem sprachen. Ich meine, man konnte jeden Gedanken, jedes Gefühl in diesen Augen lesen. Und sie war intelligent, hätte sich vor Ihnen und Ihren beiden Mitschülerinnen nicht verstecken müssen.«

»Medizinstudentin?«, fragte Kate.

»Mm-hm. Sie hatte Ideen, ehrgeizige Pläne. Weit ehrgeizigere als ich. In unserem letzten Jahr an der Uni haben wir zusammen studiert.« Er zögerte und meinte dann: »Natürlich nicht nur das. Sie hatte eine eigene Wohnung. Wir waren oft allein. Das war ganz normal. Und wunderschön. Wir sprachen vom Heiraten. Ziemlich oft. Sie nahm mich mit zu sich nach Hause, damit ich ihre Familie kennenlernte. Nette Leute. Die unglaublich freundlich zu mir waren. Vor allem der Vater. Bei der Mutter hatte ich das Gefühl, als hätte sie eher einen anderen Mann für ihre Tochter ausgesucht, einen, der aus ihrer eigenen Schicht kam. Aber ihr Vater war nicht so. Bei unserer ersten Begegnung erzählte er mir, wie er als Vertreter von Haushaltswaren angefangen und sich allmählich ins Banken- und Investmentgeschäft hochgearbeitet hatte.

Nach dem Examen kamen wir beide in derselben Klinik unter. Ihr Vater hatte das so arrangiert. Er hatte Einfluss an allen möglichen Stellen.

Nach unserem ersten praktischen Jahr war das Zusammenleben irgendwie nicht mehr genug. Mir jedenfalls nicht. Also ging ich, wie man es von einem Mann erwartet, zu ihrem Vater und erzählte ihm von meinen Absichten. Dass ich das mit dem Heiraten so ernst nahm, schien ihn zu amüsieren. Da, wo ich herkomme, sagte ich, ist es der schwerwiegendste Schritt, den ein Mann in seinem Leben tut. Er lachte und sagte: ›Auch in unseren Kreisen ist das Heiraten eine schwerwiegende Sache, aber die Scheidungsvereinbarungen sind noch viel schwerwiegender.‹

Dann kam er schließlich auf meine Karriereaussichten zu sprechen. Als ich ihm sagte, was ich vorhatte, wirkte er sehr beunruhigt. Einfach nur als Arzt zu arbeiten war in seinen Augen nichts wert. Als ich protestierte, dass ich doch genau dafür jahrelang studiert hätte, stand er auf und begann die Längsseite seiner Bibliothek auf und ab zu schreiten. Und die war länger als die gesamte Stadtbibliothek von Adelphi, das können Sie mir glauben.

›Junge‹, sagte er, ›ich habe meine Tochter doch nicht Medizin studieren lassen, damit sie am Ende in irgendeinem Kaff als Ärztin praktiziert – so romantisch das auch klingen mag. Noch habe ich ihr die Ausbildung bezahlt, damit sie eine Praxis auf der Park Avenue in New York oder in Dallas, Beverly Hills oder irgendwo anders eröffnet, wo die Mediziner angeblich ein Vermögen machen – das sie aber dann gleich wieder an die verdammte Regierung abdrücken müssen. Gegen die Arbeit als Arzt ist sicher nichts einzuwenden. Aber in der heutigen Zeit muss ein Arzt auch Geschäftsmann sein. Und Steuerexperte. Es gibt eine Möglichkeit, in dieser Branche Geld zu verdienen und es nicht gleich wieder zu verlieren. Und das ist das Geheimnis, mein Junge, nicht das Geld zu verdienen, sondern es zu behalten! Darauf kommt es letztendlich an!‹

Ich saß da und lauschte dem Mann, während er mir die Idee unterbreitete, die er von Anfang an gehabt hatte. Seine Bank sollte uns ausreichend Geld leihen, um einen CAT-Scanner zu kaufen. Fast eine Million Dollar. Dann würden wir eine Praxis eröffnen, in der ausschließlich Scans gemacht wurden. Die Zinsen für das Darlehen konnten wir als Ausgaben abschreiben, ebenso wie die Miete und das Personal. Sodass so gut wie keine Steuern anfallen würden. Sobald die Praxis einmal lief, würden wir eine zweite mit einem zweiten CAT-Scanner und weiterem Personal eröffnen. Und dann noch eine. Der Trick dabei war, nie Steuern zu bezahlen und immer nur mit Bankdarlehen zu arbeiten. Nach sieben oder acht Jahren, wenn wir etwa ein Dutzend solcher Praxen eröffnet und abbezahlt hätten, würden wir sie alle für Millionenbeträge verkaufen, einen Riesenreibach machen und für den Rest unserer Lebens ausgesorgt haben.

Und das alles, ohne überhaupt je als Ärzte gearbeitet zu haben. Als er fertig war, sah er mich an, als erwarte er, dass ich ihm applaudiere. Ich sagte kein Wort. Nicht ehe ich mit Sandy gesprochen hatte. Sie würde ihrem Vater sicher nicht zustimmen.

Aber sie war seiner Meinung. Und war immer davon ausgegangen, dass ich begeistert mitmachen würde, weil mir das Geld so viel bedeuten würde, dass mir die Medizin egal wäre. Als sie erfuhr, dass dem nicht so war, änderte sich unser Verhältnis.

Zunächst hörten wir auf, vom Heiraten zu reden. Dann redeten wir überhaupt nicht mehr miteinander. Dann sahen wir uns auch nicht mehr. Es war vorbei. Alles vollzog sich ganz ruhig. Ohne große Auseinandersetzungen. Aber unsere gemeinsame Geschichte war derart zu Ende, wie es endgültiger nicht sein konnte. Und so bin ich in die Berge zurückgekehrt.«

»Wo Sie Menschen behandeln können, die es Ihnen danken«, schloss Kate.

»Schon merkwürdig«, sagte Ray. »Alle glauben, ich wäre zurückgekommen, weil ich keine andere Wahl hatte. Dass ein Arzt nur wiederkommt, weil er es anderswo nicht schafft.«

Sie starrten auf die Landschaft, die in ihrer Ehrfurcht gebietenden Weite vor ihnen lag. Nach einer Weile fragte sie: »Denken Sie noch an sie?«

»Zuweilen«, sagte er, »aber in letzter Zeit nicht mehr.«

»Es verblasst«, sagte sie.

»Nein«, sagte er. »Es gibt jetzt eine andere, an die ich denke.«

Im Nu hatte sich die Atmosphäre zwischen ihnen verändert.

»Wir sollten zurückfahren«, sagte Kate. »Wir sind schon fast den ganzen Nachmittag weg.«

Sie wandte sich zum Gehen. Er streckte den Arm aus und ergriff ihre Hand. Sie wehrte sich. Doch als er sie an sich zog und sie küsste, gab sie nach. Sie umarmten sich. Küssten sich lang und innig. Schließlich machte sie sich los.

»Wir tun das beide, um jemand anderen zu vergessen«, sagte sie.

»Was mich angeht, ist die andere Sache längst erledigt. Begraben. Vergangenheit. Als wäre nie etwas gewesen. Und bei dir?«

Sie antwortete ihm nicht. Weil sie die Antwort nicht wusste. Wieder küsste er sie. Als er begann, ihr die Bluse aufzuknöpfen, setzte sie sich nicht zur Wehr. Und als er ihre Brüste küsste, zog sie seinen Kopf an sich.

Als es vorbei war, lagen sie auf dem Rücken, sahen in den blauen Himmel hinauf und fragten sich, wo das alles noch enden mochte.

11

Kate zog das rosa-weiß gemusterte Kleid an, das einzige elegante, das sie mitgebracht hatte, und empfand es als eine willkommene Abwechslung zu den dunklen Hosen und einfachen blauen Hemdblusen oder den weißen Hosen und Kitteln, die sie in der Klinik manchmal trug. Es war das erste Mal seit ihrer Ankunft, dass sie es anzog. Anlass war Adelphis abendliche Feier zum 4. Juli. Der Parkplatz vor dem Krankenhaus war geräumt worden. Und über die gesamte Fläche hatte man bunte Lichterketten gespannt und sie mit roten, weißen und blauen Fähnchen geschmückt. Eine kleine provisorische Bühne war aufgebaut worden. Sogar in ihrem Zimmer im Russell-Haus hörte Kate die einheimischen Geiger und Banjospieler, die rhythmische Squaredance-Melodien intonierten, die weit fröhlicher und echter klangen als die Nachahmungen, die man bei den angesagten Tanzveranstaltungen in den Country-Clubs geboten bekam, wo man im Grunde nur Städter antraf, die sich als Volkstänzer ausgaben.

Sie stand vor dem Spiegel und betrachtete sich prüfend. Ihr Kleid war ihr ein wenig zu weit geworden. Die Anstrengungen der letzten drei Monate hatten ihr zugesetzt. Aber sie war zufrieden mit ihrem Aussehen. Es lag ein gewisser Trotz in dieser Zufriedenheit. Denn Howards Brief, den sie erst am Vortag erhalten hatte, war ein Heiratsantrag gewesen und quasi ein Ultimatum, was sie sowohl gerührt als auch verärgert hatte.

Nur eins hätte Howard nicht schreiben dürfen: »Zwischenzeitlich wirst du dir die Hinterwäldlermedizin wohl aus dem Kopf geschlagen haben. Also gib zu, dass es ein Fehler war, und komm wieder nach Hause!«

Und fast noch mehr hatte sie der folgende Satz aufgebracht: »Denn wenn ein Mann in seiner Kanzlei zum Partner ernannt wird, erwartet man, dass seine Frau für seine Kunden und die Mitinhaber Einladungen veranstaltet.«

Sie hatte keine Lust, sich in die Rolle des geschäftlichen Anhängsels ihres Mannes drängen zu lassen. Verheiratet zu sein war Howard offenbar wichtiger, als dass er *sie* heiratete. Sodass sie jetzt eine ganz besondere und fast rachsüchtige Sorgfalt auf das Ankleiden und Schminken verwandte. Sie warf einen letzten Blick auf ihre Erscheinung in dem rosa-weißen Kleid und frischte noch einmal ihr Make-up auf. Zuletzt schlug sie sich die weiße Wollstola um die Schultern, zog sie nach unten, um zu sehen, wie es aussah, wenn sie ein wenig Dekolleté zeigte, und murmelte – trotzig entschlossen, sich an diesem Abend zu amüsieren: »Na, wie gefällt dir das, Hawk?«

Als sie auf die Veranda hinaustrat, klang die Musik schon lauter und heller. Mrs Russell lehnte an einem der Pfosten, bewegte den Kopf im Takt der Musik und sagte: »Nix kommt dem Klang einer echten Bergfiedel gleich.«

»Wollen Sie nicht mitkommen?«, fragte Kate.

»Wer will schon mit so einer alten Schachtel tanzen?«

»Bitte kommen Sie doch mit«, drängte Kate, »und wenn Sie nur zusehen.«

Die alte Frau überlegte kurz. Und erwiderte dann mit kecken Lächeln: »Bei Gott, es werden sich doch auch noch ein, zwei Alterchen finden.«

Sie erreichten die Tanzfläche und fanden sie völlig überfüllt. Krankenhausangestellte, Kleinstadtbewohner, Familien aus den Bergen, alles mischte sich hier. Das kleine Orchester – eine Gitarre, zwei Banjos und zwei Geigen – spielte eine flotte, stampfende Musik, der man sich unmöglich entziehen konnte. Kate ergriff Mrs Russells Hand. Sie schoben sich in eine Gruppe, die kurz ihre Formation auflöste, um ihnen Platz zu machen. Der Ausrufer baute eine persönliche Begrüßung der beiden in seinen rhythmischen Singsang ein.

Kate war erstaunt und begeistert, als sie sah, dass Schwester Ellen genauso ungehemmt tanzte wie alle anderen. Als Kate ihr zulächelte, lachte Ellen zurück, als wolle sie sagen: Ja, auch Nonnen sind Menschen, die sich freuen können und es auch zeigen.

Musik und Tanz gingen immer weiter. Hin und wieder lösten sich Tänzer aus den Reihen, um sich an den beiden großen verzinkten Eisenwannen eine Erfrischung zu holen; es gab Limonade und Bowle mit großen Eisstücken darin. Kate wollte sich gerade Bowle in einen Becher schöpfen, als sie eine vertraute Stimme sagen hörte: »Lass mich das machen.« Sie drehte sich um und sah sich Ray Boyd gegenüber. Sie ließ ihn einschenken. Sie standen nebeneinander und beobachteten die Tänzer im Schein der bunten Lichter.

»In den letzten paar Tagen hab ich dich – außer auf dem Gang – nicht zu Gesicht bekommen«, meinte er.

Um der dahinterstehenden Frage auszuweichen, sagte sie: »Ich war sehr beschäftigt. Ich habe für die Prüfung gelernt – Sprechstunde, du weißt schon.«

»Nein, ich weiß nicht«, sagte er.

»Ray, was zwischen uns vorgefallen ist, war … war eine Art Unfall.«

»Was zwischen uns geschehen ist, ist passiert, weil wir beide es wollten.«

»Bitte, ich will nicht darüber reden.«

»Warum nicht? Wegen Howard?«

»Eines kann ich dir mit Sicherheit sagen, mit Howard hat es nichts zu tun«, sagte sie, da die Erwähnung seines Namens ihren Ärger erneut entfachte.

»Womit dann?«, drängte Ray.

»Es würde für uns beide nur Frust und Schmerz bedeuten. In neun Monaten werde ich Adelphi wieder verlassen.«

»Hast du nie daran gedacht, hierzubleiben?«

»Nur bis ich hier fertig bin, keinen Tag länger. Die Welt, in der ich leben will und leben werde, ist einfach ein bisschen größer als Adelphi.«

»Ich hab sie gesehen«, sagte er. »Größer mag sie sein, aber kaum befriedigender.«

»Bitte, Ray, ich will lieber tanzen«, sagte sie und begann sich auf die Tänzer zuzubewegen, als er sie plötzlich an der Hand packte. Sie sah ihm erstaunt in die Augen und dann hinab auf seine kräftige Hand.

Sofort ließ er sie los. »Ja. Tanzen wir.«

Sie schlossen sich einer der Gruppen an. Und während des ganzen langen Tanzes ruhte Rays Blick auf ihr, und sie war sich dieses Blicks in jedem Moment bewusst, obwohl die Anweisungen des Ausrufers sie getrennt hielten. Je bewusster sie sich seines Blicks war, umso mehr dachte sie an den Nachmittag auf dem einsamen Berg zurück. Wenn schon keine Liebe, so war es doch zumindest – das ließ sich nicht abstreiten – Leidenschaft. Sie war einfach zu lange allein gewesen.

Sie wich ihm absichtlich aus, indem sie sich auf die anderen Tänzer konzentrierte. Und stellte überrascht und begeistert fest, dass Mrs Russell einen netten, lächelnden Kavalier mit weißem Haar und roten Wangen gefunden hatte; die beiden schienen lebhaft zu tanzen und Spaß miteinander zu haben.

Die Musik hatte aufgehört. Alle blickten erwartungsvoll auf den hinter dem Krankenhaus aufragenden Berg. Kurz darauf entlud sich auf seinem Gipfel eine Explosion aus rotem und goldenem Licht. Das lang erwartete Feuerwerk hatte begonnen. Das Krachen riesiger Raketen echote von Gipfel zu Gipfel, verstärkte die Blitze farbigen Lichts, die aufflammten, dann im Raum zu schweben schienen und langsam erloschen, bis der Himmel schließlich wieder schwarz wurde. Bei jeder Lichtexplosion betrachtete Ray Boyd Kates Gesicht mit seinem anmutigen Profil, das in der Beleuchtung hervortrat, so lange, bis es sich wieder in der Dunkelheit auflöste.

Schließlich war das Feuerwerk vorbei. Die warme Juliluft war wieder still und roch nach Schießpulver und der Himmel war dunkel. Das kleine Orchester hatte aufgehört zu spielen, der Tanz war zu Ende, und in der Getränkewanne lagen nur noch ein paar übrig gebliebene schmelzende Eiswürfel. Die meisten Leute waren bereits aufgebrochen. Kate sah sich nach Mrs Russell um, musste jedoch feststellen, dass sie nicht mehr da war. In der kühler gewordenen Nachtluft zog sich Kate ihr Tuch enger um die Schultern und machte sich auf den Weg. Ray kam ihr nach.

»Darf ich dich nach Hause begleiten?«

»Ja, gern«, sagte sie, denn das Fest, der Tanz und das unbeschwerte Beisammensein mit fremden Menschen hatten ihr mit einem Mal bewusst gemacht, wie einsam sie während der letzten arbeitsreichen Monate geworden war. Sie war froh, einen Mann an ihrer Seite zu haben. Sie war sogar bereit, Howards Brief als Antrag und nicht als Ultimatum zu betrachten.

Da sie merkte, wie angreifbar sie sich machte, versuchte sie sich am vorderen Tor des Hauses von Ray Boyd zu verabschieden. Ganz ohne sich zu rechtfertigen, ging das aber nicht ab.

»Du darfst mich nicht falsch verstehen, Ray. Ich bin nicht hergekommen, um von der Klinik hier zu profitieren und ihr dann schnöde den Rücken zu kehren. Ich bin gekommen, um zu lernen und wenn möglich einen Abschluss zu machen, damit ich das, was mir hier beigebracht wurde, zum Nutzen vieler anderer anwenden kann.«

»Ganz egal, warum du da bist, ›ich freu mich auf jedn Fall drüber, dass es so is‹, wie der Hillbilly sagen würde«, schäkerte er.

Sie blickte zu ihm auf und konnte sich ein Lächeln nicht verkneifen. Auch er lächelte.

»Natürlich sagen wir auch: ›Mach dich nich so geschwind ausm Staub.‹«

»Bitte, Ray …«

»Und wenn sich eine nicht mehr halten lässt, sagen wir: ›Schätzchen, pass auf dich auf und werd schön drall und fett.‹ Obwohl, bei deiner tollen Figur solltest du das lieber nicht beherzigen.«

»Ich muss jetzt wirklich gehen. Morgen früh um acht habe ich meine erste Stunde in Familienpflege.«

Sie begann, den Pfad zur Veranda hinaufzugehen. Er nahm ihre Hand, diesmal ganz sanft, und zog sie an sich. Er küsste sie. Sie tat zwar, als wehre sie sich, wusste aber, dass es ihr damit nicht ernst war. Sie erwiderte seinen Kuss. Es war ein schönes Gefühl, von einem Mann umarmt zu werden und zu spüren, dass er sie begehrte.

In ihrem Zimmer schliefen sie miteinander. Und in der darauf folgenden Stille sagte er: »Ich liebe dich, Kate Kincaid. Und wohin du auch gehst, was immer du tust, das musst du jetzt mit dir schleppen. Du bist schuld, dass ich mich in dich verliebt habe.«

»Aber das wollte ich doch nicht …«

Er erstickte ihren Protest mit einem Kuss.

Ein wenig später, als sie erschöpft und still nebeneinanderlagen, fragte sie: »Kaffee?«

»Wäre jetzt gar nicht verkehrt«, stimmte er zu.

Sie zog ihren Morgenmantel an und ging hinaus in die Küche. Der Kessel dampfte schon auf dem Herd. Frisch gebackenen Kuchen gab es auch, und der Tisch war für zwei Personen gedeckt.

Mrs Russell natürlich. Hatte sie vorausgeahnt, was Kate nicht einmal vermutete?

Am nächsten Morgen zog sich Kate in aller Frühe hastig an, um nicht zu spät zum Unterricht zu kommen. Als sie in die Küche trat, erwartete Mrs Russell sie mit Kaffee und frischen Brötchen. Sie machte ihr keine Vorwürfe, sondern ließ sich nicht das Geringste anmerken.

Und als sie ihr Kaffee einschenkte, fragte sie nur: »Möchten Sie Pfirsichmarmelade zu Ihrm Brötchen?«

»Ich hab eigentlich keine Zeit...«, sagte Kate, die sich sowieso schon verspätet hatte.

»Es is meine eigne Marmelade, selbst gemacht ...«, ließ Mrs Russell nicht locker.

»In Ordnung, lassen Sie sie mich probieren«, lenkte Kate ein, um der alten Frau einen Gefallen zu tun.

12

Die drei Monate des Familienpflegekurses waren wie im Flug vergangen – Kate war fast ein wenig traurig darüber. Gern hätte sie mehr gelernt, um besser auf die schwierigen schriftlichen und mündlichen Prüfungen vorbereitet zu sein, die sie berechtigen würden, sich als Familienpflegerin niederzulassen.

Doch da saßen sie nun, Kate Kincaid, Schwester Ellen und Emily McClendon, und lauschten Mrs Sturges' letzter Vorlesung, die eigentlich eine Wiederholung zur Vorbereitung auf die Prüfungen war.

Der erfolgreiche Abschluss des zweiten Semesters war ein Meilenstein für die drei. Er markierte nicht nur das Ende ihres ersten Studienhalbjahrs, sondern berechtigte sie schon jetzt, in vielen Bundesstaaten als Familienpflegerinnen zu praktizieren. Manche der Studentinnen gaben sich mit dieser Qualifikation zufrieden und verließen nach sechs Monaten die Schule. Nicht aber Kate, Ellen oder Emily. Sie wollten bis zum Ende bleiben. Ob ihnen das jedoch erlaubt war, hing davon ab, dass sie den Kurs erfolgreich absolvierten. Wenn sie jetzt versagten, konnten sie ihr Hauptziel, nämlich examinierte Hebamme zu werden, an den Nagel hängen.

Mrs Sturges rief ihnen gerade noch einmal ins Gedächtnis, wie man eine Lungenembolie feststellte und behandelte, indem sie die Hinweise und Symptome aufzählte, die man bei der Diagnose zu beachten hatte.

»Plötzliche Kurzatmigkeit ist das am meisten verbreitete Anzeichen. Manchmal gefolgt von einer Hämoptysis. Dieses Abhusten von Blut ist häufig von Thoraxschmerzen begleitet. Bei manchen Patienten kann dem allem auch eine Thrombophlebitis vorausgehen …«

Als plötzlich die Tür aufging, war sie stocksauer. Es war ein Bote, der ihr eine Nachricht übergab. Mrs Sturges überflog sie hastig, war nahe daran, sie zur Seite zu legen und zu ignorieren, las sie dann aber ein zweites Mal.

»Miss Kincaid, Miss Abbott möchte Sie sehen.«

»Ja, Ma'am. Gleich nach der Stunde«, erwiderte Kate, verlegen, weil sie der Anlass für die Störung war.

»Hier steht ›auf der Stelle‹«, informierte sie Mrs Sturges.

»Auf der Stelle?« Kate war erstaunt über eine so ungewöhnliche Unterbrechung des Unterrichts. »Ja, natürlich.«

Sie ließ ihre Bücher liegen und folgte dem Überbringer der Anweisung.

Miss Abbott gab sich sehr förmlich. »Ich habe mir Ihre bisherigen Leistungen angesehen, Miss Kincaid.«

Kate begann zu protestieren: »Ich dachte eigentlich, dass ich im zweiten Trimester gut war …«

»Nehmen Sie Platz, nehmen Sie Platz«, drängte Miss Abbott sie ungeduldig. »Ich habe da ein Problem. Einen Notfall.«

»Wenn ich irgendetwas tun kann …«, begann Kate bereitwillig.

»Miss Samuels, eine der beiden Krankenschwestern an unserem Außenposten in Wildwood muss ins Städtische Krankenhaus. Ein Problem mit den Eierstöcken. Man muss möglicherweise eine Biopsie vornehmen.«

»Oh, das tut mir leid«, sagte Kate.

»Damit haben wir eine Schwester zu wenig in einer Region, in der immer wenigstens zwei Personen die Stellung halten sollten. Ich möchte, dass Sie Miss Samuels vertreten, bis sie wieder zurück ist. Das kann ein, zwei Tage dauern, vielleicht auch länger. Allerdings kann ich Ihnen hinsichtlich der Prüfungen keine Zugeständnisse machen. Das ist staatlicherseits nicht zulässig. Wenn Sie also meinen, die verlorene Lernzeit nicht aufholen zu können, dann sagen Sie mir es jetzt.«

»Ich werde mein Bestes tun«, sagte Kate.

»Die Frage ist: Wird das auch reichen?«

»Bis jetzt hat es immer gereicht«, erwiderte Kate.

»Dr. Boyd hat sie mir als sehr selbstbewusst geschildert«, bemerkte Miss Abbott.

Kate spürte, wie ihr bei der Erwähnung seines Namens die Röte ins Gesicht stieg. Sie sah Miss Abbott an. Ahnte die ältere Frau etwas von ihrem veränderten Verhältnis? Doch Miss Abbott ließ sich nichts anmerken.

»Draußen auf dem Parkplatz steht ein Jeep«, sagte sie nur. »Nehmen Sie die Packtaschen heraus, vergewissern Sie sich, dass alle für die Hausbesuche nötigen Medikamente und Vorräte vorhanden sind, und fahren Sie los. Ich habe Ihnen diese kleine Karte gezeichnet, die den Weg nach Wildwood beschreibt.«

Als Miss Abbott ihr den Zettel hinhielt, fragte Kate: »Und warum ich?«

»Wie bitte?«

»Ich bin einfach neugierig. Schwester Ellen und Miss McClendon waren beide in diesem Trimester sehr gut. Warum ist Ihre Wahl auf mich gefallen?«

»Weil Krankenpflege nicht nur aus Stoff büffeln, Sprechstunden abhalten und guten Noten besteht. Dass Sie das können, wussten wir schon, ehe wir Sie aufgenommen haben«, bedeutete ihr Miss Abbott. »Betrachten Sie es also nicht als Auszeichnung.«

»Wollen Sie damit sagen, ich befinde mich immer noch in der Probezeit?«, fragte Kate und versuchte, ihren Ärger zu unterdrücken.

»Bis zu dem Tag, an dem Sie drei Ihre Prüfung bestehen, sind Sie alle auf Probe hier«, versetzte Abbott streng.

»Aber vor allem ich, oder was?«, fragte Kate provozierend.

»Miss Kincaid, wenn Sie Miss Samuels lieber nicht vertreten wollen …«, begann Miss Abbott.

Diesmal aber ließ Kate *sie* nicht zu Ende reden. »Jetzt bestehe ich sogar darauf!«

Miss Abbott betrachtete sie etwas länger als nötig und hielt ihr noch einmal die Karte hin. Kate ging in den Vorratsraum und die Apotheke, um sich die nötigen Ausrüstungsgegenstände und Medikamente zusammenzusuchen. Als sie sich hinter das Lenkrad setzte, war sie von einer gewissen Aggressivität erfüllt.

Immer noch auf Probe, wie? Sie würde es dieser Miss Abbott zeigen! Ihnen allen würde sie es zeigen!

Die Fahrt über die abgelegene zweispurige Teerstraße überzeugte sie zumindest von einem: Schlaglöcher waren kein Problem, das sich auf die Großstadt beschränkte. Zweimal hatte sie den Jeep auf die Fahrbahn zurückbugsieren müssen, nachdem ein tiefes, zerklüftetes Schlagloch sie fast in die Wiese katapultiert hätte. Sie fuhr weiter und fragte sich, wie es wohl wäre, dieselbe Strecke mit einem Patienten, der dringend in die Klinik musste, zurückzulegen. Oder sich plötzlich einem dieser riesigen Kohlenlaster gegenüberzusehen, während sie darum kämpfte, die Kontrolle über den Jeep zu behalten.

Sie kam durch zwei Orte, die aus nicht mehr als einer Tankstelle und einer Gemischtwarenhandlung mit verwitterten alten Reklameschildern bestanden, auf denen Bourbon und Kautabak angepriesen wurden. Hinter dem zweiten Städtchen fand sie die Abzweigung, die Miss Abbott auf ihrer Skizze hervorgehoben hatte. Die Straße begann anzusteigen. Auf dem Hügelkamm entdeckte Kate ein kleines, braunfleckiges Holzhaus mit einem bescheidenen handgemaltem Schild: *Außenstelle Wildwood.* Sie parkte neben dem gedrungenen eingeschossigen Bau.

Als sie das Wartezimmer betrat, waren alle vier Stühle besetzt, und mehrere Mütter mit Kleinkindern mussten stehen. Kate meldete sich bei dem jungen dunkelhaarigen Mädchen am Empfangsschalter.

»Gott sei Dank«, begrüßte ihre Kollegin sie nur. Sofort führte sie Kate in einen der hinteren Räume, wo eine weitere Schwester gerade eine junge Frau untersuchte, die sich, nach ihrem Leibesumfang zu schließen, mindestens im siebten Monat befand.

Ohne von ihrer Patientin aufzublicken, fragte die Krankenschwester: »Miss Kincaid?«

»Ja«, erwiderte Kate. »Sagen Sie mir bloß, was ich tun soll, und ich nehme Ihnen ein paar Fälle ab«, sagte Kate und wies mit dem Kopf in Richtung Wartezimmer.

»Damit komme ich klar«, erwiderte die Schwester. »Aber es sind Leute droben in den Hochtälern, um die man sich kümmern muss.« Sie hatte ihre Untersuchung beendet und sagte zu der jungen Mutter: »Bei Ihnen läuft alles ganz wunderbar, Annie. Keine Probleme. Aber kommen Sie in zwei Wochen wieder, ja?«

»Okay, Leona«, sagte die junge Frau und zog sich an.

»Also«, wandte sich die Krankenpflegerin an Kate. »Ich heiße Owens. Leona Owens.«

»Kate«, stellte Kate sich ihr vor.

»Okay, Kate. Eva draußen am Schalter gibt Ihnen eine Liste der Familien, die Sie besuchen sollen. Und nähere Angaben, wie Sie hinfinden. Von ihr bekommen Sie auch die Krankenakten. Danach sind Sie auf sich selbst gestellt. Versuchen Sie, vor Einbruch der Dunkelheit wieder zurück zu sein, sonst verirren Sie sich, und wir müssen eine riesige Rettungsaktion starten.«

Als sie den Eingang zum überfüllten Wartezimmer erreichten, fragte Kate: »Ist hier immer so viel los?«

»Das ist noch gar nichts. Aber man muss sich die Zeit nehmen, muss mit jedem reden. Wenn sie den Eindruck haben, dass man sie drängt, verlieren sie das Vertrauen.«

Miss Owens reichte Kate an Eva weiter, die junge Sekretärin, die ihr die Namensliste und sämtliche relevanten medizinischen Daten über die Mitglieder jeder Familie aushändigte. Sie gab Kate auch eine kurze Beschreibung der Täler, Straßen, Bäche und Flüsse, die sie überwinden musste, um zu ihren Patienten zu gelangen. Nachdem Kate ihre Anweisungen durchgesehen hatte, brach sie auf und spürte zum ersten Mal die Last der Verantwortung, die einer Familienpflegerin aufgebürdet war.

Ihre erste Station war eine Holzhütte, die von der geteerten Straße aus kaum zu erkennen war. Sie kauerte auf einem Hügel wie ein Findling, den ein Gletscher irgendeiner Eiszeit dort zurückgelassen hatte. Mit dem Jeep würde sie das nie schaffen, also packte Kate ihre Taschen und begann den Hügel zu erklimmen, während sie in Gedanken noch einmal die Krankengeschichte seines Bewohners durchging. Rufus Bates, zweiundsiebzig Jahre alt, verwitwet, keine Angehörigen. Für einen Mann seines Alters war er bei guter Gesundheit, trotz einer Tendenz zu gewissen Mangelerscheinungen, die darauf zurückzuführen waren, dass er sich gänzlich selbst versorgte. Am dringendsten brauchte er Vitaminspritzen, vor allem Vitamin A und E. Auf der Akte standen dick unterstrichen die Worte: *Weigert sich, Vitamintabletten oral einzunehmen, lehnt sie als neumodische Erfindung ab.*

Der Anblick, der Kate beim Aufstieg begrüßte, war einer, der ihr im Laufe ihres Aufenthalts in Adelphi ziemlich vertraut werden sollte. Obwohl in diesen Käffern kein Haus dem anderen völlig glich, hatten sie alle gewisse Gemeinsamkeiten.

Die Bauten selbst bestanden aus verwittertem Holz, grau vom Alter und den vielen Regen- und Schneefällen. Die Dächer fielen in der Richtung ab, aus der sie heraufgestiegen kam. Neben jedem Haus befand sich ein kleines Stück Land, das umgegraben und bepflanzt war – je nach Jahreszeit standen dort junge Schösslinge oder hohe Mais- oder Bohnenpflanzen oder man sah gelb und grün wuchernde Kriechpflanzen wie Kürbis oder Wassermelonen. Auch Büsche mit wilden Beeren gab es überall: Blaubeeren, Brombeeren und Erdbeeren.

Und immer lagen vor dem Haus oder daneben irgendwelche uralten Gegenstände, etwa ein antiker Bettrahmen oder die Überreste eines vierzig bis fünfzig Jahre alten Autos, häufig mit Drähten überzogen, sodass sie als Stall für die Hennen dienten, die die Familien als Eier- und Fleischlieferanten hielten. Ihr schweres Leben hatte die Menschen gelehrt, dass nichts weggeworfen werden durfte.

Nun beobachtete Kate ein weiteres Phänomen, das ihr bald vertraut werden sollte: Hinter dem Haus von Bates, geringfügig höher gelegen, konnte sie die schlichten Steine einer Familiengrabstätte ausmachen. In den Bergen begruben die Menschen ihre Leute selbst in der Nähe ihrer Häuser.

Kate näherte sich der Hütte, als zorniges Hundegebell sie innehalten ließ. Und im nächsten Moment trat der große, dürre Rufus Bates aus der Tür. Misstrauisch funkelte er sie an.

»Wer sin Sie?«, rief er.

»Schwester Katherine Kincaid aus Wildwood«, gab sie zurück.

»So sehn Se mir aber nich aus. Sie sin zu klein. Und zu hübsch. Meistens sind se dicker und hässlicher.« Argwöhnisch beäugte er sie, bis er einlenkte: »Sie dürfn schon näher komm.«

Sie stieg weiter den Hügel hinauf und trat auf die nackte Holzveranda zu, der man sogar aus der Entfernung die Abnutzung durch das viele Scheuern ansah, das die Holzmaserung deutlich hervortreten ließ. Was immer man dem Mann auch sonst nachsagen konnte, auf Sauberkeit schien er Wert zu legen. Sie fühlte sich etwas ermutigt.

»Zeign Se her«, sagte er plötzlich.

Kate war verwirrt und wusste nicht, wie sie reagieren sollte. »Wenn Se wirklich sin, was Se behauptn, dann müssn Se die Sachn in der Tasche da ham. Da hat se die Eunice immer gehabt.«

»O ... ja«, sagte Kate. »Miss Samuels. Die ist krank.«

»Marod, oder was? Schad. Braves Frauenzimmer. Nett, jedenfalls.« Das Letzte sagte er so, als stelle er einen Vergleich zwischen den beiden Krankenschwestern an, der zu Kates Ungunsten ausfiel.

Das Wort »marod« war Kate neu, aber sie nahm an, dass es so viel wie »krank« bedeutete. Bates nächste Frage bestätigte diese Vermutung: »Is se arg marod, oder kommt se wieder?«

»Sie wird bald wieder da sein. Rechtzeitig zum nächsten Besuch bei Ihnen. Kann ich Sie mir jetzt mal anschauen, Mr Bates?«

Er schüttelte traurig den Kopf. »Mr Bates? Aus Adelphi sin Se nich, so viel is sicher. Mr Bates«, wiederholte er noch einmal missbilligend. »Kommen Se her.« Er machte eine Kopfbewegung, mit der er ihr die Erlaubnis erteilte, seine Veranda zu betreten.

Kate stand Bates nun direkt gegenüber und nahm erst jetzt wahr, wie groß der Mann war. Er überragte sie um mindestens zwei Köpfe. Sie starrte auf den mageren Hals, dessen runzlige Haut an einen Truthahn erinnerte. Das Gesicht ähnelte in seiner knochigen Magerkeit fast einem Totenschädel, war jedoch von der Arbeit im Freien gebräunt. Sie sah zwei Verfärbungen auf der linken Wange, die vom Alter herrühren mochten, vielleicht aber auch auf Hautkrebs hinwiesen. Sie würde es in seiner Akte vermerken.

»Hier steht«, begann sie, als sie die entsprechenden Gerätschaften aus der Tasche kramte, »dass Sie heute wieder so eine Injektion bekommen sollen.« Sie begann die Spritze mit der farblosen Lösung zu füllen. »Ziehen Sie bitte das Hemd aus.«

Bates zögerte. »Die Eunice spritzt mir immer inn Arm. Inn linken, weil ich doch Rechtshänder bin.«

»Ich würde Sie gern in die Seite spritzen«, sagte Kate, womit sie allerdings ein anderes Ziel verfolgte. »Legen Sie Ihr Hemd ab oder ziehen Sie es nur aus der Hose, damit ich an die Stelle direkt über der Hüfte komme.«

»Verdammt«, sagte der Mann, »kaum hat sich die eine eingearbeitet, kommt schon wieder eine neue. Und die nächste kommandiert ein immer noch schlimmer rum und is von noch weiter weg wie die vorige. Vier Jahre … Vier Jahre hats gedauert, bis die Eunice eine anständige Schwester war, und plötzlich kommen Sie an.«

»Ihr Hemd, bitte, Mr Bates«, beharrte Kate ruhig.

Er begann sein Hemd aufzuknöpfen und warf ihr hin und wieder einen feindseligen Blick zu. Als er fertig war, sah Kate, was sie befürchtet hatte: offensichtliche Anzeichen von Mangelernährung. Um ihrem Vorwand Glaubwürdigkeit zu verleihen, nahm sie eine Hautfalte direkt über der Hüfte, schob behutsam die Nadel hinein und injizierte die Lösung. Sie drückte einen alkoholgetränkten Tupfer auf die Stelle und sagte: »War doch gar nicht so schlimm, oder?«

»Mir isses schon schlimmer gegangen.«

Kate machte einen Eintrag in seine Akte, notierte Datum und Inhalt der Spritze, nutzte dies jedoch auch als Ablenkung, um ihr eigentliches Anliegen zu verbergen. »Essen Sie auch gesund, Mr Bates?«

»Sie ham was gegn mich, oder?«, fragte er plötzlich.

Kate war so überrascht, dass sie nicht wusste, wie sie darauf reagieren sollte. Es warf ein schlechtes Licht auf ihr professionelles Gebaren, wenn sie dem Patienten tatsächlich Anlass gab zu glauben, sie hege feindselige Gefühle gegen ihn. Vertrauenswürdigkeit und Mitgefühl waren zwei unverzichtbare Eigenschaften einer Krankenpflegerin.

»Hab ich denn irgendetwas getan, damit Sie das glauben, Mr Bates?«

»Jetzt hat ses schon wieder gemacht!«, rief er vorwurfsvoll.
»Was denn?«, fragte sie, inzwischen nicht nur verwirrt, sondern auch verärgert.

»Sie kommen in mein Haus. Sagn, Sie wolln mir helfen. Und nenn mich dann dauernd Mr Bates! Ham Se denn keine Manieren, Mädchen? Wenn Se freundlich sein wolln, dann redn Se halt die Leute mit ihrm Namen an, so wie se wirklich heißn, und ich heiß Rufus.«

»O, verstehe«, meinte Kate erleichtert und begriff nun tatsächlich.

»Eine dümmer wie die andere«, murmelte Rufus, als wolle er das Ganze einem abwesenden Dritten erklären. »Früher ham wir nich alle paar Jahre ein Wechsel und eine Neue gehabt. Der man wieder alles erklärn muss. Das hört nich auf.« Er fügte dann aber ganz herzlich hinzu: »Aber jetzt trinkn Se doch noch ein Tee mit mir, oder?«

Ray Boyd hatte ihr einmal eingebläut: »Falls Sie jemals ein Patient zu einem Kaffee oder zum Essen einlädt, dann dürfen Sie das der ländlichen Etikette gemäß auf keinen Fall ausschlagen.«

»Ja, eine Tasse Tee wäre jetzt gut«, sagte Kate und fügte ein wenig unsicher hinzu, »Rufus.«

Er musterte sie aus dem Augenwinkel, um sich zu vergewissern, dass sie es auch so meinte, und stellte dann einen abgestoßenen weißen Emailkessel auf den Herd. Kate nutzte die Zeit, um sich etwas weiter vorzuwagen: » Macht es Ihnen was aus, Rufus, wenn ich Sie untersuche, solange sie Ihr Hemd noch nicht angezogen haben?«

»Sie wissn genau, dass ich Ihnen nix abschlagn kann«, meinte er und drehte sich zu ihr um.

Sie sah sich Brustkorb, Herz, Rücken, Augen, Blutdruck und Hals an. Vor allem aber konzentrierte sie sich auf die beiden Verfärbungen auf der linken Wange. Er wurde befangen.

»Das sieht doch ein Blinder, dass das Leberflecke sin.«

»Haben Sie sie je untersuchen lassen?«, fragte Kate, obwohl sie eher schon an eine Biopsie dachte.

»Nein. Das is überflüssig. Außerdem würd ichs nich zulassn.«

Hätte es ihre Kompetenzen nicht überschritten, hätte Kate an Ort und Stelle eine Probe genommen. Doch sie entschloss sich zu einer anderen Vorgehensweise. »Dr. Boyd hat gesagt, er würde Sie gerne mal unten in der Klinik sehen. Weil er meint, dass sie vielleicht andere Spritzen bräuchten. Sind Sie in der nächsten Zeit in der Stadt?«

»Weiß nich«, wehrte er ab.

»Kommen Sie! Und möglichst bald. Noch besser, Sie sagen mir, wann, dann kann ich dafür sorgen, dass Dr. Boyd auch da ist.«

»Weiß nich«, meinte Bates ausweichend und fragte dann: »Mädchen, was schaun Se denn da?«

»Diese Flecken gefallen mir nicht«, gestand Kate. »Wie lang haben Sie die schon?«

»Nich lang«, sagte Bates nur. »So, das Wasser kocht. Ich mach uns nen Tee.«

Die beiden Tassen passten weder zueinander noch zu den Untertassen. Als offensichtliche Überreste alter Service, die längst dahingegangen waren, schienen sie ihre eigene Geschichte zu erzählen von der langen Ehe mit einer Frau, die bei allem einen einfachen, aber guten Geschmack bewiesen hatte.

»Sind Sie schon lange verwitwet?«

»Ja. Viele Jahre«, antwortete Bates traurig.

»Haben Sie Kinder?«

»Siebm. Fünf hab ich schon begrabm müssn«, meinte er in stiller Resignation. »Zwei im Krieg. Die Auswärtigen meinen immer, wir wärn fix mit'm Gewehr bei der Hand. Aber kaum bricht ein Krieg aus, der rein gar nix mit uns zu tun hat, und schon ziehn se unsre Söhne ein. Zwei Söhne, der Lester und der George …« Er stand auf, trat in die Ecke der

Hütte und holte eine kleine Kiste hervor. Er zog zwei Bänder heraus, an denen Silbermedaillen hingen und hielt sie ihr hin. »Das is die vom George. Und das is die vom Lester. Brave Kerle, alle zwei.«

Der große, schlaksige Mann trat ans Fenster am anderen Ende der Hütte und blickte hinaus, während er sagte: »Hab se nach der Überführung selber beerdigt. Hab auch den Pastor bestellt. Er hat schöne Worte gefundn. Die Burschen wärn stolz gewesen.«

»Und ihre anderen beiden Kinder, Rufus? Die noch am Leben sind?«, fragte Kate.

»Die Helen. Und die Clara. Die ham geheiratet und sin weggezogen. Die Männer sin in die Stadt gegangen, Arbeit suchen. Habm welche gefundn und dann Helen und die Kinder nachkomm lassn. Und später auch die Clara. Alle fort.«

»Sehen Sie sie denn ab und zu?«, fragte Kate.

»Nein. Aber sie schreiben mir. Oft, manchmal drei- oder viermal im Jahr. Sie schicken auch Geld. Aber das schick ich immer zurück.«

Kate merkte, dass sie den steifen Stolz des Mannes überwinden musste, um das zu erfahren, worauf sie hinauswollte. »Ihr Haus ist so sauber und aufgeräumt. Machen Sie das alles alleine?«

»Is ja sonst keiner da«, gab er zurück.

»Und kümmern Sie sich auch ums Essen? Kochen Sie selbst?«, fragte sie und versuchte sich der knappen Ausdrucksweise ihres Patienten anzupassen.

»Hab ich doch gesagt, es is ja sonst keiner da.«

»Machen Sie sich oft etwas?«

»Oft genug«, erwiderte er, aber inzwischen waren ihm ihre Fragen offenbar unbehaglich geworden.

»Was denn zum Beispiel?«, fragte Kate weiter.

»Mais, Kartoffeln, Bohnen, so was halt.«

»Fleisch?«

»Hin und wieder geh ich auf die Jagd. Früher bin ich auch

fischen gegangen«, gestand er, »aber das is mir zu mühsam gewordn.«

»Das verstehe ich«, sagte Kate. Sie nahm sich vor, ihn unten im Krankenhaus gründlich untersuchen zu lassen, ehe seine Mangelernährung lebensbedrohliche Ausmaße annahm.

Er musste etwas geargwöhnt haben, denn er begann zu erzählen: »Ich bin nich mehr so treffsicher wie früher. Hab schon seit Wochn kein Bock oder Hasn oder sonst was geschossn.« Und dann gestand er: »Seit Monaten.« Und als ob er zögere, zu viel preiszugeben, meinte er: »Aber Sie müssn jetzt sicher wieder los.«

»Ja, ja, das ist wahr«, stimmte Kate zu.

Er begleitete sie auf die Veranda und trug ihr die Taschen mit der Ausrüstung. Als er sie ihr reichte, meinte er: »Nächstes Mal können Se mich, wenn Se wirklich nett sein wolln, auch Rufe nennen.«

Das Lächeln verging ihr gleich wieder, denn er fügte hinzu: »Und dann brauchn Se auch nich so neugierig fragn, was und wie ich ess. Ich leb noch, oder? Und es geht mir auch nich schlecht. Und das is mehr, als so mancher von sich behauptn kann.«

»Aber Sie kommen doch trotzdem zu Dr. Boyd, oder?«

»Ich denk drüber nach«, war Bates' einziges Zugeständnis. »Ich überlegs mir.«

Kate stand am Fuß eines steilen Abhangs, der unterhalb der Hütte ihrer nächsten Patientin, Mrs Hildy Persons, lag. Sie musste entscheiden, was sicherer war: den Hügel hinaufzulaufen oder ihn per Jeep zu erklimmen. Sie gelangte zu dem Schluss, dass der Jeep, so robust er mit seinem Vierradantrieb auch war, sich hier möglicherweise überschlagen würde. Also probierte sie es besser zu Fuß. Es war ein schwieriger Aufstieg auf dem holprigen steinigen Pfad, den die diesjährigen Schnee- und Regenfällen ordentlich ausgewaschen hatten.

Das vor ihr aufragende Haus und seine Umgebung unterschieden sich nur geringfügig von der Gegend bei Bates.

Sie hatte die Hälfte des Weges zurückgelegt, als eine laute Frauenstimme ertönte.

»Wer sin Sie?«

Noch ehe Kate antworten konnte, peitschte ein Flintenschuss über sie hinweg. Die Kugel schlug über ihrem Kopf in einem Baum ein, sodass ihr klar wurde, dass es sich lediglich um eine Warnung handelte. Trotzdem ließ sie sich zu Boden fallen und rief: »Schwester Kincaid vom Außenposten der Klinik.«

»Kincaid? – kenn ich nich«, schrie die Frau zurück. »Wo is denn die Eunice?«

»Die ist krank. Es geht ihr nicht gut«, sagte Kate, und dann fiel es ihr wieder ein: »Marod ist sie.«

Die Frau trat an den Rand ihrer Veranda, um in Kates Richtung zu blicken. »Marod – is des auch wahr?« Das vertraute Wort schien ihr Misstrauen ein wenig zu zerstreuen. »Und wie, ham Sie gesagt, heißn Sie?«

»Kincaid«, sagte Kate, und fügte hinzu: »Kate.«

»Kate …« Die Frau schien nachzudenken. Und spie schließlich einen dicken Strahl braunen Tabaksaft aus. »Tja, Kate, Sie können ruhig herkommen.«

Kate rappelte sich auf, wischte sich Zweige und Staub von ihren Kleidern, schnappte sich ihre Taschen und begann, langsam weiterzugehen, da sie befürchtete, die Frau zu verärgern, wenn sie sich dem Haus zu rasch näherte. Als sie etwa fünf Meter vor der Veranda stand, schaute sie nach oben und erblickte eine untersetzte Frau von etwa sechzig Jahren in einem ausgewaschenen Baumwollkleid, die in der Rechten eine Flinte hielt, deren Lauf sie mit dem linken Arm abstützte. Der misstrauische Blick der Frau ließ Kate innehalten, eine weitere Einladung erfolgte. Die Frau musterte sie.

»Kate heißn Se also? Und Sie sagn, Sie sin eine Schwester?« Mrs Persons begutachtete sie. »Sie sin ja nur eine halbe

Portion. Größenmäßig, mein ich. Hübsch sin Sie ja. Aber hübsch muss eine Schwester eigentlich nich sein. Guckn Se sich mal die Eunice an, das is eine Schwester. Hässlich wie die Nacht. Hat kein' abgekriegt und treibt sich deswegn hier oben bei uns rum. Aber warum machn Sie das?«

»Ich will den Menschen helfen«, erklärte Kate.

»Freilich, Sie sin sozial gesinnt«, meinte die Frau verächtlich. »Aber wir sind keine Sozialfälle!«

»Hab ich ja auch gar nicht behauptet«, erwiderte Kate. Und fügte, sich an die Ratschläge von Rufus Bates erinnernd, hinzu: »Ich bin nur hier, um zu helfen, so gut ich kann, Hildy.«

Mrs Persons senkte schließlich ihre Flinte. Ein Signal, dass sie Kate in ihr Haus lassen würde. Aus Hildy Persons' Akte wusste Kate, dass sie deren Blutzuckerspiegel messen musste. Die Frau war Diabetikerin, und das bereits seit ihrer letzten Entbindung im Alter von achtunddreißig Jahren. Inzwischen war sie sechzig, hatte leichtes Übergewicht, und bei der letzten Untersuchung hatte man einen Anstieg des Blutzuckerwerts festgestellt. Die Insulindosis war erhöht worden, und der heutige Besuch sollte zeigen, ob die neue Dosis und eine striktere Diät den kritischen Zustand behoben hatten.

Mrs Persons' bescheidenes Heim bestand aus einem einzigen großen Raum, der Küche, Esszimmer und Wohnzimmer in einem war. In der Wand zur Rechten befanden sich zwei Türen, hinter denen sich, wie Kate vermutete, kleine Schlafkammern verbargen. Der große verbeulte graue Gusseisenofen in der Ecke – einst musste er schwarz gewesen sein – diente nicht nur zum Kochen, sondern war auch die einzige Wärmequelle. Kate fiel auf, dass in jeder Ecke des Raumes ein glänzend poliertes Messinggefäß stand, dessen Zweck ihr aber erst aufging, als Mrs Persons eine kräftige Ladung Tabaksaft in eines davon spie und es mit der unfehlbaren Akkuratesse der geübten Schützin auch traf.

»Soso, die Eunice hats also erwischt, und Sie sin die Vertretung. Dann werdn Se wohl dieselbe Nervensäge sein wie Eunice, wenn nich noch schlimmer. Nach einer Krankenschwester sehn Se mir nich aus, dafür sin Se zu jung und zu hübsch. Mädchen wie Sie, die sin doch im Handumdrehn verheiratet. Ich versteh nich, warum die eine wie Sie zu uns schickn. So eine Zeitvergeudung. Sie wolln sicher eine Probe nehmen?«

»Wenn Sie nichts dagegen haben«, meinte Kate.

»Und wenn ich was dagegn hätt? Euch Schwestern darf man ja nix abschlagn. Egal was ihr wollt, ich muss es tun. Na ja, wartn Se mal.«

Im Handumdrehen war Hildy Persons mit einer Urinprobe zurück. Kate testete sie, und das Ergebnis war alles andere als erfreulich. Trotz der erhöhten Insulindosis und der veränderten Diät war der Zuckerspiegel so hoch, dass man nicht einmal eine Blutprobe benötigte, um ihn zu bestätigen. Das ließ nur zwei Schlüsse zu: Entweder vergaß Mrs Persons, die Medikamente einzunehmen, oder aber sie hielt sich nicht an ihren Ernährungsplan.

Um ihren Verdacht zu überprüfen, ohne das Misstrauen oder den Widerstand der Patientin zu wecken, fuhr Kate unter dem Vorwand, eine Routine-Untersuchung durchzuführen, fort.

»Ziehen Sie doch bitte mal Ihre Schuhe und Strümpfe aus«, bat Kate die Frau. Als sie merkte, dass diese barfuß in den ausgetretenen flachen Schuhen stand, korrigierte sie sich: »Bitte ziehen Sie die Schuhe aus.«

Mrs Persons musterte sie mit feindseliger Herablassung. »An den Füßen fehlt mir nix.«

»Bitte«, beharrte Kate.

»Wenns unbedingt sein muss, bitte schön«, erwiderte sie und schlüpfte aus ihren Schuhen.

Während Kate ihre Füße untersuchte und nach Anzeichen von Läsionen oder sonstigen Hautschäden, wie sie bei fortgeschrittenem Diabetes wahrscheinlich waren, Ausschau hielt, fragte sie: »Haben Sie denn auch ordentlich gegessen?«

»Na, freilich.«

»Viel Gemüse und Milch und Käse?«

»Gemüse, Milch und Käs«, erwiderte die Frau ungeduldig.

»Brot?«, fragte Kate.

»Ein bisschen.«

»Wie viel?«

»Ein bisschen, hab ich gesagt«, wiederholte die Frau, »und das heißt nicht ›zu viel‹, wie Sie vielleicht denkn.«

»Kuchen? Torte?«

»Nein!«, gab die Frau bestimmt zurück.

Und um ihrer Antwort Nachdruck zu verleihen, spie sie eine kräftige Ladung Tabaksaft in den nächsten Messingeimer.

Ihre Antworten und die medizinischen Fakten passten nicht zusammen. Trotzdem wusste Kate, dass es im Hinblick auf die weitere Beziehung zwischen ihr und ihrer Patientin unklug wäre, die Frau direkt herauszufordern. In einem Punkt aber war Kate zufrieden: Die Frau hatte sich an die Hygieneregeln gehalten; ihre Füße waren sauber, befanden sich in einem guten Zustand und zeigten keinerlei besorgniserregende Anzeichen. Entzündungen an den unteren Extremitäten waren bei fortgeschrittenem Diabetes eine ständige Gefahr.

Kate warf einen Blick auf die Aufzeichnungen zum Krankheitsverlauf, die alle wichtigen Fakten zu Mrs Persons' Fall enthielten, und fragte: »Machen Sie auch täglich Ihren Spaziergang?«

»Wenns geht.«

»Den sollten Sie nämlich unbedingt machen, auch wenn Sie manchmal meinen, ihn nicht zu schaffen. Zwingen Sie sich dazu. Geben Sie nicht Ihrer Bequemlichkeit nach.«

»Wenn ich sag, ›Wenns geht‹, dann mein ich, wenns nich

wie aus Kübeln schüttet oder schneit. Da werd ich doch nich da draußn rumstolziern, damit die Nachbarn denkn, ich bin nich ganz richtig im Kopf«, stellte die Frau klar.

Kate fand keine angemessene Antwort auf diese durch und durch vernünftige Aussage. Sie beschloss, einen Nüchtern-Blutzucker-Test durchzuführen, um auf diese Weise zu klären, ob Mrs Persons Problem vielleicht an einer immer noch zu niedrig bemessenen Insulindosis lag.

»Haben Sie schon gegessen?«, fragte sie

»Ja«, sagte Mrs Persons und fügte dann tadelnd hinzu: »Wies in den Anweisungen verlangt wird: zum Frühstück ein Ei, eine Scheibe Brot, Butter und Kaffee mit eim Schuss Süßmilch, dass er nich so bitter is ...«

Da sie bereits gegessen hatte, kam ein Nüchtern-Blutzucker-Test nicht infrage. Kate beschloss, etwas direkter vorzugehen.

»Mrs Persons, wir haben da ein Problem.«

»Wenn man so ein Klugscheißer von der Universität is, hat man vielleicht ein Problem. Ich hab keins. Und *wir* schon gar nich!«

Es blieb Kate nichts anderes mehr übrig, als es ihr direkt ins Gesicht zu sagen: »Ich weiß nicht warum, aber ihr Blutzuckerspiegel ist über dem Toleranzwert.«

»Is das mein Fehler? Ich hab genau gemacht, was die Eunice mir gesagt hat. Wenns nich funktioniert, bin dann ich schuld?«, sagte die Frau. Kate sah, wie die Abwehr ihrer Patientin immer heftiger wurde.

»Haben Sie das Insulin auch nach Vorschrift genommen?«

»Natürlich«, beteuerte die Frau.

»Und genauso gegessen, wie man es Ihnen gesagt hat?«

»Jawohl!« Wieder zielte sie nach dem Messingspucknapf und traf ihn auch.

»Und nicht mehr, als Ihnen erlaubt ist?«, insistierte Kate.

»Nein!«

»Nicht doch ein bisschen Zucker im Kaffee?« – »Nein!« – »Oder Honig?«, fragte Kate, da der Zuckergehalt des Honigs für einen Diabetiker genauso gefährlich war wie raffinierter Zucker.

»Kein Honig, kein Zucker, nix, was gegn meine Diät is!«, beharrte die Frau.

Halblaut überlegte Kate: »Irgendwas stimmt da nicht, irgendwas ist hier faul.«

»Also Fräulein, wie Se auch nochmal heißn, Sie solltn jetzt lieber gehn«, meinte Mrs Persons und zog sich die Schuhe wieder an. »Mir kommt nämlich keiner ins Haus, der mich Lügnerin nennt!«

»Ich versuche ja nur dahinterzukommen, was beim Management Ihrer Zuckerkrankheit falsch gelaufen sein könnte«, versuchte Kate zu erklären.

»Mit Management kenn ich mich nich aus, aber Sie ham mich mehr oder weniger Lügnerin geschimpft. Früher warn die Schwestern nette anständige Frauen. Und sin nicht rumgelaufen und ham die Leute verdächtigt. Gehn Se jetzt und sagn Se denen da drunt in Wildwood, wenn die Eunice nimmer kommt, will ich überhaupt keine Schwester mehr sehn.«

Sie trat zur Tür, riss sie auf und stellte sich daneben, um Kate klarzumachen, dass sie zu verschwinden hatte. Kate versuchte sich zu rechtfertigen. »Es tut mir so leid. Ich bin hier noch neu. Vielleicht bin ich ja nicht so tüchtig wie Eunice. Und werde es vielleicht auch nie sein. Ich versuche doch nur herauszufinden, warum sich Ihr Zustand so plötzlich verschlechtert hat.«

»Wenns nich ohne Anschuldigungen geht, dann lassn Sie's doch lieber gleich ganz«, beschied sie die Frau in einem Ton, der endgültig war. Verächtlich spie sie durch die Tür übers Verandageländer, als wolle sie so ihre Verärgerung noch unterstreichen.

»Mrs Persons, Hildy …«, versuchte Kate es ein letztes Mal. Doch die Frau ließ sie nicht mehr zu Wort kommen:

»Natürlich. Machen Se nur so weiter. Probiern Ses nur. Glauben Sie vielleicht, wenn Sie mich mit meim Vornamen anredn, is alles wieder gut? Aber mich führn Se nich hinters Licht. Und jetzt raus mit Ihnen!«

»Ich würde morgen gern wiederkommen. Und es wäre schön, wenn Sie vorher nicht frühstücken, damit ich einen Nüchtern-Blutzucker-Test machen kann«, erklärte Kate.

»Wiederkommen können Sie, aber versprechn kann ich Ihnen gar nix!«, sagte die Frau und spuckte erneut aus. Diesmal flog die braune Brühe sogar noch weiter.

Kate begann, vom fernen traurigen Gebell eines Jagdhunds begleitet, den Pfad hinabzusteigen. Als sie den Jeep erreicht hatte, setzte sie sich hinein und nahm sich, statt gleich zu ihrem nächsten Patienten weiterzufahren, noch einmal Hildy Persons' Akte vor. Es war die Fallgeschichte einer ganz normalen erwachsenen Diabetikerin, die keinerlei Auffälligkeiten zeigte. Kein extrem vermindertes Sehvermögen, keine ausgeprägte Nierenerkrankung, nicht einmal ein Hinweis auf eine ischämische Herzkrankheit. In jeder Hinsicht ein Diabetesfall, den man in den Griff bekommen müsste. Dennoch wies der plötzliche Anstieg des Blutzuckerspiegels darauf hin, dass sie ihn nicht unter Kontrolle hatten. Und wenn die Frau nun doch die Wahrheit sagte und sich an sämtliche Anordnungen hielt?

Das einzig Vernünftige in diesem Fall war, dass man sie zu weiteren Untersuchungen in die Klinik brachte. Dort war die Infrastruktur für weitere Tests vorhanden, und gegenüber einem einheimischen Arzt wie Ray Boyd verhielt sie sich womöglich entgegenkommender als gegenüber einer Fremden, einer »Zugereisten« wie Kate Kincaid. Sie nahm sich vor, die Sache mit Leona Owens zu besprechen, wenn sie am Abend nach Wildwood zurückkam.

Sie startete den Motor ihres Jeeps und wollte gerade den Gang einlegen, als sie sich an ein Wort erinnerte, das die widerspenstige Frau gebraucht hatte.

Sie hatte gesagt, dass sie »Süßmilch« in ihren Kaffee gebe. Was enthielt diese Milch wohl? Zucker? Honig? Melasse? Wodurch wurde sie süß? Kate schaltete den Motor ab, beschloss, die Sache nicht aufzuschieben, sondern stieg noch einmal den steilen Pfad hinauf. Noch ehe sie auch nur in die Nähe des Hauses kam, hatte sich Mrs Persons bereits auf der Veranda postiert und griff nach ihrer Flinte, deren Lauf momentan nach unten zeigte. Allerdings schien sie bereit, ihn bei Bedarf jederzeit in die Höhe zu reißen.

»Na?«, rief sie herausfordernd, als wolle sie fragen, was es denn diesmal sei.

»Hildy, wie bereiten Sie Ihre Süßmilch zu?«

Die Frau musterte Kate, ehe sie sich einer weiteren Ladung braunen Tabaksafts entledigte. Sie lächelte herablassend. »Das Problem mit den Studiertn is halt immer, dass zu viel Bildung im Schädel drin und für den stinknormalen gesundn Menschenverstand kein Platz mehr is. Zu viel Studiern macht blöd. Kein Mensch tut was in die Süßmilch. Milch is süß – von Haus aus.«

In Kates Ohren klang diese Antwort ausweichend. Sie beschloss, das Risiko einzugehen und die Frau vielleicht noch mehr zu verärgern. »Tut mir leid, Hildy, aber um Milch zu süßen, muss man was reintun.«

Hildy Persons schüttelte unduldsam den Kopf. »Sie sin ja noch dümmer, als ich dachte. Es sei denn, bei Ihnen isses die reine Unverschämtheit.«

»Glauben Sie mir«, sagte Kate. »Ich versuche nur etwas zu lernen.«

»Lernen, soso?«, sinnierte die Frau. »Dann setzn Se sich mal her.« Sie wies auf die oberste Stufe. Hildy Persons lehnte ihre Flinte an den Verandapfosten und ließ sich neben ihr nieder. »Für Ihre Ahnungslosigkeit können Sie ja nix. Vor allem, wenn Se was lernen wolln. Bei der Milch gibts nur die saure, die beim Buttern übrig bleibt, und die süße, die kommt direkt von der Kuh.«

»Und man mischt nichts unter? Keinen Zucker, keine Melasse?«, fragte Kate.

»Sie bleibt genau so, wie se von der Kuh kommt, süß und sahnig.«

Kate war froh, etwas Neues über die Ausdrucksweise der Einheimischen gelernt zu haben. Was den Fall Hildy Persons allerdings noch mysteriöser machte. Wenn es nicht die Süßmilch war, was hatte dann den hohen Blutzuckerspiegel der Frau verursacht?

»Überlegen Sie sich das, was ich Ihnen gesagt habe«, wiederholte Kate.

»Dass ich runter komm ins Krankenhaus, in die Stadt?«

»Ja. Es ist wirklich wichtig«, versuchte Kate, ihrer Bitte Nachdruck zu verleihen.

»Ich denk drüber nach«, erwiderte die Frau mit eigensinniger Unverbindlichkeit.

13

Das Torrence-Haus war das letzte auf ihrer Liste für diesen Tag. Kate folgte der Wegbeschreibung, um dann feststellen zu müssen, dass ein Wasserlauf zwischen ihr und dem Grundstück lag. Sie musterte den klaren, sich dahinschlängelnden Bach, hielt ihn für seicht und setzte den Jeep in Bewegung. Sie hatte es bis zur Hälfte geschafft, als eines ihrer Vorderräder im weichen Bachbett einzusinken begann. Einen unsicheren Moment lang fürchtete sie, ihr Fahrzeug könne umkippen. Sie gab kräftig Gas, und obwohl das Wasser zwischendurch bis zu den Radkappen reichte, schaffte sie es schließlich auf die andere Seite. Der Jeep glitt aus dem Wasser wie ein prähistorisches Ungeheuer, das einem Sumpf entsteigt.

Nach der Erfahrung mit Mrs Persons klüger geworden, parkte Kate den Wagen ein Stück vom Haus entfernt, griff nach den Arzttaschen und betrat den Pfad, der zum Haus führte. Das Gebäude wirkte gepflegt. Nicht nur der Gemüsegarten, auch der Weg war von Frühlingsblumen gesäumt, die jemand extra dort angepflanzt hatte und offenbar regelmäßig goss. Die Veranda war sauber gefegt. Man sah keine losen Dielen. In den beiden Fenstern hingen schlichte bunte Baumwollvorhänge.

Niemand schien da zu sein, doch als Kate die unterste Stufe der Verandatreppe erreicht hatte, bemerkte sie ein Kindergesicht, das aus einem der Fenster lugte. Kaum hatte Kate es entdeckt, verschwand es schon wieder.

Kate stieg zur Veranda hinauf und rief, da sie keinen Laut vernahm: »Mrs Torrence?« Immer noch sah und hörte sie nichts. Sie rief erneut: »Ist jemand zu Hause?« Aus dem Innern drang nun ein Rascheln. Die vordere Tür öffnete sich einen Spalt. Vorsichtig spähte eine Frau heraus.

»Mrs Torrence?«

»Ja«, erwiderte die Frau zögernd. »Wer sin Sie?«

»Kate Kincaid, von der Außenstelle der Klinik.«

»Aber ich kenn Sie nich«, sagte die Frau und wollte die Tür nicht weiter aufmachen.

»Eunice ist krank. Ich bin ihre Vertretung. Sie wird zwar wiederkommen«, erklärte Kate, »doch in der Zwischenzeit müssen Sie mit mir vorliebnehmen.«

Matilda Torrence öffnete die Tür. Kate sah, dass auch sie ein Gewehr umklammert hielt. Die Frau stellte die Waffe beiseite und meinte entschuldigend: »Man kann gar nich vorsichtig genug sein heutzutage.«

Kate merkte, dass sie jünger war, als sie zuerst gedacht hatte, kaum älter als dreißig, wenn nicht noch jünger. Sie trug ein ausgewaschenes, verblichenes Baumwollkleid. Ihr Gesicht war hager und blass und verbrauchter, als man es bei einer Frau ihres Alters erwartet hätte. Als sie beiseitetrat, erhaschte Kate einen Blick ins Hausinnere. Dort herrschte peinliche Sauberkeit, die Dielen waren nackt, und man sah ihnen an, dass sie häufig gescheuert wurden.

»Kommen Se rein, kommen Se rein«, empfing sie Matilda Torrence zuvorkommend. »Wir ham auf die Eunice gewartet. Der Ben und ich, mein ich.«

»Ihr Mann?«, fragte Kate. »Ist er krank?«

»Der Ben is mein Sohn«, sagte die Frau. »Wissn Se nix vom Ben?«

Der Hinweis rief es Kate in Erinnerung: Die Torrences hatten zwei Kinder, von denen das eine ein siebenjähriger Junge namens Benjamin war. Und ihr fiel wieder ein, dass er behindert war.

Kate traf den Jungen am Tisch sitzend an, wo man ihn in einem hohen, eigens für ihn angefertigten Stuhl fixiert hatte. Ein Teller mit dampfender Suppe stand vor ihm.

Offenbar hatte Kate die beiden beim Füttern und Essen unterbrochen.

»Der Benjy hat oft zwischendurch Hunger«, entschuldigte sich seine Mutter.

»Aber das macht doch nichts«, erwiderte Kate, »ich kann warten.«

»Hättn Se gern eine Tasse Kaffee?«, bot Matilda Torrence zuvorkommend an. »Oder vielleicht ein Teller Suppe?«

Kate bejahte, wie man es ihr beigebracht hatte. »Eine Tasse Kaffee wäre jetzt genau das Richtige.«

Der alte Emailtopf dampfte auf dem hinteren Teil des Holzherds. Die Frau schenkte ihr ein und fragte: »Brauchn Se Milch oder Zucker?«

Kate freute sich, ihr darauf mit einer einheimischen Wendung antworten zu können. »Ein bisschen Süßmilch, wenn Sie haben.«

»Das ham wir.«

Sobald Kate ihre Tasse in der Hand hielt, sah sie der Frau dabei zu, wie sie ihrem Sohn beim Essen half. Abgesehen von dem vorstehenden Kiefer war der Junge fast hübsch zu nennen. Er kicherte oft und genoss die Aufmerksamkeit, mit der ihn seine Mutter so reichlich bedachte. Doch konnte er im Alter von sieben Jahren auch dann den Löffel noch nicht richtig halten, wenn ihm seine Mutter dabei half. Hin und wieder warf Mrs Torrence Kate einen Blick zu, als wolle sie für ihren bedauernswerten Sohn um Verzeihung bitten. Schließlich hatten sie das Mahl beendet.

Als Kate sich vom Tisch abwandte, um ihre Taschen zu öffnen, bemerkte sie erneut ein kleines geisterhaftes Gesichtchen, das ihr durch den Türspalt einen verstohlenen Blick zuwarf. Sofort aber schloss die Tür sich wieder.

»Wenn Sie nichts dagegen haben, würde ich mir Ben gerne mal ansehen«, begann Kate.

»Freilich«, sagte Mrs Torrence und wandte sich dem Jungen zu: »Die Frau will dich jetzt untersuchn. Aber es tut nich weh. Du brauchst also keine Angst ham.«

Sie hob den Jungen aus dem Stuhl, setzte ihn auf den nackten Holztisch und blieb für den Fall, dass er versuchte, sich zu entwinden, bei ihm stehen.

Kate hielt sich bei der Untersuchung ganz an ihr Lehrbuch. Der Zustand des Jungen entsprach in jeder Hinsicht dem Bericht, den Eunice drei Monate früher angefertigt hatte. Kinder, die mit einer derartigen geistigen Behinderung zur Welt kamen, litten auch unter gewissen körperlichen Defiziten. Sein Zustand verschlechterte sich nur allmählich. Kate hatte keine Ahnung, ob seine Krankheit genetisch bedingt und vererbt oder auf ein Schwangerschafts- oder Geburtstrauma zurückzuführen war. Was immer auch der Grund sein mochte, inzwischen spielte es wohl keine Rolle mehr.

Derartige Fälle, bei denen sie an die Grenzen der medizinischen Wissenschaft stieß, quälten Kate am meisten. Die tage-, monate- oder jahrelange Sorge, die engagierte Eltern diesen Kindern widmeten, war ebenso inspirierend wie niederdrückend. Als Kate sich die Unterlagen der Familie Torrence ansah, fand sie eine Notiz.

»Eunice schreibt hier, dass Ihr Mann beim letzten Besuch eine schwere Erkältung hatte.«

»Das war scheinbar dieselbe wie beim Benjy. So ein Druck auf der Brust. Ein paar Wochen isses ihm schlecht gegangen. Aber jetzt gehts wieder besser.«

»Kann ich ihn untersuchen?«, fragte Kate.

»Er is draußn. Ich weiß nich, ob ich ihn jetzt finde.«

Die Frau ging zum Küchenfenster, das auf den Hinterhof hinausging. Einen Moment lang starrte sie suchend hinaus, dann öffnete sie das Fenster und rief: »Homer! Wir ham eine neue Schwester aus Wildwood zu Besuch. Die würd dich gern sehn.«

Sie wandte sich wieder an Kate. »Er kommt gleich. Stapelt Holz fürn Winter, solang er arbeitslos is«, erklärte sie. »Jetzt, wo's Öl billiger wird, wern nich mehr so viel Kohln gefördert.«

»Ist Ihr Mann denn Bergarbeiter?«

»Die Kohleförderung, das macht ja jetz alles die Big Betsy. Die Männer fahrn nur. Nur dass jetz halt auch nich mehr so viele Laster gebraucht werdn. Homer war bei den Erstn, die wo's entlassn ham. Jetzt bleibt uns nix übrig, als wie Gemüse anzubaun, die Sau und ein paar Gänse zu mästn und genug Holz zu machn, um über den nächstn und vielleicht auch den übernächstn Winter zu kommen. Danach müssn wir vielleicht wieder stempeln gehn. Allein dran zu denkn is furchtbar«, meinte die Frau traurig. »Is auch nich gut für die Kleinen, wenn se ihrn Papa so sehn.«

Als sie merkte, dass Kate sie nicht ganz verstand, erklärte sie. »Stempeln gehn, das heißt, dass man von staatlicher Unterstützung lebt. Es is eine Schande, wenn einer nich für seine Familie sorgn kann und die Regierung einspringen muss. Und er is halt schon stolz, der Homer. Manchmal auch ein richtiges Ekel. Bei dem muss man aufpassn«, sagte sie und signalisierte Kate damit, beim Umgang mit ihrem Mann ein wenig Vorsicht walten zu lassen.

Kate nickte. Die Frauen verstanden sich. Während sie auf Homer Torrence wartete, konnte Kate sich in Ruhe im Zimmer umsehen. Sie war beeindruckt davon, wie die Frau im Rahmen ihrer geringen Möglichkeiten praktisch alles getan hatte, um ihr bescheidenes Heim zu verschönern. Die Küchenregale waren mit handgenähten Streifen aus buntem Blümchenstoff sauber eingefasst. Bei näherem Hinsehen stellte Kate fest, dass dazu wohl ein abgetragenes Hauskleid verwertet worden war. Die Schüsseln und das übrige Steingutgeschirr waren zwar schlicht, aber sauber und ordentlich aufgereiht. An der Wand über dem Herd hingen wenige Töpfe und Pfannen, von denen nicht zwei zusammenpassten. Manche bestanden aus Gusseisen, einer aus Aluminium, andere hatten eine inzwischen stumpf gewordene Emailbeschichtung. Alle aber schienen so unermüdlich poliert, dass sie fast klinisch sauber wirkten.

In jedem Detail war zu erkennen, wie diese Frau versuchte, ihrer Familie ein Heim zu schaffen, wie es sein sollte.

Ein leichtes Knarren des abgenutzten alten Bodens ließ Kate in Richtung der Schlafzimmertür blicken. Sofort schloss sich diese wieder. Das zweite Torrence-Kind war offenbar zu scheu und sensibel, als dass es sich Fremden gezeigt hätte. Noch ehe Kate sich weiteren Spekulationen hingeben konnte, hörte sie schwere Schritte an der Hintertür.

Homer Torrence stieß die Tür auf eine Weise auf, die seine Abneigung gegenüber Fremden sofort verriet. Noch ehe er den Raum betrat, musterte er Kate abschätzig.

»So, Sie sin also aus Wildwood?«

»Eunice ist marod, und ich soll sie kurzzeitig vertreten.«

»Aber sie kommt wieder?«, fragte Torrence.

»Sie kommt wieder«, versprach Kate.

Der Mann schien an Kates Aussage zu zweifeln, denn er fragte misstrauisch: »Und was wolln Se von mir?«

»Den Unterlagen hier zufolge hatten Sie eine schlimme Erkältung.«

»Hab ich gehabt«, räumte Torrence vorsichtig ein.

»Außerdem hat Eunice bei ihrem letzten Besuch aufgeschrieben, dass Sie sich einen Bruch operieren lassen müssten.«

Der Mann warf einen fragenden Blick auf seine Frau; hatte sie mit der Fremden über ein für ihn offenbar heikles Thema gesprochen?

»Ich würde Sie gern untersuchen«, sagte Kate. »Würden Sie bitte Ihr Hemd ausziehen?«

Nach kurzem Zögern knöpfte Homer sein verblichenes kariertes Flanellhemd auf. Kate hörte Brust und Rücken ab, lauschte aufmerksam auf jedes Geräusch, das von seiner Erkältung zurückgeblieben sein mochte. Doch sie konnte nichts feststellen. Der Herzschlag war kräftig und regelmäßig. Allem Anschein nach hatte er sich von der Krankheit erholt.

Nun kam der intimere Teil der Untersuchung.

»Würden Sie bitte Ihre Hose ein wenig herunterlassen?«

Der Mann funkelte sie an.

»Ich muss mir Ihren Bruch ansehen«, erklärte Kate. Matilda Torrence war nervös. Sie hätte gern eingegriffen, wagte es aber nicht. »Homer!«, drängte ihn Kate unbeirrt.

»Was fällt Ihnen eigentlich ein, dass Se sich solche Freiheiten bei mir rausnehmen!«, empörte sich Torrence.

»Homer, es ist wichtig. Wenn Ihr Bruch sich verschlimmert, kann es zu einer Einschnürung von Darmabschnitten kommen. Das kann gefährlich werden. Es kann Sie, wenn es brandig wird, sogar das Leben kosten.« Der Mann wollte immer noch nicht nachgeben. »Und wenn Ihnen Ihr eigenes Leben nichts bedeutet, so denken Sie wenigstens an Ihre Familie. Wollen Sie denn, dass Matilda, Benjy und Ihre Tochter sich allein durchschlagen müssen?«

»Viel helfn kann ich ihnen jetzt auch nich«, brummte Homer Torrence grimmig.

»Es kommen auch wieder bessere Zeiten«, versuchte ihn Kate zu beruhigen. »Und jetzt, bitte, muss ich Sie untersuchen.«

»Das hat gar kein Zweck«, sagte Homer. »Sie könn mir auch nur sagn, dass ich operiert werdn muss. Und das könn wir uns halt nun mal nich leistn.«

»Schauen wir uns das Ganze doch erst mal an. Also?« Sie gab ihm zu verstehen, dass er seine abgetragene, geflickte Hose herunterlassen musste.

Trotzig verweigerte er sich noch immer, bis sich schließlich seine Frau einmischte: »Homer? Sie hat dich doch sehr höflich drum gebetn. Sie will nur dein Bestes.«

»Tja, aber nich so«, sagte er, und seine Haltung wurde irgendwie versöhnlicher. »Ich kann mich doch auch aufs Bett legn und Sie … Sie tun, was Se tun müssn.«

»Natürlich«, stimmte Kate ihm zu. Er ging ihnen voran ins Schlafzimmer. Der Bettrahmen von Hand aus heimischem Holz gezimmert. Die Matratze, die vor vielen Jahren einmal neu gewesen war, hing durch und zeigte deutlich die Abdrücke zweier Körper. Er legte sich hin, lockerte seine Hose, zog sie aber nicht herunter. Sehr behutsam begann Kate mit der Untersuchung. Sie spürte den heraustretenden Bruch. Nach ihrer Einschätzung war er, wenn man Eunice' mehrere Monate zurückliegende Beurteilung zugrunde legte, einige Zentimeter größer geworden. Er musste operiert werden.

»Und?«, fragte Torrence.

»Er hat sich ein bisschen verschlimmert«, sagte Kate.

»Hab ich mir schon gedacht«, gestand er. »Hat sich ein bisschen komisch angefühlt. Unangenehm.«

»Wir müssen etwas unternehmen.«

»Wahrscheinlich«, sagte Torrence und akzeptierte damit die unvermeidliche Operation. »Hab schon im Wald gelegn und versucht, was zu schießn. Dass se nicht verhungern, wenn ich im Krankenhaus bin.«

So war das also, erkannte Kate. Er hatte sich längst ins Unvermeidliche gefügt, war jedoch bereit, seine Gesundheit, ja sogar sein Leben aufs Spiel zu setzen, um für seine kleine Familie zu sorgen. Sie konnte nicht umhin, den Mann zu bewundern. Im spärlich beleuchteten Raum sahen sie sich in die Augen. Sein Blick bat um Hilfe, der ihre sicherte sie ihm zu.

»Wir werden ihnen nichts davon sagen, bis Sie alle ihre Vorbereitungen getroffen haben«, stimmte sie ihm zu.

»Im letztn Jahr und davor hat alles noch anders ausgesehn. Da hatt ich Arbeit und wir konntn uns noch was leistn. Aber in dem Jahr isses ganz schlecht. Und ich will nich wieder stempeln gehn.«

»Ich verstehe«, erwiderte Kate leise.

»Es heißt immer, die Leute bei uns sind zu stolz. Aber is

man denn zu stolz, wenn man einfach seine Familie ernährn will? Was meinen Sie?

»Nein, Homer, das glaube ich nicht«, stimmte Kate ihm zu.

Sie hatte auch Matilda Torrence untersucht und festgestellt, dass sie sich für eine Frau von neunundzwanzig Jahren, die unter harten Lebensumständen drei Kinder geboren hatte, von denen eines nicht überlebt hatte, bester Gesundheit erfreute. Nun wurde es Zeit, nach dem scheuen Wesen zu fragen, das so verstohlen aus dem Fenster und durch den Türspalt gelugt hatte.

»Kann ich«, fragte Kate, »jetzt auch noch das kleine Mädchen sehen?«

»Bei Fremden is se furchtbar schüchtern«, sagte Matilda Torrence.

»Ich muss sie aber trotzdem untersuchen«, erwiderte Kate.

»Ich hol se.«

Matilda Torrence verschwand für einige Minuten, dann öffnete sich die Tür. Zaghaft trat ein schüchternes Mädchen von etwa zehn Jahren ins Zimmer, schmal, und mit so feinem, dünnem, goldenem Haar, dass es aussah wie eine Märchengestalt. Die blauen Augen waren groß vor Neugier. Wenn die Kleine auch nervös und ängstlich wirkte, war sie aber ganz offenbar nicht geistig behindert wie ihr Bruder.

»Eloise«, sagte Mrs Torrence und schob die Kleine in Kates Richtung.

Um den Kontakt mir ihr herzustellen, sagte Kate: »Eloise – was für ein wunderschöner Name.«

»Den hab ich mal in eim Buch über eine Märchenprinzessin gelesn«, erklärte ihre Mutter.

»Eloise?«, sagte Kate einladend.

Eloise kam ein wenig näher heran. Kate streckte ihr die Hand entgegen. Scheu zog sich das Kind wieder zurück. Und als Kate in die hellblauen Augen blickte, wandte die Kleine sich ab. Doch Kate hatte bereits registriert, was für ein hübsches Mädchen sie war.

»Und jetzt, Eloise, muss ich dich untersuchen.«

Eloise wich zurück. Ihre Mutter griff ein. »Die tut dir nich weh. Das is eine ganz Nette, eine von die Besten, die wir je gehabt ham.«

Eloise gab schließlich nach. Kate streckte die Hand aus, um mit den Fingerspitzen über die glatte blasse Wange des Kindes streichen. *So weich, wie nur Kinderhaut es sein kann,* dachte Kate. Dann schob sie dem Kind die Träger des schlichten selbst genähten Kleides von den Schultern. Es ließ sich ausziehen. Kate faltete das Kleid zusammen, ehe sie es auf den bloßen Holztisch legte. Da die Kleine keine Unterwäsche trug, stand sie nun nackt vor Kate und ihren Eltern. Kate führte eine vollständige Untersuchung durch, Augen, Ohren, Nase, Hals, Brustkorb, Arme, Beine, klopfte sowohl Brust als Bauch ab und horchte nach verdächtigen Geräuschen. Die Untersuchung mit dem Stethoskop ergab gute Ergebnisse. Die neurologischen Tests zeigten, dass die Reaktionen des Kindes hervorragend waren. Kate maß seine Größe und schätzte das Gewicht. Der Vergleich mit den einige Monate alten Daten ergab, dass sich Eloise in jeder Hinsicht normal und altersgemäß entwickelte.

»Du kannst dich jetzt wieder anziehen, Eloise«, sagte Kate schließlich und verwunderte sich über die Launenhaftigkeit der Natur, die eine einzige Familie zwei so unterschiedliche Kinder hervorbringen ließ.

Sie war dabei, die Instrumente wieder in den Taschen zu verstauen, als das Kind näher kam und über Kates Wange strich, wie Kate es zuvor bei ihm getan hatte.

»Schöne Frau«, sagte das Kind, die einzigen Worte, die sie bisher während der gesamten Prozedur gesprochen hatte.

»Danke, Eloise.«

»Und wie heißt du?«, fragte das Kind in seiner heimischen Sprachmelodie.

»Katherine. Aber da ich hoffe, dass wir jetzt gute Freunde sind und immer sein werden, darfst du Kate zu mir sagen.«

»Kate«, wiederholte das Mädchen. »Mama, wir ham auch mal eine Kate gehabt.«

»Ja, Kind. Wir ham auch mal eine Kate gehabt«, stimmte die Mutter traurig zu. Als Kate sie fragend ansah, blickte Matilda Erlaubnis heischend zu ihrem Mann. Schließlich gab er sie mit einem kurzen Kopfnicken. »Kate war unsre erste Tochter. War wie der kleine Benjy. Wir ham uns sehr um sie bemüht. Aber hat gar nix geholfn. Is komisch gewordn und einfach gestorbn. Aber wir werdn se nie vergessn.«

Nach einem bekümmerten Seufzer beim Gedanken an ihr verstorbenes Kind heiterte sich Mrs Torrence' Gesicht wieder auf, als sie anbot: »Wir wolltn grad essn. Wolln Sie mitessn?«

Da sie Leuten, die kaum selbst über die Runden kamen, nicht zur Last fallen wollte, sagte Kate: »Lust hätte ich schon, aber es wird bald dunkel, und ich kenne mich hier in der Gegend nicht aus und würde mich daher gern auf den Weg machen.«

»O bitte!«, bettelte die kleine Eloise. Der eifrige Ausdruck in ihren Augen erweichte Kates Herz.

»Also gut, ich bleibe sehr gerne.«

»Ich deck sofort den Tisch, es wird nich lang dauern«, sagte Mrs Torrence.

Eloise packte Kates Hand und zog sie in den Raum, in dem sie sich vorher versteckt hatte. Es war ein winziges Zimmerchen mit zwei selbst gezimmerten Betten, das in der Ecke gerade noch genug Platz für eine uralte Wiege bot, die Generationen von Torrence-Babys beherbergt haben musste. Eloise schloss behutsam die Tür, ehe sie sagte: »Früher hätt ich dir meine Tante Bessie zeign könn. Aber die is tot.«

Kate verbarg ihre Verblüffung hinter einem Lächeln und tat, als begreife sie.

Das feenartige Kind blickte zu ihr auf. »Die Tante Bessie war die einzige Freundin von der Mama. Vor dir hat noch keiner zu mir gesagt, dasser mein Freund is. Aber ich musses halt sicher wissn.«

Eloise streckte ihr zartes Händchen aus und spreizte den kleinen Finger ab. Als Kind hatte Kate dieselbe Geste verwendet, um Abmachungen mit anderen Kindern zu besiegeln. Und so reichte sie dem Mädchen ihre Hand, und die kleinen Finger verhakten sich in festem Versprechen.

Das empfindsame Kind schien nun beruhigt, denn es ließ sich auf die Knie sinken und kroch unters Bett. Als es wieder hervorkam, presste es einen alten Schuhkarton an die Brust, aus dem es einige zerknitterte Bogen liniertes Schreibpapier zog.

»Das habbich noch keim gezeigt. Und bestimmt nich meim Papa. Lohnt sich nich, den verrückt zu machn.«

Etwas verwirrt, aber fasziniert von diesem Kind, das erst so scheu war, und nun so erleichtert schien, reden zu dürfen, begann Kate zu lesen:

Wir warn alle traurig, wo die Kate das Fieber gekriegt hat. Und der Papa hat den alten Truck gestartet und wollt sie zur Behandlung ins Kranknhaus bringen, wie die Mama plötzlich aufgeschrien hat. Da habbich gewusst, die Kate is tot. Die Mama hat geweint und ich hab Todesangst gekriegt. Und der Papa war wie ein Wahnsinniger und hat gesagt, die Kate wär verrückt wie seine ganz Familie. Und dasse nur deswegn gestorbm is. Der arme Papa is so traurig und gip sich auch noch selber die Schuld.

Am klein Kiefersarg von der Kate hat der Pfarrer Hoskins ein paar nette Sachn gesagt. Dasse ein liebes Mädchen war, und dasses ihr da, wose jetz is, besser geht. Und ich frag mich, wassis das für eine Welt, wo der, der aus ihr draußen is, besser dran is, als der, der drinbleibt? Aber ich hab mich nich getraut, zu fragn, vor allem weil die Mama so geweint und der Papa sich so schuldig gefühlt hat, dasser keim mehr in die Augen geschaut hat.

Aus dieser kurzen Beschreibung eines Todesfalls wurde einiges deutlich. Etwa, weshalb Matilda Torrence in Gegenwart ihres Mannes nur so zögerlich über die Krankheit der kleinen Kate sprach. Auf der Torrence'schen Seite der Familie gab es eine genetische Veranlagung, die, aus welchem Grund auch immer, Kinder wie Benjy und das bedauernswerte Mädchen hervorbrachte, das so früh verstorben war.

Doch dass ein Kind, das zur damaligen Zeit erst etwa sieben Jahre alt gewesen sein musste, das alles begriff und sich bemühte, dem Geschehenen schriftlichen Ausdruck zu verleihen, ließ auf eine erstaunliche geistige Wachheit schließen. In dieser Familie waren nicht die anderen, sondern die schüchterne, hübsche Eloise eine genetische Anomalie. Kate las weiter. Das Kind hatte seine Beobachtungen und Gefühle in der Sprache niedergeschrieben, die es am besten kannte, seinem Bergdialekt. Wörter, die es noch nie gelesen oder zu buchstabieren gelernt hatte, schrieb es nach dem Gehör. Doch immer wieder schlichen sich auch Ausdrücke ein, die darauf hinwiesen, dass der Schulunterricht sich wohltuend auf den beschränkten Wortschatz des Mädchens ausgewirkt hatte.

Ans Ende eines der Bogen hatte Eloise eine Bemerkung notiert, die Kate sowohl amüsant als auch schrecklich fand.

Die Wörter, die wir in der Schule lernen, werdn komisch buchstabiert, weil se nich geschriebm werdn, wiese klingen.

Mehr als alles andere aber rührte Kate die letzte Seite.

Der Benjy, der hat Glück. Die Mama und der Papa machn so viel Theater und Umstände wegn ihm. Aber die Eloise is immer allein. Wenn du die Leute redn hörst, wennse glaubn, es hört kein Junger zu, dann sagn se, der Benjy is komisch. Aber es sieht eher aus, als wär die Eloise komisch, weil se anders is als alle andern auf der Welt.

Ob der Pfarrer, wenn ich eimal stirb, auch sagt: da, wose jetzt is, geht's ihr besser als bei uns?

Kate blickte hinunter auf das Kind, das zitternd auf ihre Reaktion wartete.

»Das ist wunderschön, Eloise. Hast du das schon mal jemandem gezeigt?«

»Nur der Tante Bessie, sonst keim Mensch«, sagte das Kind.

»Also, ich fühle mich wirklich sehr geschmeichelt, dass du mir das gezeigt hast«, sagte Kate.

»Ich hab gemerkt, dasse so wie wir sin«, sagte das Kind.

Erst später, als Kate mit Ray Boyd sprach, wurde ihr klar, dass Eloise ihr damit das größte Kompliment gemacht hatte, das ein Kind aus den Bergen einem Auswärtigen machen konnte. Momentan aber genügte es, dass die kleine Eloise sie ihres Vertrauens würdig befand.

»Deinem Lehrer hast du das nicht gezeigt, Eloise?«

»Das würd sich nich gehörn, weil der Papa dann denkt, ich bin frech.«

»Und deinen Papa möchtest du natürlich nicht verärgern«, meinte Kate zustimmend und fragte sich, wie lange die Torrences wohl versuchen würden, ihr Familiengeheimnis, das eigentlich längst keines mehr war, zu bewahren.

»Essn is fertig«, rief Mrs Torrence aus der Küche.

Der Tisch war mit einer seltsamen Auswahl an Schüsseln, Messern, Gabeln und Löffeln gedeckt, offenbar eine Versammlung von Familienerbstücken, die mindestens hundert Jahre alt waren. Und wenn die einzelnen Teile auch nicht zusammenpassten, so glänzten sie doch um die Wette.

Mrs Torrence hob einen großen gusseisernen Topf vom

Ofen und wuchtete ihn auf den Tisch. Sie setzte Benjy in seinen überdimensionierten Hochstuhl. Homer Torrence nahm seinen Platz am Kopfende der bescheidenen Tafel ein. Einen Moment lang blieben die Köpfe schweigend gesenkt. Und obwohl keiner ein Wort sprach, war es, als sei ein Gebet gesprochen worden. Mrs Torrence schöpfte einen Eintopf auf die Teller, der für Kate zwar fremd, aber keineswegs unangenehm roch. Als sie den ersten Bissen probierte, merkte sie, dass es eine Fleischsorte war, die sie noch nie gegessen hatte.

»Der Homer hat ihn heut Nachmittag geschossn und abgezogn und noch rechtzeitig fürs Abendessn aufgehängt.«

»Hervorragend«, sagte Kate, zwang sich zum Essen und fragte sich währenddessen die ganze Zeit, was für ein Tier Homer da wohl erlegt haben mochte. Als sie der Höflichkeit Genüge getan und eine angemessene Portion mit frisch gebackenem Brot verzehrt hatte, versuchte sie sich zu entschuldigen: »Es ist schon recht dunkel, und ich muss noch nach Hause fahren.«

»Freilich«, stimmte Matilda zu. »Der Homer soll Se zu Ihrm Jeep bring.«

Als Kate ihre Sachen zusammenpackte, tat sie es in der Nähe der einzigen elektrischen Glühbirne, die von der Decke baumelte. Dabei gelang es ihr, einen Blick in die Familienakte zu werfen. Erleichtert stellte sie fest, dass Eunice Samuels Matilda Torrence die Pille verschrieben hatte. Wenn sie kein Pech hatten, beziehungsweise, wenn ihnen kein Unfall unterlief, würde es keine weiteren Benjys oder Kates mehr geben. Sie sah auch, dass Eunice Homer die Sterilisierung vorgeschlagen hatte. Doch das hatte dieser abgelehnt.

Mit der Öllampe in der Hand erwartete Homer Kate auf der Veranda, um sie den Pfad hinunterzugeleiten. Matilda nutzte den Augenblick, um Kate kurz und vertraulich um ihre Meinung zu bitten.

»Und der Benjy?«, fragte sie leise. »Wirds bei dem genauso werdn wie bei der Kate?«

»Ich fürchte, ja«, musste Kate einräumen. »O Gott«, seufzte seine Mutter. »Sein Lebm lang krank, aber er is so ein Lieber, so ein ganz ganz Lieber. Sie sagn seim Vater doch nix davon? Er nimmt sichs so zu Herzen.«

»Nein, ich werde es ihm nicht sagen«, stimmte Kate ihr zu.

Weil es dunkel und die Straße ihr fremd war, schien ihr der Rückweg nach Wildwood viel länger zu dauern als die Herfahrt. Oder war das nur so wegen all der irritierenden Gedanken über die Familie Torrence?

Der arme Benjy, zu Leiden und frühem Tod geboren.

Seine Mutter Matilda, die trotz aller Entbehrungen darum kämpfte, ihre Familie gut zu versorgen und gesund zu ernähren und ihrem Mann trotz seiner momentanen Arbeitslosigkeit und seiner nagenden Schuldgefühle Mut und Kraft zuzusprechen versuchte.

Der stolze Homer Torrence, der sich leidenschaftlich bemühte, für seine Familie zu sorgen, in einer Welt, die sich gegen ihn verschworen zu haben schien – und ein Mann, den obendrein noch das Wissen quälte, dass die Ursache für Benjys Misere in seinem Erbgut zu finden war, obwohl er das Wort Genetik mit Sicherheit noch niemals gehört hatte.

Doch wie zärtlich er Benjy hochgenommen und ihn gestreichelt hatte. Nie hatte Kate einen Vater erlebt, der sein Kind mit mehr Liebe umsorgte.

Und schließlich Eloise, die man nach einer Prinzessin aus irgendeinem Märchen benannt hatte. Ihr feines goldenes Haar, das blasse Gesichtchen mit den überzarten Zügen, mit denen sie eher der Schöpfung eines Künstlers mit einer großen Liebe zu Kindern glich als einem wirklichen kleinen Menschen. Und in deren hellblauen Augen eine ungeheure Intelligenz lag, die herauswollte und sich durch ihre rührenden Schreibversuche kundtat. Wenn auch im einheimischen Dialekt verfasst, verrieten sie doch eine Empfindsamkeit, die weit über die beschränkten Ausdrucksmöglichkeiten ihrer Mundart hinausging.

Welch ungeheure Verschwendung von menschlichem Leben es doch wäre, wenn man dieses Mädchen genauso wie seine Mutter aufwachsen ließe?

Doch eben das würde geschehen, wenn niemand ihm eine Chance gab.

Als Kate Wildwood erreichte, war sie zu dem Schluss gelangt, dass sie diesbezüglich unbedingt etwas unternehmen musste.

14

Am nächsten Morgen gingen Leona Owens und Kate beim Frühstück die lange Liste der Patienten durch, die Kate an diesem Tag besuchen musste. Leona gab ihr ein paar praktische Tipps, um ihr den Zugang zu den Familien zu erleichtern. Doch als Kate zu dem Patienten Will Spencer kam, merkte sie, dass Leona etwas sagen wollte, dann aber aus irgendeinem Grund schwieg. Kate beschloss, vor ihm auf der Hut zu sein.

Sie fuhr auf der schmalen Teerstraße dahin und prägte sich noch einmal den unumstößlichen Katechismus der Familienpflege ein: Machen Sie sich, wenn Sie sich einem Haus nähern, schon von Weitem bemerkbar. Sprechen Sie die Leute beim Vornamen an und nicht beim Familiennamen. Lassen Sie es sich auf keinen Fall anmerken, wenn Sie das, was die Patienten sagen, nicht völlig akzeptieren. Witwe Persons hatte bei Kate – nachdem diese angedeutet hatte, Persons sei hinsichtlich ihrer Diät vielleicht nicht ganz ehrlich gewesen – einen unauslöschlichen Eindruck hinterlassen.

Die Katechismusstunde endete, als sie das Haus der Redmonds erreichte. Der Besuch dort verlief reibungslos. Großmutter, Mutter sowie die drei Enkel – zwei Jungs und ein Mädchen – unterzogen sich ohne Widerstreben der Untersuchung. Und wenn man den Vergleich zu Eunice Samuels' Familienkrankenakte zog, war ihr Gesundheitszustand gut. Den Vater, der sich auf Arbeitssuche in einem anderen Landkreis befand, bekam Kate nicht zu Gesicht.

Nach den Redmonds suchte sie die Clintons auf, dann die Martins, wo sie wieder zum Essen eingeladen wurde, diesmal war es die Mittagsmahlzeit. Zum ersten Mal in ihrem Leben kostete sie Bärenfleisch. Es schmeckte zwar irgendwie anders als alles, was sie kannte, aber keineswegs so schlimm, wie sie befürchtet hatte. Frische Brötchen, noch heiß aus dem Ofen, Kaffee mit Süßmilch und ein Kuchen mit getrockneten Pfirsichen komplettierten die überaus reichhaltige Mahlzeit. Kate bedankte sich überschwänglich und steuerte die nächste Station ihrer Route an.

Will Spencer.

Das Haus der Spencers lag weiter von der Teerstraße entfernt als alle anderen. Nachdem Kate den Jeep am Ende der ungepflasterten Straße hatte stehen lassen, musste sie sich noch mehr als hundert Meter durch eine Art Unterholz kämpfen, hinter dem sie die rustikale Hütte kaum ausmachen konnte.

»Mr Spencer? Will Spencer?«, rief sie und hielt etwa fünfzehn Meter vor der Veranda an. Als er nicht erschien, rief sie erneut: »Will Spencer? Ich bin Schwester Kate Kincaid aus Wildwood!«

Sie wollte den Besuch bei Mr Spencer schon aufgeben, als plötzlich die Tür aufging. Ein Mann trat an den Rand der Veranda. Das Erste, was ihr auffiel, war der dichte weiße Haarschopf, der sein kräftig gebräuntes Gesicht umrahmte und einen starken Kontrast dazu bildete. Er trug eine Brille mit kleinen Gläsern, die ihm fast bis auf die Nasenspitze heruntergerutscht war. Und starrte auf eine Art darüber hinweg, die Kate verriet, dass es sich um eine Lesebrille handeln musste. Und nun erkannte Kate den Mann: Es war der alte Herr, mit dem Mrs Russell am vierten Juli getanzt hatte. Spencer hielt etwas in der Hand. Zuerst dachte sie, es wäre eine Art Stab. Doch als er sie mit einer Geste aufforderte, näher zu kommen, sah sie, dass es sich um ein einfaches flötenähnliches Holzblasinstrument handelte.

»Schwester Kate Kincaid, nicht wahr?«, fragte er. »Und wo ist meine Freundin Eunice?«

»Sie ist leider krank«, erwiderte Kate. »Doch nichts Schlimmes hoffentlich?« Spencer schien ehrlich besorgt.

»Das wissen sie noch nicht.«

»O, so sieht das also aus«, meinte Spencer betrübt.

Eines war Kate inzwischen klar: Mit einem Einheimischen hatte sie es hier nicht zu tun. Stil und Aussprache wiesen ihn als gebildeten Menschen aus, was ihre Neugier nur noch steigerte.

Was hatte er hier oben im Bergland verloren? Obendrein noch in dieser abgelegenen Hütte?

Er winkte sie in die Küche seiner kleinen Behausung. Sie breitete ihre wichtigsten Ausrüstungsgegenstände auf dem Tisch aus und warf einen Blick auf sein Krankenblatt. Von Bedeutung war hier eigentlich nur, dass Eunice einen leichten Herzfehler bei Spencer vermutete, der die Mitralklappe betraf. Wenn es auch nichts Lebensbedrohliches war, machte es ihn doch anfällig für gelegentliche kurze Blackouts, bei denen es mitunter zu gefährlichen Stürzen kommen konnte. Mit dem Stethoskop war der Defekt nicht feststellbar, sodass Kate beschloss, sich Kopf, Brust, Arme und Beine auf Schrammen oder Verfärbungen hin anzusehen.

Nachdem sie seine Akte studiert hatte, fragte er: »Jetzt bin ich für Sie wie ein aufgeschlagenes Buch, oder?«

»Eher wie ein Diagramm«, korrigierte Kate ihn lächelnd. »Tja, hm, hatten Sie vielleicht in letzter Zeit irgendwelche Schwäche- oder Ohnmachtsanfälle?«

»Synkopen meinen Sie?«, fragte Spencer.

Er überraschte sie. Synkope war ein medizinischer Begriff, den sie auch von einem sehr gebildeten Laien nicht zu hören erwartet hätte.

»Ja«, stimmte sie zu. »Hatten Sie welche?«

»Nein, hatte ich nicht«, erwiderte Spencer.

Während sie ihn untersuchte, beobachtete er sie amüsiert und fragte immer wieder: »Und?«

»So weit – so gut«, erwiderte Kate nur, da sie sich für seine Provokation revanchieren wollte.

»Wollen Sie nicht den jetzt schon besser werdenden Fleck auf meiner linken Seite kommentieren?«, fragte er.

»Sie haben doch gesagt, dass Sie keine Synkopen hatten.«

»Trotzdem, ich könnte Ihnen ja etwas verschwiegen haben, und das wäre dann der Beweis dafür«, erklärte er. »Allerdings wäre das unwahr. Diese kleine Blessur habe ich mir geholt, als ich beim Hereintragen der Holzscheite versehentlich gegen die Tür stieß.«

Sie untersuchte ihn mit dem Stethoskop. Keinerlei Brustgeräusche. Herzschlag ohne jede Beeinträchtigung. Sorgfältig untersuchte sie seine Augen, um nach Hinweisen auf irgendwelche Komplikationen zu suchen, die von seinem hohen Blutdruck herrühren konnten. Auch hier war nichts festzustellen. Doch als sie ihm den Blutdruck maß, war der tatsächlich zu hoch – auch für einen Mann seines Alters.

»Haben Sie Ihre Kaliumtabletten genommen?«, fragte sie.

»Ja«, erklärte Spencer. »Und mein Inderal auch. Inzwischen nehme ich so viele Pillen, dass ich mich frage, wie ich all die Jahre ohne sie leben konnte.«

Kate konnte ihre Neugier nicht länger bezwingen. »Mr Spencer«, begann sie, »Erzählen Sie mir, warum Sie hier sind, da sie ganz offensichtlich nicht hierhergehören.«

»Ich mach Ihnen ein Angebot«, versetzte Spencer lächelnd. »Ich verrate Ihnen, warum ich hier bin, und Sie erzählen mir, warum Sie hier sind.«

»Ich bin da, um meine Arbeit zu machen. Und mein persönliches Leben hat Sie nicht weiter zu interessieren.«

»Meines Sie aber schon?«, konterte Spencer.

»Sie sind schließlich der Patient«, sagte Kate. »Das alles, inklusive Herkunft und Vergangenheit, ist Teil Ihrer Krankengeschichte.«

Spencer lachte. »In Ordnung. Aber trinken wir erst einmal einen Kaffee.«

Beim Kaffee entschuldigte er sich: »Es tut mir leid, meine Liebe, es war nicht ganz fair von mir. Aber das Leben hier oben ist ganz schön eintönig. Ich mag die Menschen zwar, ich höre gern ihren Dialekt, ihre Lieder, ihre Geschichten. In wissenschaftlicher Hinsicht ist das alles sehr befriedigend, in gesellschaftlicher Hinsicht allerdings weniger. Das macht mich zu einem einsamen Mann. Begonnen hat das alles mit Claires Tod, und der ist auch schon wieder ein Weilchen her. Daher war es immer eine schöne Abwechslung, wenn Eunice mich hier oben besuchen kam und wir uns über alles Mögliche unterhalten konnten.

Und dann tauchen plötzlich Sie auf. Offen gestanden – ich war enttäuscht. Ich hatte das Gefühl, dass man mich um mein gewohntes Plauderstündchen bringt. Und ich habe mich gefragt, wer Sie wohl sind. Und dann traten Sie so geschäftsmäßig auf, so ganz und ausschließlich auf Ihre Aufgabe konzentriert. Ich dachte, ich könnte ein bisschen Spaß mit Ihnen haben. Aber Sie haben nicht mitgespielt. Nur Effizienz und Professionalität ausgestrahlt. Noch Kaffee?«

Er goss ihr aus einer blauen Emailkanne nach, die viel zu neu glänzte und sicher noch nicht häufig benutzt worden war. Und wie der Mann selbst schien auch sie nicht in diese alterslosen Berge zu passen. Nachdem Kate noch einige Male an ihrer Tasse genippt hatte, begann sie: »Aber jetzt zu Ihnen.«

»Sie zuerst«, beharrte er lächelnd.

Kater erzählte ihm kurz, woher Sie kam und was Sie in die Berge geführt hatte.

Als sie fertig war, meinte er: »Meine Geschichte ist ganz schlicht. Für einen Mann, der seit fast siebenunddreißig Jahren Professor für Sprachwissenschaft ist und dessen Frau plötzlich stirbt und ihn allein lässt, schien es eines der erstrebenswerteren Dinge, in diese Berge zu gehen und die einheimischen Dialekte zu erforschen.«

»Haben Sie keine Kinder?«, fragte Kate.

»O doch, ich habe Kinder. Und Enkel«, räumte Spencer ein. »Aber heutzutage, wo der Ausbau des Flugverkehrs uns Amerikaner in alle Winde zerstreut hat, gibt es ja keine richtigen Familien mehr. Als ich ein Junge war, da waren wir noch eine Familie. Ich hatte einen Großvater und eine Großmutter. Sie wohnten bei uns daheim in Ohio gleich um die Ecke. Und als ihr Gatte starb, war es ganz selbstverständlich, dass meine Großmutter zu uns zog. In den heutigen Kleinfamilien und Einfamilienhäusern gibt es für Großmütter gar keinen Platz mehr«, meinte er und fügte dann traurig hinzu: »Für Großväter natürlich auch nicht. Hören Sie, Kind, Abhängigkeit war keineswegs das Problem. Meine Ersparnisse und Geldanlagen, meine College-Pension, das alles reicht mir für mehrere Leben. Es gab einfach kein geeignetes Zimmer für mich. Und in Südkalifornien wollte ich sowieso nicht leben. Ich komme aus Ohio, bin dort geboren und aufgewachsen. Ich mag strenge Winter und einen kühlen Herbst. Es gefällt mir, wenn es im Frühjahr grün ist und im Sommer heiß. Ich hätte mich bei ihnen nicht wohlgefühlt, auch wenn sie Platz für mich gehabt hätten.

Also habe ich mir gesagt, und ich habe es auch zu Claire gesagt – denn obwohl sie tot ist, berede ich noch alles mit ihr …« Er lachte leise. »Das können Sie auf Ihrem Krankenblatt notieren. Schreiben Sie, dass mein Bluthochdruck zu Gehirnerweichung geführt hat. Also, Claire und ich, wir haben das durchgesprochen, und sie meinte: ›Du hast dich als Dozent so lange mit einheimischen Dialekten und Musikstilen beschäftigt, Will, warum gehst du nicht einfach hin und betreibst wieder mal Feldforschung, solange das alles noch lebendig ist und gepflegt wird?‹ So kommt es, dass ich seit achtzehn Monaten hier bin. Und da man die beste medizinische Versorgung in Wildwood kriegt, habe ich mich in die barmherzigen Hände der Pflegerinnen dort begeben. Und weil ich es mir leisten kann beziehungsweise die Regierung freundlicherweise wegen meines Alters die Kosten dafür übernimmt, genieße ich es, hier oben besucht zu werden. Manchmal fahre ich auch runter nach Adelphi und lasse mich im Mountain Hospital durchchecken. Ich stelle quasi meinen Körper der Wissenschaft zur Verfügung.«

Beide lachten.

»Wenn Sie mich jetzt ausführlich genug untersucht haben, würde ich mich gerne wieder an die Arbeit machen«, schloss er. »Ich habe versprochen, dass ich am frühen Abend in der Kirche bin. Heute findet nämlich ein besonderer Gottesdienst statt. Mit mehr Schlangen als je zuvor, hat man mir versprochen.«

Kate blickte abrupt von der Satteltasche auf, in der sie eben ihre Instrumente hatte verstauen wollen.

»Schlangen?«

»Haben Sie noch nichts davon gehört?«, fragte Spencer.

»Man hat mich gewarnt, ich solle nach Klapperschlangen Ausschau halten, ehe ich einen Pfad hinaufsteige.«

»Sie meinen, es hat Ihnen keiner davon erzählt? Und Sie haben im Krankenhaus nie was davon mitbekommen?«

Kate hatte schon die blutigsten Operationen erlebt, ohne dass ihr schlecht geworden war, aber der Gedanke an Klapperschlangen versetzte sie in Angst und Schrecken. »Sie meinen, diese Tiere tauchen sogar in so belebten Orten wie Adelphi auf?«

»Natürlich nicht«, erwiderte Spencer, »aber einige Sekten hier benutzten Klapperschlangen in ihren Gottesdiensten.«

»Das ist doch nicht möglich!«, zweifelte Kate sofort. »Im College, in alter Geschichte, habe ich einmal etwas über die alten Ägypter und Griechen gelesen, die Schlangen verehrten. Deswegen findet man ja auch die Schlange auf dem Äskulapstab, dem Symbol des Ärztestandes. Aber hier in diesem Land, in diesen modernen Zeiten? Sie nehmen mich wohl auf den Arm.«

»Das würde mir niemals in den Sinn kommen«, widersprach Spencer. »Wir haben hier tatsächlich zwei Kirchen, in denen Männer mit lebenden Klapperschlangen hantieren, um ihren Glauben unter Beweis zu stellen.«

»Das ist ja krank«, erklärte Kate.

»Für Sie und mich vielleicht. Aber nicht für unsere hiesigen Pfingstler.«

»Haben Sie schon einen solchen Gottesdienst miterlebt?«

»Einmal bisher«, gestand Spencer. »Es ist beängstigend, aber auch faszinierend. Das absolute Gottvertrauen, mit denen diese Männer mit den zuckenden todbringenden Bestien hantieren! Während sie fortwährend verkünden, dass ihr Glaube sie beschützt. Würden Sie das gern mal sehen?«

Hätte ihr die Vorstellung nicht solche Angst eingeflößt, hätte Kate sich vermutlich entschuldigt. Doch überehrgeizig wie immer, nahm sie die Herausforderung an. »Klar, warum nicht?«

Auf der Fahrt zur Kirche konnte Kate es sich nicht verkneifen zu fragen: »Und keiner von ihnen wird je gebissen?«

»Doch«, sagte Spencer.

»Und wenn er stirbt?«

»Wie alle religiösen Fanatiker haben sie auch dafür eine Erklärung parat. Sie sagen einfach: ›Sein Glaube war nicht stark genug.‹«

Sie schwiegen wieder, bis Spencer erklärte: »Da ist es, da oben rechts. Und geben Sie sich so unauffällig wie möglich. Normalerweise lassen sie Frauen in Hosen nicht in ihre Gebetsstätte.«

Die Pfingstkirche des Erlösers war ein kleiner weißer Holzbau. Obwohl bereits mehr als hundert Jahre alt, war sie frisch gestrichen, sehr gepflegt und in gutem Zustand. Der bescheidene Turm war gerade groß genug, um die kleine Kirchenglocke aufzunehmen, und niedrig genug, dass man die Glocke mit einem kurzen, dicken, geknoteten Seil, das in den Kircheneingang hinunterhing, betätigen konnte. Als

Kate und Spencer im Jeep vorfuhren, wurde gerade geläutet, um den frühabendlichen Gottesdienst anzukündigen.

Mehr als dreißig Autos standen in Reih und Glied auf der freien Fläche vor der Kirche. Die Leute strömten hinein, sodass es, nachdem Kate und Spencer geparkt hatten und eingetreten waren, keine freien Plätze mehr gab und sie sich mit einem Stehplatz an der hinteren Wand begnügen mussten. Der Gottesdienst hatte noch nicht begonnen, die Gemeinde aber verharrte geduldig und schweigend. Als Kate die Rücken und Köpfe betrachtete, war sie überrascht, so viele Kinder darunter zu entdecken. Ebenso erstaunte sie, dass die Frauen Hauben trugen wie in der Pionierzeit.

Plötzlich entstand vor dem Haupteingang Bewegung. Schwere Schritte kamen die Stufen heraufgestapft. Die Tür wurde aufgerissen. Als Kate sich zum Eingang drehte, sah sie sich drei grauhaarigen, bärtigen Männern gegenüber, von denen einer in priesterliches Schwarz gehüllt war und die brennenden Augen eines alttestamentarischen Propheten besaß. Der mittlere Mann hatte einen großen, sich wölbenden Jutesack über die Schulter geworfen. Als er sich an Kate vorbeischob, hörte sie das Zischen und Klappern des Inhalts. Ein Beutel voller lebendiger, sich windender, bösartiger Klapperschlangen hatte sie gestreift! Instinktiv wich sie zurück. Spencer merkte es und griff nach ihrer Hand, um sie seiner moralischen Unterstützung zu versichern.

Die drei Männer schritten den kurzen, schmalen Mittelgang hinab. Nachdem sie den Altar erreicht hatten, der nicht mehr als eine leicht erhöhte Plattform mit kleinem Stehpult war, lud der Mann seine Last ab, indem er den Sack vom Rücken schwang und mit einem dumpfen Geräusch absetzte. Die sich darin windende, krümmende Masse ließ das Behältnis auf unheimliche Weise lebendig werden.

Einer der drei Männer, der Priester der kleinen Gemeinde, trat nun ans Pult. Und begann ein geistliches Lied zu intonieren, in das die anderen einstimmten. Sogar Kate begann mitzusingen, bis sie plötzlich dachte: *Ich bin nicht wie die da. Das sind keine Christen, wie ich sie kenne.* Und sie verstummte und wartete auf das, was noch kommen mochte.

Der Gesang ging zu Ende und der Prediger streckte die Arme aus und sprach mit nach unten weisenden Handflächen und geschlossenen Augen einen Segen über seine Herde.

»Gott, Herr der Heerscharen, deine ergebensten Gläubigen haben sich hier versammelt, um ein neues Zeichen deines Segens zu empfangen. Belohne die, die fest im Glauben sind, wie du deinen Diener Daniel belohnt hast, als du ihn aus dem Rachen des Todes errettet hast, während er in der Höhle des Löwen betete. Blicke gnädig auf deinen Diener Josiah Bledsoe, der jetzt seinen Glauben an dich bezeugen wird.«

Der Prediger öffnete die Augen und richtete sie auf den Mann, der den Sack mit den Schlangen in die Kirche getragen hatte. Bledsoe riss den Sack auf, steckte seine Hand hinein, und als er sie wieder herauszog, hielt er eine Klapperschlange umklammert, die – so schien es Kate – mindestens einen Meter lang war, wenn nicht noch länger. Das schuppige Tier wand sich und kämpfte und versuchte, ihren Peiniger zu beißen. Doch Bledsoe hatte sie fest im Griff, hielt sie mit einer Hand direkt hinter dem Kopf und mit der anderen kurz vor dem Hornkörper an ihrem Ende. Er schwang das wütende Reptil hoch über dem Kopf und rief: »Ehre sei Gott und seinem eingeborenen Sohn. Im Namen Jesu Christi widersage ich allem Bösen. Allein mein Glaube sei mein Schild!«

Die versammelten Gläubigen antworteten, indem sie riefen: »Ehre sei Gott! Amen.«

Das zornige Tier mochte sich in Bledsoes kräftigen Händen winden und krümmen, wie es wollte, befreien konnte es sich nicht. Inzwischen begann der Sack zu seinen Füßen noch heftiger zu zucken, da weitere Klapperschlangen, die zu einem späteren Zeitpunkt in der Messe Verwendung finden sollten, zu entkommen versuchten.

Kate beobachtete das Ganze und bedauerte den Impuls, der sie dazu gebracht hatte, hierherzukommen und sich diesem Spektakel auszusetzen. Sie drückte sich an die Wand, weniger aus Angst um die eigene Sicherheit als aus Ekel. Bis Spencer ihr schließlich zuflüsterte: »Möchten Sie gehen?«

Obwohl sie den Vorschlag nur zu gerne angenommen hätte und auch fürchtete, sich übergeben zu müssen, schüttelte sie – entschlossen, die Sache durchzustehen – den Kopf. Und im selben Augenblick, in dem sie ihre Entscheidung traf, stieß der Kopf einer zweiten Schlange aus dem Sack, und ein erschrockenes Keuchen ging durch den Raum. Bledsoe, der dem flüchtenden Reptil am nächsten war, war gerade lange genug abgelenkt, um den Griff, mit dem er die Schlange über seinen Kopf hielt, zu lockern. Das Tier nutzte den Moment, um anzugreifen und seine Giftzähne in seinen Bizeps zu schlagen, wo es sich, trotz seiner verzweifelten Versuche, es abzuschütteln, festbiss.

Am Ende riss dann der Prediger die Schlange von Bledsoes Arm, und der dritte Mann fing ihre fliehende Artgenossin wieder ein. Aber die Gemeinde war nun gänzlich in Aufruhr geraten und versuchte, durch die kleine Tür, den einzigen Ausgang, ins Freie zu entkommen. Kate und Spencer verharrten wie festgenagelt an ihrer Wand, bis die Kirche sich geleert hatte. Dann rief Kate aus: »Tragt ihn zu meinem Jeep! Wir bringen ihn runter nach Wildwood!«

Statt sofort zu handeln, kam der Prediger den kurzen Mittelgang bis zur Hälte herunter und fragte: »Wer bist du, Weib? Wir ham dich hier noch nie gesehn.«

»Ich bin Kate Kincaid, die Vertreterin von Eunice Samuels, die erkrankt ist. Bringen Sie ihn jetzt besser zu mir. Wir dürfen keine Zeit verlieren!«

»Aber wir kennen dich nich«, beharrte der Mann.

»Auch wenn Sie mich nicht kennen, Sie kennen doch Leona Owens. Die wird sich um ihn kümmern. Aber das muss schnell geschehen. Jede Minute zählt!«

»Die Leona, hm? Ja, die kennen wir«, räumte der Prediger ein. Er gab seinem Freund ein Zeichen, und gemeinsam trugen sie Bledsoe hinaus zu einem der Wagen und folgten Kate und Spencer hinunter nach Wildwood.

Kate brachte den Jeep so abrupt zum Stehen, dass der Kies nur so unter den Rädern hervorspritzte. Sie sprang aus dem Wagen, nahm die drei Stufen zur Veranda hinauf mit einem einzigen Satz und rief: »Leona! Ein Schlangenbiss! Leona!«

Als sie keine Antwort erhielt, stürzte sie in das Gebäude und stellte fest, dass alle ausgeflogen waren. Weder Leona war da noch Eva, die Sekretärin. Das Haus war leer. Sie rannte in Leonas winziges Büro. Und dort, auf der kleinen Pinnwand, fand sie einen Zettel.

Bringe Wehenpatientin ins Krankenhaus. Versuche vor Nachteinbruch wieder zurück zu sein. Leona Owens.

Inzwischen trugen der Prediger und sein Kamerad Bledsoe bereits ins Behandlungszimmer. Bledsoe hielt seinen rechten Bizeps so fest umklammert, dass die Knöchel seiner linken Hand weiß hervortraten. Sein Gesicht war leichenblass. Schweiß lief im von der Stirn. Die Flecken auf seiner Wange zeigten, dass er sich während der langen Fahrt erbrochen hatte.

Aus einer der frühen Lektionen während des ersten Trimesters erinnerte sich Kate: Symptome und Anzeichen eines Schlangenbisses – Schmerz, Übelkeit, Erbrechen und starke Schweißabsonderung. Bledsoe wies fast alle Symptome auf. Sie hatten keine Zeit zu verlieren, jede Minute zählte.

»Setzt ihn ab.« Die beiden legten Bledsoe auf den Untersuchungstisch. Sie riss ihm den rechten Ärmel von der Manschette bis zur Schulter hinauf auf, schob seine linke Hand beiseite, um die Stelle sehen zu können, die er umklammert gehalten hatte. Da waren sie, die Abdrücke der Giftzähne.

Sie legte ihm eine Blutdruckmanschette um, pumpte sie rasch auf und ließ den Druck dann langsam wieder ab. Niedriger Blutdruck. Nun zeigte Bledsoe sämtliche typischen Anzeichen.

Er zitterte unter ihrer Hand und stieß kurze heisere Worte hervor: »Ein Doktor? Is ein Doktor da?«

»Leider nicht«, sagte Kate.

»Sie ham uns die Leona versprochn. Wir wolln die Leona«, insistierte der Mann, während ihm der Schweiß herunterlief.

»Leona ist mit einer Patientin unten im Krankenhaus«, sagte ihm Kate. »Deswegen bleibt Ihnen nichts übrig, als mir zu vertrauen, auch wenn Sie mich nicht kennen. Legen Sie sich zurück. Ganz ruhig. Und haben Sie keine Angst. Ich lasse Sie nicht sterben!«, wiederholte sie fest, da die Panik jetzt genau so gefährlich war wie das Schlangengift. Da der Biss bereits eine halbe Stunde zurücklag, wusste Kate, dass das Ausschneiden der Wunde und der Versuch, das Gift herauszusaugen, vergeblich sein würden. Sie hängte ihren Patienten sofort an einen Tropf mit einer Salzlösung. Dann untersuchte sie die Wunde nach Ödemen. Falls aufgrund eines glücklichen Zufalls keine Schwellung auftrat und seit dem Biss mehr als dreißig Minuten verstrichen waren, bestand womöglich gar keine akute Gefahr mehr. Doch das Gewebe um die Stelle war ganz deutlich angeschwollen.

Ihr waren die Gefahr und die Dringlichkeit in vollem Umfang bewusst. Schlangengift tötet, indem es die Eigenschaften des Blutes verändert. Beginnt man zu spät mit der Behandlung, kann man in hämolytischem Blut, bei dem sich das Hämoglobin von den roten Blutkörperchen getrennt hat, die Blutgruppe nicht mehr feststellen. Kennt man diese aber nicht, ist es unmöglich, ihm die lebensrettende Transfusion zu verabreichen.

Für den Transport ins Krankenhaus war es zu spät. Bis dahin hatte die Hämolyse längst eingesetzt.

Sie musste sofort die nötigen Maßnahmen einleiten. Sie schloss den Medikamentenschrank auf, suchte eilig unter den verschiedenen Präparaten, bis sie das Antivenin gefunden hatte. Sie riss die Packung auf und studierte hastig die Anweisungen zur Verabreichung des Immunserums.

Die ganze Zeit über flüsterte ihr Patient: »Das is das erste Mal … das erste Mal, dass das passiert is.«

Kate fühlte sich versucht, eine scharfe Entgegnung zu machen, unterließ es jedoch. Schließlich war es nicht ihre Aufgabe, sich hier als Missionarin zu gebärden.

Sie führte den vorgeschriebenen Hauttest durch, um festzustellen, ob Bledsoe gegen die Spritze allergisch war. Da das nicht der Fall war, verabreichte sie ihm das Gegengift.

Anschließend steckte sie Bledsoe in eines der Betten und trocknete ihm die Stirn, die längst nicht mehr so nass war wie noch kurz zuvor. Die Paniksymptome ließen offenbar nach. Der Blutdruck fiel zwar nicht weiter ab, hatte sich aber längst noch nicht normalisiert. Sie würde ihn die Nacht über beobachten müssen.

Bledsoes Freunde schickte sie nach Hause. Nur ungern vertrauten diese ihn der Obhut einer Frau an, die eine Fremde für sie war. Erst als es Will Spencer gelang, sie zu beschwichtigen, waren sie bereit zu gehen.

Als sie weg waren, explodierte Kate: »Völlig gestört! Erst lassen sie ihn mit Giftschlangen herumhantieren, und dann wollen sie ihn mir nicht anvertrauen, weil ich nur eine ›Zugereiste‹ bin! So nennen sie es doch, oder?«

»Ja, ja, das ist richtig«, meinte Spencer. »Aber Sie dürfen sie nicht zu streng beurteilen. Schließlich sind diese Leute nicht in unsere Welt eingefallen, sondern umgekehrt wir in die ihre.«

Kate beruhigte sich wieder. »Vermutlich …«

»Ihre Kultur ist eben anders als unsere. Sie und ich, die Krankenschwester und der Professor, wir können zwar hier leben, aber wir werden niemals dazugehören. Und vergessen Sie nicht, das sind stolze Menschen, vielleicht die stolzesten, denen Sie je begegnen werden.«

Kate hakte nach: »Was heißt das – stolz? So stolz, dass sie lügen würden, um ihre Schwächen zu kaschieren?«

»Lügen? Das passt eigentlich nicht zu ihnen. Weshalb fragen Sie das?«

Kate erzählte ihm von ihrer Begegnung mit Mrs Persons. »Mein Test hat einen eindeutigen Anstieg ihres Blutzuckerspiegels ergeben. Trotzdem hat sie darauf beharrt, dass sie ihre Diät exakt befolgt.«

»Wenn sie das gesagt hat, dann stimmt es auch. Glauben Sie mir.«

»Und was ist dann für den gestiegenen Blutzuckerspiegel verantwortlich?«

»Das kann ich Ihnen nicht sagen. Eines aber weiß ich: Wenn diese Leute sich nicht an Ihre Anweisungen halten, sagen sie Ihnen das direkt ins Gesicht. Bei solchen Sachen schwindeln sie nicht«, beharrte Spencer.

Die ganze Nacht hindurch wälzte sich Bledsoe rastlos herum, zeigte aber keine ungünstigen Reaktionen auf das Gegengift. Er hatte aufgehört zu schwitzen, und sein Blutdruck stieg zwar langsam, aber rasch genug, um ihr Anlass zur Zuversicht zu geben. Kate behielt ihn weiter im Auge und grübelte dabei über das Geheimnis von Mrs Persons' unerklärlichen Blutzuckerwerten nach.

Im Morgengrauen beschloss sie, der Sache nachzugehen, sobald Leona Owens zurückgekehrt war.

Mit der gleichen Entschlossenheit fuhr sie nach Adelphi zum Krankenhaus und erwischte Ray Boyd gerade noch in seinem Büro, ehe seine Sprechstunde begann. Sie legte ihm Mrs Persons' Problem dar und bat ihn um Rat.

Ehe er auf ihr Anliegen einging, lächelte er auf eine Weise, die Kate veranlasste, zu fragen: »Was ist eigentlich so lustig an der Sache, Ray? Ist mir da vielleicht etwas entgangen?«

»Nein«, erwiderte Boyd, »aber es ist schön zu wissen, dass du hin und wieder das Bedürfnis verspürst, eine fremde Meinung einzuholen.«

»Was soll das heißen?«, fragte Kate und wurde rot vor Ärger.

»Soll heißen, Schwester Ellen bittet um Hilfe, Emily McClendon bittet um Hilfe. Nur du meinst, du müsstest alles alleine im Griff haben. Entspann dich, Kate, lass locker. Gib zu, dass auch du nicht immer perfekt bist«, mahnte er sie sanft. »Denn das gilt für uns alle.«

»Was Mrs Persons betrifft …«, kam Kate wieder auf ihr Problem zurück.

»Was Mrs Persons betrifft …«, sagte Ray, »… hat Spencer völlig recht. Diese Leute sind grundehrlich. Zuweilen bis hin zur Grausamkeit. Die werfen dir, wenn es nötig ist, auch Beleidigungen an den Kopf. Was aber veranlasst den Anstieg ihrer Blutzuckerwerte, wenn sie nicht lügt? Es muss etwas sein, dessen sie sich nicht einmal bewusst ist. Und folglich handelt es sich hier wieder einmal um einen der Fälle, in dem die Familienpflegerin zur Familiendetektivin werden muss. Irgendetwas muss sich in ihrem Leben verändert haben. Finde es heraus, und du hast deine Antwort.«

Es war ein kühler Morgen. Die aufgehende Sonne glänzte auf den taubedeckten Zweigen der Pinien. Kate fuhr auf der unbefestigten Straße dahin, und der Jeep hüpfte auf seiner harten Federung über Fahrrinnen und Steinbrocken.

»Familiendetektivin, Familiendetektivin«, dachte sie immer wieder.

Sie erreichte den Fuß von Mrs Persons' Hügel, stieg aus, warf sich die Taschen über die Schulter, lief bis zum Anfang des Pfades hinauf und rief: »Hildy! Ich bin's. Schwester Kate aus Wildwood.«

Hildy Persons trat auf ihre Veranda heraus, pflanzte sich in entschlossener Drohhaltung dort auf und spie eine provozierende Ladung dunklen Tabaksafts in Richtung des Weges.

»Und wegn was kommen Sie heut? Um mir neue Vorwürfe zu machn?«

»Ich will doch nur mit Ihnen reden, Hildy.«

»Nachdem Sie mir direkt ins Gesicht gesagt ham, dass ich lüg, könn Sie's ebenso gut bleim lassn, mich Hildy zu nennen. Mrs Persons reicht.«

»Also gut, Mrs Persons«, sagte Kate. »Darf ich jetzt raufkommen?«

Mürrisch bedachte die Frau ihre Bitte und sagte endlich: »Dann kommen Se halt rauf, wo Se eh schon da sin.«

Kate begann, den Pfad hinaufzusteigen, während die Augen der Frau jeden ihrer Schritte verfolgten.

»Ich würde mir gerne noch mal Ihre Diät anschauen, alles, was Sie essen …«, begann Kate.

»Ich hab nix ausgelassn«, beharrte die Frau hartnäckig.

»Darf ich reinkommen und mich umsehen?«

»Machn Se, was Se wolln«, meinte Mrs Persons und spie erneut aus, ehe sie in die Hütte voranging. »Also los, schaun Se sich um!«

Daraufhin zog sie sich zurück, um Kate missbilligend zu beobachten, während diese zunächst die Töpfe auf dem Holzherd zu inspizieren begann, dann den urtümlichen, handgezimmerten Wandschrank, in dem Mrs Persons ihre Lebensmittel aufbewahrte und als Letztes den alten, an den Ecken abgerundeten elektrischen Kühlschrank. Sie fand nichts, was gegen Mrs Persons' vorgeschriebene Diät verstoßen hätte.

Vielleicht waren ja die Mengen das Problem? Aber die Frau war auch nicht so schwer, als dass ihr Gewicht diese Vermutung gestützt hätte. Dann also das Insulin? Sie hatte fest und starr behauptet, dass sie die neu verschriebene Dosis einnahm, und sowohl Spencer als auch Ray Boyd meinten, dass die Leute hier nicht zum Lügen neigten.

Warum aber dann, fragte Kate sich immer wieder, *warum dieser ungesunde Anstieg der Zuckerwerte?*

»Mrs Persons, gibt es denn irgendetwas, das Sie jetzt anders machen als noch vor zwei Monaten?«

»Nein!«, erwiderte die Frau. »Und wenn Se jetzt bald mal fertig sin ...« Das war eine deutliche Aufforderung an Kate, sich zu verabschieden.

»Ja, ja«, meinte Kate zustimmend, obwohl sie das Problem noch lange nicht gelöst hatte. Sie wandte sich zur Tür, die alten Dielenbretter knarrten unter ihren Füßen. Mrs Persons kam hinter ihr her, um dafür zu sorgen, dass sie auch wirklich ging. Am Ausgang sagte sie noch: »Es wär schön, wenn nächstes Mal wieder die Eunice komm tät. Wenigstens glaubt eim die.«

»Es tut mir leid ...«, begann Kate.

Doch Mrs Persons beendete das Gespräch mit einem Tabaksaftgeschoss über die Verandabrüstung. Kate wanderte den Pfad hinunter. Doch als sie sich gerade in den Jeep schwingen wollte, hielt sie plötzlich mitten in der Bewegung inne. Ein Gedanke war ihr durch den Kopf geschossen. Sie kletterte wieder herunter, steuerte erneut auf die Hütte zu, obwohl sich Mrs Persons bereits wieder in Drohhaltung am Verandageländer aufgebaut hatte.

»Ham Se was vergessn? Wolln Se mich vielleicht doch noch beschimpfen?«

»Mrs Persons, wie lange kauen Sie eigentlich schon Tabak?«

»Fast mein ganzes Leben.«

»Immer die gleiche Sorte?«

»Tabak is Tabak.«

»Ich meine, wo bekommen Sie ihn her?«

»Wolln Se fragn, ob ich ihn kauf oder ob ich ihn stehl?«, entgegnete die Frau zornig.

»Nein, ich frage Sie nur, ob Sie ihn immer im selben Laden kaufen.«

»Mein Enkel, der Jeff, der kauft ihn für mich. Wo, das frag ich nich. Solang er gut is und mir ein bisschen Erleichterung verschafft.«

»Hat Jeff das immer gemacht?«, fragte Kate.

»Nein, früher hat sein Vater Kohle gefahrn, und damals hat er ihn für mich besorgt.«

»Aber es ist doch noch dieselbe Marke?«, fragte Kate.

»Geht Se zwar nix an, aber die Antwort is Nein. Weshalb fragn Sie?«

Kate hielt inne, um ihre nächste Frage besonders diplomatisch zu formulieren.

»Mrs Persons, würden Sie es als Zumutung empfinden, wenn ich Sie bitten würde, mir den Kautabak zu zeigen, den Sie momentan nehmen?«

»Sie machn viele Worte für so eine einfache Frage«, meinte Mrs Persons misstrauisch.

»Würden Sie ihn mir zeigen?«

Mrs Persons überlegte. Schließlich griff sie in ihre Schürzentasche und zog ein kleines, braunes, hartes Stück Kautabak heraus, das an der Stelle, wo sie zuletzt abgebissen hatte, Zahnabdrücke aufwies.

Top O' The Crop war auf dem kleinen aufgeklebten Etikett zu lesen. Vor dem Hintergrund stilisierter goldener Tabakblätter war ein Text abgedruckt. *Inhaltsstoffe: Ausgewählte Tabakblätter, Melasse, Salz, Konservierungsstoffe.*

Melasse! Das Wort sprang sie förmlich an. Nur wenige Nahrungsmittel hatten einen höheren Zuckergehalt! *Melasse!*

Die Frau hatte die Wahrheit gesagt. Sie hatte sich an ihre Diät gehalten, hatte ihr Insulin genommen, hatte sämtliche Anordnungen eingehalten. Das Einzige, das sich geändert hatte, war ihre Kautabakmarke. Offenbar hatte diese neue Sorte einen sehr viel höheren Melassegehalt als die frühere.

»Mrs Persons, ich will mich bei Ihnen entschuldigen, weil ich Ihnen nicht geglaubt habe.«

»Wird auch langsam Zeit«, gab die Frau zurück. Kate fuhr fort: »Ich muss ihre Verschreibung jetzt ein wenig abändern. Sie müssen diesen Kautabak aufgeben. Am besten wäre es, Sie ließen das Kauen ganz sein.«

»Geht nich.«

»Geht es nicht oder wollen Sie nicht?«, fragte Kate.

»Das is egal«, meinte Mrs Persons stur.

»Dann hören Sie wenigstens mit dieser Sorte hier auf«, drängte Kate.

»Die schmeckt mir aber«, beharrte Mrs Persons.

»Sie ist nicht gut für Sie.«

»Schmeckt aber besser«, sagte Mrs Persons.

»Sie erhöht Ihre Zuckerwerte. Ich rate Ihnen dringend, wieder die alte Marke zu kaufen.«

»Nein!«, erwiderte die Frau bestimmt und beendete damit das Gespräch.

Spencer hat recht, dachte Kate, *sie mögen zwar anderer Meinung sein, aber deswegen würden sie einen nicht anlügen.*

»Dann müssen wir Ihre Insulindosis erhöhen und Sie neu einstellen«, sagte Kate.

»Tun Se das!«, stimmte Mrs Persons zu.

Und Kate Kincaid hatte eine weitere Lektion über die Verhaltensweisen der Bergbewohner gelernt. Den Eigenschaften »stolz« und »aufrichtig« konnte sie nun noch das Adjektiv »stur« hinzufügen.

Erst nachdem sie eine Blutprobe genommen hatte, eine Prozedur, der sich Mrs Persons mit Würde unterzog, kapitulierte sie vor der Unbeugsamkeit der Frau. Sobald Kate das Teströhrchen verschlossen hatte, wurde Mrs Persons wieder etwas lockerer. »Sie können mich jetzt wieder Hildy nennen, wenn Sie wolln.«

Auf der Rückfahrt nach Wildwood dachte Kate über die Geschehnisse der vorausgegangenen achtundvierzig Stunden nach. Da war zum einen Ray Boyd, dem sie für seine wertvolle Lektion in Sachen Familienpflege zu Dank verpflichtet war. Zum anderen war da Mrs Persons mit ihren eingefahrenen Gewohnheiten, stur und unbeweglich, eine Frau, die fast noch genauso lebte wie ihre Vorfahren vor zweihundert Jahren. Dann drunten auf der Station in Wildwood der Bergbewohner mit dem Drang, seinen einfachen Glauben durch das Hantieren mit tödlichen Klapperschlangen zu bekunden – als ob ihn sein Gott je um einen derartigen Beweis gebeten hätte.

Und mitten in diesem seltsamen Kreis ein Kind wie die kleine Eloise, intelligent, sensibel, ein in der Stille aufblühendes Talent, das wachsen und seinen Beitrag in der Welt da draußen leisten sollte. Andernfalls würde es vielleicht einen Weg wie Mrs Persons einschlagen oder gar wie jener Fehlgeleitete, der nur knapp einem schmerzhaften Tod entronnen war, der im Grunde nichts anderes als der Selbstmord eines religiösen Fanatikers gewesen wäre.

Kate, Ellen und Emily McClendon hatten gelernt, dass eine Familienpflegerin eine Krankenschwester war, die für die körperliche und seelische Gesundheit der gesamten Familie verantwortlich war – dies und nicht weniger.

Mit plötzlicher Entschlossenheit brachte Kate ihren Jeep schlingernd zum Stehen, wendete scharf und fuhr nach Adelphi zurück.

Familienpflegerin, Familiendetektivin, und wenn es nötig war, würde sie jetzt auch noch als Familienbildungsberaterin tätig werden.

15

Die Städtische Schule von Adelphi war ein grauer, breit hingelagerter alter Bau. Deutlich sah man ihm an, wo vor Jahren Anbauten hinzugefügt worden waren, um all die Grund- und Sekundarstufenschüler aufzunehmen, die durch die Schließung einer anderen Einrichtung im Landkreis heimatlos geworden waren.

Als sie das Schulgebäude betrat, hörte sie das schnelle Getrappel von Füßen, die über den Hartholzboden der Turnhalle rannten. Die Neugier veranlasste sie, sich der Tür zu nähern und einen Blick hineinzuwerfen. Zehn keuchende Jungs im Teenageralter trainierten Basketball. Bei all den Spielen, die sie mit Howard besucht hatte, hatte sie sich ein beträchtliches Wissen über diesen Sport angeeignet und wusste daher die Fähigkeiten der Jugendlichen zu schätzen. Lächelnd dachte bei sich: *Los, zeigt's ihnen, Hawks!*

Nachdem sie sich bei der Sekretärin erkundigt hatte, fand Kate Willa Talmadge in ihrem Klassenzimmer. Die Lehrerin räumte eben die Landkarten weg, die sie in der letzten Unterrichtsstunde dieses Tages benutzt hatte. Sie war etwa Anfang fünfzig, dunkelhaarig und von zierlicher Gestalt. *Wie ein Vögelchen,* dachte Kate. Die körperlich zarte Frau, die Sensibilität und Wachheit ausstrahlte, wandte sich um und betrachtete Kate durch ihre metallgefassten Brillengläser. »Kann ich Ihnen helfen?«

»Miss Talmadge?«

»Ja«, erwiderte die feingliedrige Frau und fuhr fort, die aufgerollten Karten zu verstauen.

»Sind Sie die Lehrerin von Eloise Torrence?«

»Richtig«, sagte Miss Talmadge und unterbrach ihre Arbeit, um Kate nun ihre volle Aufmerksamkeit zu schenken.

»Ich bin Kate Kincaid aus dem Krankenhaus. Ich habe die Familie von Eloise besucht und das Mädchen kennengelernt. Ich würde mich gern mit Ihnen über sie unterhalten.«

»Natürlich«, meinte Miss Talmadge. »Leider haben wir keine Stühle für erwachsene Besucher«, meinte sie und verwies Kate auf eines der Schülerpulte.

Kate zwängte sich in einen Stuhl in der vordersten Reihe und registrierte die Einkerbungen auf der alten Tischplatte. Herzen mit Pfeilen und Initialen. Zwei abfällige Ausdrücke über einen Lehrer, die jemand hatte entfernen wollen, was jedoch nicht vollständig gelungen war. Manche Buchstaben waren schon vor so langer Zeit eingeritzt worden, dass man sie kaum noch entziffern konnte. Wie viele Jahre diente dieses alte Klassenzimmer schon der Unterweisung der Jugend von Adelphi? Wie viele Jungen und Mädchen hatten wohl schon auf diesem Platz gesessen? Vielleicht waren sogar einige von den inzwischen Erwachsenen darunter gewesen, die sie behandelt hatte.

»Nun«, begann Miss Talmadge, »was Eloise betrifft – sie ist ein merkwürdiges Kind. Nein, nicht merkwürdig. Eher ungewöhnlich. Sie ist so zurückgezogen und empfindsam. Ich wünschte, wir brächten es fertig, dass sie sich öffnet. Aber sie lebt ganz in ihrer eigenen Welt.«

»Haben Sie je daran gedacht, sie anders zu unterrichten als die anderen?«, fragte Kate.

»Oh, schon oft«, sagte Miss Talmadge. »Aber da gibt es so einige Hindernisse, meine liebe Miss Kincaid.«

»Was für welche denn?«

»In meiner Fünften ist Eloise nur ein Kind von dreiunddreißig. Sosehr ich es mir auch wünschen würde, ich kann nicht alle anderen vernachlässigen, um mich vor allem ihr zu widmen. Das wäre ungerecht. Außerdem …« Sie zögerte, ehe sie fortfuhr. »Na ja, man könnte es so formulieren, dass alles, was Bildung betrifft, in diesen Bergen in gleichem Maße abgelehnt wie begrüßt wird. Manche sehen den wirtschaftlichen Vorteil. Gleichzeitig aber empfinden die meisten Eltern Bildung als Bedrohung.«

»Als Bedrohung?« Kate konnte es nicht fassen.

»Die Kinder, die am stärksten vom Unterricht profitieren, ziehen meist weg und machen anderswo Karriere. Sodass die Familien, die hier die Basis der Gesellschaft bilden, quasi daran zerbrechen. Deswegen nehmen sie eine fast feindselige Haltung dagegen ein. Und keiner weiß das besser als ich.«

»Und trotzdem bleiben Sie hier?«

»Ich tue, was ich kann«, meinte Miss Talmadge bescheiden. »Was aber bei einem Fall wie der kleinen Eloise leider nicht annähernd genug ist.«

»Wenn Sie ihr nur ein bisschen mehr Zeit widmen könnten ...«

»Wie denn? Wann denn?«

»Nachmittags, nach der Schule«, schlug Kate vor.

Miss Talmadge lächelte nachsichtig. »Meine liebe Miss Kincaid, die Kinder werden alle gemeinsam mit dem Bus nach Adelphi und dann wieder nach Hause gebracht. Es gibt keine Möglichkeit, dass ein Kind früher kommt oder später geht. Außer bei den paar wenigen, die in Adelphi wohnen.«

»Miss Talmadge, wenn man es einrichten könnte, dass Eloise früher käme oder länger bliebe, wären Sie dann bereit, sich um sie zu kümmern? Damit sie von der Erfahrung, die Sie ja offenbar haben, profitieren könnte?«

Bei diesen letzten Worten trafen sich die Blicke der beiden Frauen. Kates Miene verriet, dass sie Miss Talmadges Bildungshintergrund, der den Kleinstadthorizont weit überstieg, durchaus wahrgenommen hatte. In Miss Talmadges Blick wiederum spiegelten sich Verständnis, aber auch die Frage nach einer weiteren Erklärung.

Sie antwortete allerdings nur: »Ich würde die Gelegenheit, mit Eloise zu arbeiten, sehr begrüßen und ihr gern dabei helfen, ihren aufgeweckten Verstand so rasch zu entwickeln, wie er das braucht. Wenn es sich nur irgendwie arrangieren ließe.«

»Ich werde mich darum kümmern«, sagte Kate. »Einstweilen weiß ich, dass Sie bereit sind, uns zu unterstützen.«

Kate stand auf, um sich zu verabschieden, Miss Talmadge aber lächelte und meinte: »Wollen Sie mich denn nichts fragen?« Ihre gütigen Augen betrachteten Kate durch die schlichte praktische Stahlrahmenbrille. »Sind Sie nicht neugierig, zu erfahren, was ich hier tue?«

»Sie sind nicht von hier. Aber ich wollte Sie auch nicht zu sehr bedrängen.«

»Siebenundzwanzig Jahre«, sagte Willa Talmadge, »so lange bin ich schon hier. Manchmal finde ich es wunderbar. Die Berge. Ihre Wildheit, ihre Zeitlosigkeit. Und die Menschen, die fast genauso unveränderlich sind wie ihre Berge. Aber trotzdem, trotz des weiten, ungezähmten Landes, der majestätischen Höhenzüge, des gewaltigen Himmels – es kann auch ein Gefängnis sein.«

»Warum bleiben Sie dann?«

»Die Menschen hier haben mich aufgenommen, als es sonst niemand tat. Ihre Generation wird das nicht mehr verstehen. Aber allein bei der Andeutung, dass eine Frau, die Kinder unterrichtet, auch selbst ein Leben und eine Liebesbeziehung haben könnte, war man vor siebenundzwanzig Jahren schockiert. Vor allem, wenn sie auch noch so etwas waghalsig Unkonventionelles tat, wie schwanger zu werden …«

Kate sah Miss Talmadge an. Plötzlich gab es eine Verbindung zwischen den beiden Frauen.

»Heute verursacht eine unverheiratete schwangere Lehrerin vielleicht einen Miniaufruhr, aber am Ende bleibt sie, unterrichtet weiter und die Aufregung legt sich wieder. Vor siebenundzwanzig Jahren war die öffentliche Meinung diesbezüglich kaum aufgeklärter als zu Zeiten der Hexenverbrennungen. Der Hauch eines Gerüchts, auch wenn gar nichts dahintersteckte, genügte, um eine Pädagogin von der Schule zu weisen. Und nicht nur von dieser einen Schule. Sie bekam nicht die nötigen Zeugnisse, die ihr zu einer Anstellung an einer anderen Einrichtung verholfen hätten. Und wenn es wirklich ein handfester Skandal war, sie tatsächlich ledig und in anderen Umständen war, dann wurde ihre Situation völlig unhaltbar.

Außer an so abgelegenen Orten wie Adelphi. Wo man wegen des dringenden Lehrerbedarfs auch eine solche Frau aufnahm. Und es hatte noch einen weiteren Vorteil.«

»Das Krankenhaus, den Umstand, dass es hier Hebammen gab?«, erriet Kate.

Miss Talmadge nickte. »Ich kann mich für ihre professionellen und menschlichen Fähigkeiten wirklich verbürgen. Ich wurde von einem vollkommen gesunden kleinen Mädchen entbunden. Megan. Sie wog knapp sechs Pfund. Und hübsch war sie. So hübsch.«

»Wo ist Megan heute?« fragte Kate.

Miss Talmadge erwiderte voller Stolz: »Inzwischen ist sie außerordentliche Professorin an einem angesehenen kleinen College in New England. Und sie hat mir schon zwei Enkel geschenkt.« Einen Moment lang musterte sie Kate. »Sie sieht Ihnen sogar ähnlich. Klein, blond – ihr Vater war hellhaarig – und immer noch hübsch. Obwohl man sie jetzt, in ihrem Alter, wohl eher schön oder attraktiv nennen sollte. Gleichmäßige, ausgeprägte Züge. Wie Sie.«

»Verzeihen Sie mir, wenn ich frage ...«, begann Kate.

Miss Talmadge kam ihr zuvor. »Ihr Vater? Er hat nie etwas davon erfahren.«

»Sie haben es ihm nie erzählt?«, fragte Kate verblüfft.

Miss Talmadge schüttelte kaum merklich den Kopf, ehe sie erklärte: »Ich habe mir das damals sehr gut überlegt. Und kam zu dem Schluss, dass er mich, wenn ich es ihm sage, wohl heiraten wollen würde. Und ich mich versucht fühlen würde, diesen naheliegenden Ausweg zu akzeptieren. Dann aber fragte ich mich: Ist er der Mann, mit dem ich den Rest meines Daseins verbringen will? Und mir wurde klar, dass eine Liebesgeschichte schön und gut war, aber eine Ehe, ein ganzes Leben miteinander, nein, das wollte ich nicht. So habe ich es ihn nie wissen lassen. Ich fand diesen Ort, kam hierher, unterrichtete, bekam mein Kind. Und arbeitete weiter als Lehrerin.«

»Sicher war die Erziehung ihrer Tochter hier ein ähnliches Problem, wie es das Unterrichten eines Kindes wie Eloise wäre«, meinte Kate.

»Ich habe Ihnen ja gesagt, es ist nur eine Zeitfrage. Ich habe Zeit. Aber das Kind vielleicht nicht.«

»Und wenn sich etwas arrangieren ließe?«, fragte Kate.

»Ich würde mich freuen, sie so zu fördern, wie ich es bei Megan getan habe. Aber wenn wir die Flamme in Eloise' Geist entzünden, dann müssen wir auch bereit sein, sie über einen langen Zeitraum hinweg zu begleiten. Können Sie ihr das versprechen?«

16

Kate steuerte den Jeep an den Rand der unbefestigten Straße vor dem Grundstück der Torrence'. Vorsichtig um sich blickend stieg sie aus und ließ das alte Holzhaus auf der Kuppe nicht aus den Augen. »Jemand zu Hause?«, rief sie. Keine Antwort. Sie rief erneut: »Ist da oben jemand zu Hause?«

Die Tür ging auf. Matilda Torrence trat heraus und starrte auf sie hinab. Ihr Söhnchen Benjy klammerte sich an ihr Kleid. Von Eloise war weit und breit nichts zu entdecken.

»Matilda? Ich bin's, Kate. Aus Wildwood.«

»Und was wolln Sie?«, fragte Matilda Torrence misstrauisch zurück.

»Ich will mich nur ein bisschen mit Ihnen unterhalten. Darf ich raufkommen?«

Mrs Torrence überlegte und meinte dann: »Wenn Se schon da sin, warum nich.«

War das nun Vorsicht oder Argwohn? Und warum schien die Frau, die ihr bei ihrem letzten Besuch so liebenswürdig begegnet war, auf einmal so unfreundlich? Als Kate sich der Veranda näherte, stellte sie fest, dass große Sorge das Gesicht der Frau verdüsterte.

»Es stimmt was nich«, mutmaßte Mrs Torrence besorgt.

»Ich wollte Sie nur besuchen. Und den Kindern etwas bringen«, sagte Kate und hielt ihr die zwei kleine Geschenke entgegen, die sie in Adelphi gefunden hatte.

»Und warum tun Se das?«

»Ich dachte, sie hätten vielleicht Freude daran«, erwiderte Kate und wunderte sich immer noch, warum Eloise nicht aufgetaucht war. Zögernd fragte sie: »Darf ich Benjy das geben?«

»Wenn er nix dagegn hat«, sagte die Frau. Da Kate wusste, dass sie dies als eine Art Zustimmung deuten konnte, reichte sie dem Jungen das kleine, bunt eingewickelte Päckchen, und er ergriff es mit beiden Händen. Er versuchte, es auszupacken, was ihm aber nicht richtig gelang.

Kate kniete sich neben ihn. Um ihm das Gefühl zu geben, er habe es selbst geschafft, half sie ihm vorsichtig beim Auswickeln, indem sie ihm die Finger führte. Sie hatte ihm ein farbig lackiertes kleines Holzspielzeug mitgebracht, einen Hund, den sie ihm nun vorführte, indem sie ihn auf der Terrasse hinter sich herzog, sodass er die Beine bewegte und zu gehen schien. Benjy strahlte vor Freude. Er kniete sich auf den Boden, um den kleinen Hund anzuschieben, und beobachtete, wie sich die Beine in übertriebenem Gleichklang bewegten.

»Hund«, sagte er. »Hund«, wiederholte er und lachte.

Angesichts der Freude ihres kleinen Sohns musste auch Mrs Torrence lächeln.

»Für Eloise habe ich auch etwas mitgebracht«, sagte Kate und blickte sich suchend nach ihr um.

»Die is nich da«, sagte ihre Mutter.

»Nicht da? Wie meinen Sie das?«

»Sie is weggelaufn«, sagte Mrs Torrence und offenbarte damit den Grund ihrer Anspannung.

»Aber warum denn das?«, fragte Kate und war nun ebenfalls sehr beunruhigt.

»Legt sich halt gern mit ihrm Vater an. Macht mir schon Sorgen, das Kind. Der Benjy is auf seine Art gestört. Aber sie is auch nich normal. Immer wenns drum geht, dass se was erledigen soll, verdrückt se sich.«

»Erledigen?«, fragte Kate.

»Es muss ja jemand die Hühner füttern, die Eier einsammln und die Sau versorgn. Oder wir müssn verhungern. Und das is halt Frauenarbeit. Jedes junge Mädchen, das mal ein eignen Haushalt ham will, muss das beizeiten lernen.

Aber sie spurt nich. Und ihr Vater, der lässt ihr das nich durchgehn. Also läuft se weg.«

»Tut sie das denn oft?«, erkundigte sich Kate.

»Oft genug«, seufzte Mrs Torrence. »Aber sie kommt schon wieder. Wenns dunkel und kalt draußn wird, isse wieder da. Meistns total ausgehungert.« Mrs Torrence senkte die Stimme und gestand: »Dann muss ich ihr heimlich was zusteckn, weil ihr Vater nich will, dass se was zu essn kriegt, wenn se weggelaufn is.«

»Sehe ich sie denn noch, wenn ich auf sie warte?«

»Die kommt schon wieder, die kommt schon wieder«, wiederholte die Frau traurig, als ob die Rückkehr des Mädchens neue Probleme mit sich bringe. »Kommen Se rein, nehmen Se Platz, ich muss jetzt das Abendessn kochn.«

Kate betrat das kleine Haus und sah, dass sie Mrs Torrence durch ihre Ankunft beim Saubermachen unterbrochen hatte. Der Eimer stand noch in der Mitte des zur Hälfte feuchten Bodens. Der kräftige Geruch der selbst gemachten Laugenseife erfüllte den Raum.

»Entschuldign Se«, sagte die Frau, ließ sich auf den Knie nieder und begann wieder zu schrubben. Ihre Hände waren von dem Putzmittel rau und gerötet, aber Matilda Torrence schien sich nicht daran zu stören; sie betrachtete es als unvermeidbaren Teil ihres Lebens. Schweigend schrubbte sie weiter und schob immer wieder ihren Sohn, der ihr mit seinem neuen Spielzeug in die Quere kam, zur Seite.

Plötzlich blickte sie auf und fragte besorgt: »Warum wolln Se eigentlich zur Eloise?«

»Sie so ein kluges, nettes Kind. Ich mag sie und wollte ihr das vorbeibringen.«

»Was is das?« Die Frau beäugte argwöhnisch das kleine, flache, bunte Päckchen, das Kate in der Hand hielt.

»Ich dachte, sie freut sich vielleicht über ein neues Buch«, sagte Kate.

»Grad erst hat die Schule wieder angefangen, und sie hat

die Bücher, die se ihr gegeben ham, schon wieder ausgelesn.«

»Ich dachte, vielleicht liest sie gern mal was anderes als das, was sie in der Schule bekommt«, erläuterte Kate.

»Das dürfn Se glaum, so verrückt, wie die nachm Lesn is.« Matilda Torrence schob den Wischlappen beiseite und erhob sich. Kate stellte fest, dass sie sich mit neunundzwanzig Jahren schon wie eine arthritische Sechzigjährige bewegte. Sie trat ganz nah an Kate heran, um ihr anzuvertrauen: »Manchmal versteckt se sich in dem Zimmer da. Und schreibt. Mehr als einmal hab ich mich, wenn se nich da war, reingeschlichn. Ich kann nich besonders gut lesn, nur ein bisschen. Merkwürdiges Zeug. Sehr merkwürdig. Jedes Mal nehm ich mir vor, nix mehr zu lesn. Aber dann halt ichs nich aus. Und les es wieder.«

»Matilda, haben Sie denn je daran gedacht, dass Ihre Tochter vielleicht mit einem außergewöhnlichen Verstand begabt ist?« Als sie merkte, dass die Frau nicht begriff, was sie meinte, sagte sie: »Ihre kleine Tochter ist intelligent. Gescheit. Ja, ziemlich gescheit.«

»In der Schule isse ganz ordentlich«, räumte Mrs Torrence ein.

»Wenn sie eine Chance bekommt, kann sie noch viel mehr als ›ganz ordentlich‹ sein«, erklärte Kate. »Sie ist viel zu klug, um ihre Zeit mit Hausarbeit zu vertrödeln.«

»O, ihre Arbeit, die muss se schon machn. Da lässt ihr Vater sich nich reinredn, von mir nich, und schon gar nich von ihr.«

»Matilda, ich möchte, dass Sie mir helfen, Ihren Mann davon zu überzeugen, dass Eloise zusätzlichen Unterricht bekommen muss, in Adelphi, und später vielleicht auch in der Stadt.«

»In der Stadt? Da warn wir ja nich mehr seit damals, wo wir die kleine Kate hingebracht habm, sie se so krank war, dass se am liebstn sterbn wollt. Seitdem will mein Mann nich mehr in die Stadt fahrn, wenns kein Grund dafür gibt.«

»Ich werde mit ihm sprechen«, sagte Kate entschlossen.

»Nein! Da dreht er durch«, gab die Frau zu befürchten. »Vielleicht isses besser, Sie gehn, ohne die Eloise zu sehn. Vielleicht isses besser, wenn Se Ihr Geschenk wieder mitnehmen. Und das vom Benjy auch. Ich tu besser so, als wärn Se gar nich hier gewesn.«

»Tun sie das Ihrem Sohn nicht an«, meinte Kate. »Und Sie können mir nicht verbieten, auf Eloise zu warten. Und wenn ich unten am Pfad auf sie warten muss.«

»Hoffentlich sieht er Sie nich«, warnte sie Mrs Torrence.

Sie ließ Matilda weiter den Fußboden wischen und ging wieder hinunter zum Jeep. Hinter dem Steuer saß Eloise, die tat, als lenke sie das Gefährt. Ohne sich bemerkbar zu machen, hörte Kate zu, wie das Kind improvisierte: »Und jetzt rum um die Kurve, schneller als der Wind. Holterdipolter, über Schlaglöcher und Risse. Durchs Tal. Und jetzt lassn wirs hinter uns und fahrn ins Gebirge rauf. Direkt inn Himmel. Wir schwebn durch die Luft wie die Flugzeuge und ziehn ein weißen Streifn hinter uns her, ein langen weißn Streifn.«

Sobald das Kind Kate bemerkte, kauerte es sich ängstlich hinter das Lenkrad und meinte flehend: »Ich hab nix gemacht. Ich hab gar nix gemacht.«

Kate kam näher heran, und das Kind begann zu zittern.

»Eloise, du brauchst dich nich zu fürchten«, sagte Kate und bemühte sich, sie in der einfachen, ihr vertrauten Sprache zu beruhigen. Sie streckte ihr das bunt eingewickelte Geschenk entgegen. Das Kind starrte sie an, erfüllt von einem Argwohn, den alle Einheimischen dem Unbekannten entgegenzubringen schienen.

Obwohl das Kind vor lauter Verlangen nach dem Päckchen die vergissmeinnichtblauen Augen weit aufriss, widerstand es der Versuchung, es anzurühren. Langsam öffnete Kate das bunte Papier, sodass das Buch mit seinem illustrierten Umschlag zum Vorschein kam. Eloise war hin- und hergerissen zwischen Verlockung und Angst. Kate hielt ihr das Buch entgegen. Und schließlich fand Eloise den Mut, danach zu greifen. Sie starrte auf den Einband und presste das Buch an die Brust. Es einfach nur zu besitzen war anscheinend genug. Es zu lesen war ein Luxus, von dem sie nicht einmal zu träumen wagte.

Bald hielt die Kleine das Buch ein wenig von sich weg, um seine farbenfrohe Hülle genauer in Augenschein zu nehmen. Erst dann traute sie sich, es aufzuschlagen. Es enthielt kurze Gedichte, die mit dazu passenden Aquarellen illustriert waren. Eloise fuhr mit den Fingern über die Bilder und versuchte festzustellen, ob sie eine irgendwie tastbare Textur besaßen.

»Eloise ... lies doch mal ein Gedicht«, schlug Kate ihr vor.

Das Kind starrte auf den Text und begann laut zu lesen. Eloise las flüssiger, als Kate es erwartet hatte, und mit wachsender Begeisterung. Nachdem sie das erste Gedichte gelesen hatte, blätterte sie um und las das zweite noch begieriger. Dann das dritte. Lächelnd sah sie zu Kate hinüber. Las weiter und weiter, während die Freude und das Gefühl des Erfolgs stetig zunahmen. Schließlich war sie in derartiger Hochstimmung, dass sie laut aufgluckste.

Plötzlich wandte sie sich zu Kate, küsste sie auf die Wange und schmiegte sich an sie. Sie fand keine Worte, um ihre Dankbarkeit auszudrücken, doch das war auch nicht nötig. All das endete jäh, als plötzlich aus Richtung der Hütte die Stimme ihres Vaters zu hören war, der ärgerlich nach ihr rief.

»Eloise! Verdammt! Wo steckt das Kind bloß?«

Sie wurde wieder zu dem geduckten, verängstigten kleinen Mädchen. Zitternd kauerte sie sich auf dem Fahrersitz zusammen und versteckte ihr neues Buch, um es vor ihrem Vater in Sicherheit zu bringen.

»Hab keine Angst, Eloise«, sagte Kate. »Komm, wir gehen rauf zum Haus und reden mit deinem Vater.«

»Jetzt dreht er wieder durch«, warnte sie. »Komm«, beharrte Kate. Sie nahm das Kind bei der Hand. Eloise ließ das Buch auf der Vorderbank liegen, doch Kate sagte: »Nimm es mit. Es ist ein Geschenk, auf das du ein Recht hast.«

Sie begannen, den Hügel hinaufzusteigen. Sie hörten schon, wie Homer Torrence seine Frau aussschalt.

»Das freche Ding, immer Widerworte, nie isse da, wo se hingehört. Warum isse nich draußn und füttert die Sau, damit wir im Winter genug Fleisch und Speck ham? Du musst strenger mit ihr sein!«

Sobald er ihre Schritte auf der knarrenden Veranda hörte, richtete Torrence seinen ganzen Zorn gegen Eloise und Kate. »Komm mal her, Mädchen!«

Als er Kate entdeckte, wurde er noch feindseliger.

»Sie?«, lautete seine ganze Begrüßung. »Ich hab gehört, die Eunice is ab morgn wieder da. Was wolln Sie schon wieder bei uns?«

»Ich wollte Sie besuchen, Mr Torrence«, meinte Kate ganz unverblümt. »Könnten wir uns kurz setzen und miteinander reden?«

»Ich wüsst nich, worüber. Hab mich ja schon zur Operation entschiedn«, wehrte Torrence ab und versuchte damit dem Gespräch mit einer Frau, der er offensichtlich misstraute, auszuweichen.

»Wir müssen uns über Eloise unterhalten«, sagte Kate.

»Isse denn marod?«, fragte Torrence und wirkte plötzlich besorgt.

»Körperlich ist alles in Ordnung. Über ihren Kopf, ihren Verstand wollt ich mit Ihnen reden.«

Sie legte den Arm um das Kind, zog es heran und spürte, dass die Kleine zitterte. Kate drückte sie tröstend an sich.

»Mr Torrence, Ihre Tochter Eloise hat einen wachen Verstand. Sie ist heller als jedes andere Kind ihres Alters, dem ich je begegnet bin. Sie ist ungeheuer sensibel, intelligent und kreativ.« Kate merkte, dass das für diesen Bergbewohner, der ums tagtägliche Überleben kämpfte, Fremdwörter waren. »Mr Torrence, Ihr Kind hat die Chance auf ein Leben, das es aus der Enge dieser Berge hinausführt. Es kann draußen in der Welt vielleicht Großes erreichen. Aber genauso wie Ihre Pflanzen muss auch sein Geist bewässert und gedüngt werden, wenn aus dem Ganzen was werden soll. Verstehen Sie?«

Torrence blickte auf das Buch, das Eloise an sich gedrückt hielt. Er griff danach, und hätte sie es ihm nicht freiwillig überlassen, hätte er es ihr entrissen. Zornig starrte er darauf und schleuderte es in eine Ecke. Eloise bewegte sich instinktiv, um es zurückzuholen, doch Kate hielt sie fest.

»Was erzähln Se da? Oder isses irgendwas so Schlimmes, dass Ses nich direkt sagn könn?«, fragte Torrence.

»Ich versuche Ihnen nur eins zu erklären, Mr Torrence, nämlich dass dieses Kind zusätzlichen Unterricht braucht, damit es seinen hervorragenden Verstand entwickeln kann.«

»Sie lernt jetzt schon genug«, erwiderte Torrence. »Jedn Morgn wird se vom gelbn Bus abgeholt und zur Schule gebracht, wo die Kinder nur lernen, dass se was Bessres sin als ihre Eltern. Davon werdn se bloß eingebildet.«

»Selbstbewusst werden sie, Mr Torrence, und das ist etwas völlig anderes.«

»Ich halt nix von all dem Bücherwissn. Alles, was es wert is, dass man sichs merkt, kann man mit Erzähln weitergebn, so wie früher. Die bestn Geschichtn hab ich als kleiner Junge gehört. Und die ham die erzählt oder vorgesungen, die sich noch erinnert ham. Meine alte Großmutter hat immer gesungen oder Geschichtn erzählt, so welche mit Geistern und so, und hat uns Kinder damit zu Tode erschreckt. Wir ham keine Bücher gebraucht und keine solchn Hefte, wie ich se manchmal in Adelphi seh. Und auch kein Fernseher. Es is schon genug damit, dass Eloise in die Schule geht«, schloss Torrence bestimmt.

»Für die meisten Kinder ist das vielleicht genug. Aber

nicht für sie. Sie sollte mehr über die Welt erfahren. Ihren mündlichen und schriftlichen Ausdruck verbessern und viel lesen.«

»Ich find, sie liest und schreibt jetzt schon zu viel. Dauernd steckt se in ihrm Zimmer und schreibt den ganzn Quatsch«, sagte Torrence. »Außerdem, wenn se all das Zeug gelernt hat, was is dann? Dann vergisst se, wo se herkommt? Wird den eignen Leutn fremd? Nein! Bis se heiratet, bleibt se bei uns. Und wenn se dann ein Auswärtign heiratn will, is das ihre Entscheidung.«

»Mr Torrence, ich versuche Ihnen nur klarzumachen, dass Sie eine sehr ungewöhnliche Tochter haben ...«

Torrence wandte sich an seine Frau: »Die will mit unsrer Eloise des Gleiche machn, wie se mit deim Cousin gemacht ham. Er wär ein ganz Gescheiter, ham se gesagt. Und ham ihn in der Stadt in die Schule geschickt. Dort ham se sich über sein Dialekt lustig gemacht. Und verlangt, dass er so hochgestochn redet wie sie. Wie das nich schnell genug gegangen is, da hätten se ihn fast rausgeschmissn. Er is zurückgekommen und nie mehr der Alte gewordn. Hat nirgendwo mehr hingehört, nich zu uns und nich zu denen in der Stadt. Ich will nich, dass das mit meiner Tochter passiert. Deswegn wünsch ich Ihnen noch einen schönen Tag und bitt Sie, jetzt zu gehn.«

Kate wollte noch etwas erwidern, doch Torrence' Frau schüttelte hinter seinem Rücken warnend den Kopf.

»Ich komme ein andermal wieder«, sagte Kate.

»Kommen Se lieber nich mehr. Wär besser für uns alle«, sagte Torrence.

»Ein andermal«, wiederholte Kate.

Verärgert, weil sie ihn zum Eingeständnis dessen zwang, was er als Schande und sein persönliches Versagen betrachtete, rief er: »Hat doch gar kein Sinn, wir ham kaum genug zum Essn, ganz zu schweign von den Dummheiten, von denen Sie da redn.«

»Bis zum nächsten Mal«, beharrte Kate. Sie küsste Eloise auf die Wange und steuerte zur Tür. Torrence hielt sie auf. »Wolln Se Ihr Geschenk nich mitnehmen?«

Kate warf einen Blick auf das Buch, das immer noch in der Ecke lag, in die er es geschleudert hatte, und dann auf Eloise, deren Augen sie anbettelten, das Präsent behalten zu dürfen. Doch Torrence sagte: »Los, hols her und gibs zurück!« Eloise zögerte. »Ich hab gesagt, du sollst es zurückgebn!«

Widerwillig durchquerte das Kind den Raum, hob das Buch auf, hielt es umarmt und streckte es dann Kate entgegen. Kate sah die Tränen in Eloise' Augen, doch um des Kindes willen nahm sie ihr den Gedichtband ab. Als sie es tat, griff Eloise nach Kates Hand, drückte sie an ihre Wange und küsste sie.

Kate schob sich hinter das Lenkrand des Jeeps, startete mit einer heftigen Bewegung den Motor und dachte: *Ich muss also nicht nur das Vorurteil, sondern auch die Armut bekämpfen. Auch recht, sei's drum!*

Sie legte den Gang ein und trat in ihrer Wut das Gaspedal so heftig durch, dass die Hinterräder durchdrehten.

Am nächsten Morgen fand Kate eine Nachricht in ihrem Fach: Miss Abbott wollte sie sehen. Das überraschte sie nicht, da sie erwartete, für ihre Leistungen während der Tage in Wildwood beurteilt zu werden. Sie machte sich auf den Weg in Miss Abbotts Büro und dachte dabei an die Familien, die sie besucht hatte, die Art, wie sie mit ihnen umgegangen war, und vor allem auch an den Notfall mit dem Schlangenbissopfer. Alles in allem – fand sie – hatte sie sich recht gut geschlagen.

Ihr erster Blick auf Miss Abbotts düstere Miene jedoch belehrte sie eines Besseren. *Mein Gott,* dachte Kate, *kann man diese Frau denn nie zufriedenstellen? Was habe ich denn jetzt schon wieder verbrochen?* Sie machte sich auf eine ausführliche Kritik gefasst.

»Miss Kincaid«, begann Miss Abbott in jenem strengen Ton, der stets einen ihrer Verweise ankündigte, »ich habe heute Morgen einen Anruf von Leona Owens erhalten. Einen sehr beunruhigenden Anruf.«

»Meinetwegen?«, fragte Kate.

»Torrence«, sagte Miss Abbott, als ob das eine Wort das Problem hinreichend umschreibe.

»Er muss operiert werden. Das hat sogar Miss Samuels in ihrem Bericht geschrieben.«

»Ich spreche von dem kleinen Mädchen«, stellte Miss Abbott richtig.

»Ach ja«, sagte Kate. »Das würde ich gerne mit Ihnen besprechen.«

Miss Abbott unterbrach sie: »Sicherlich nicht so dringend, wie ich mit Ihnen. Mr Torrence ist extra nach Wildwood runtergefahren, um sich über Sie zu beschweren.«

Kate zwang sich, wenn schon nicht völlig ruhig, so doch wenigstens einigermaßen gefasst zu bleiben. Sie musste den Fall möglichst wenig emotional darlegen.

»Mir ist da ein Kind von ungewöhnlicher Sensibilität und Intelligenz begegnet. Als Familienpflegerin empfinde ich es als meine Pflicht, mich nach besten Kräften dafür einzusetzen, dass Eloise' Fähigkeiten gefördert werden. Damit sich ihr Horizont erweitert und ihr Talent die Möglichkeit bekommt, sich weiterzuentwickeln. Ja, damit sie es überhaupt erst einmal zeigen darf und nicht im Verborgenen bleiben muss, weil sie sich selbst für verschroben hält. Ich will ihr doch nur diese Chance geben.«

»Ist Ihnen nie der Gedanke gekommen, dass Sie sich da in sehr private Familienangelegenheiten einmischen?«, fragte Miss Abbott. »Diese Leute akzeptieren und respektieren uns, weil wir auch sie respektieren und ihre Sitten und Gebräuche achten.«

»Aber ich habe Mr Torrence um Erlaubnis gebeten …«, begann Kate.

Miss Abbott unterbrach sie: »Es gibt eine unsichtbare Linie, die wir hier niemals überschreiten. In Familienangelegenheiten beziehungsweise elterliche Vorrechte mischen wir uns grundsätzlich nicht ein. Da Sie aber mit den hiesigen Sitten nicht vertraut sind, haben Sie diese Grenze überschritten. Sie hätten der Klinik und unserem Familienpflegeprogramm dadurch großen Schaden zufügen können. Von den Folgen für Ihre eigene Berufsausübung hier in Adelphi ganz zu schweigen.«

Trotz Miss Abbotts drohender Worte insistierte Kate: »Aber als Erstes haben Sie uns hier doch beigebracht, dass wir für die gesamte Familie verantwortlich sind.«

»Für die *Gesundheit* der ganzen Familie«, korrigierte Miss Abbott sie.

»Beschränkt sich unsere Gesundheitsvorsorge darauf, den Leuten den Blutdruck zu messen? Oder Erkältungen zu kurieren? Oder zu einer Bruchoperation zu raten? Ich dachte, wenn eine Schwester mitbekommt, dass irgendein Familienmitglied körperlichen oder seelischen Schaden nimmt, sollte sie etwas dagegen unternehmen.«

»Ich wiederhole: Sie sollen sich lediglich um die Gesundheit der Familie kümmern«, erklärte Miss Abbott.

»Aber wir befragen die Leute zu ihrer Ernährung, ihren sanitären Einrichtungen, ihrer Wasserversorgung, wir helfen ihnen bei der Familienplanung. Das sind alles keine Krankheiten. Trotzdem sind diese Dinge für die Entwicklung und Erhaltung gesunder und stabiler Individuen von entscheidender Bedeutung. Mehr will ich für die kleine Eloise gar nicht tun.«

»Ach, wollen Sie nicht?«, echote Miss Abbott. »Ich betrachte diese Angelegenheit hiermit als erledigt.«

»Ich würde trotzdem …«

Miss Abbott unterbrach sie erneut. »Meines Wissens hat

Mr Torrence Nein gesagt. Er ist das Familienoberhaupt. Folglich hat er das letzte Wort. Und da das Ganze nicht in den Aufgabenbereich einer Familienpflegerin fällt, sollten Sie es am besten vergessen.«

»Miss Abbott, ich wäre Ihnen gegenüber nicht aufrichtig, wenn ich verspräche, es zu vergessen. Ich kann es nicht einfach zu den Akten legen.«

Miss Abbott kniff die Augen zusammen und schürzte ganz leicht die Lippen. »Ich verstehe jetzt, warum es in Ihren Akten Hinweise auf eine gewisse Unfähigkeit gibt, die Wünsche und Anweisungen Ihrer Vorgesetzten zu befolgen. Ich will Ihnen nur sagen, dass jeder Versuch Ihrerseits, diesen Plan weiterzuverfolgen, Ihre Zukunft bei uns infrage stellt.«

Kate verkniff es sich, darauf etwas zu erwidern, drehte sich um und steuerte zur Tür. Auf der Schwelle blieb sie noch einmal stehen.

»Was gibt es noch, Miss Kincaid?«, fragte Miss Abbott ungeduldig.

»Mir ist nur gerade etwas eingefallen. Da diese Sache nicht unter die Pflichten einer Familienpflegerin fällt, gibt es ja sicher nichts dagegen einzuwenden, wenn ich mich in meiner Freizeit weiter darum kümmere, oder?«

»Falls Sie wissen wollen, ob ich es Ihnen offiziell verbieten kann, lautet die Antwort: Nein. Wenn Sie fragen, ob ich es missbillige? Ja. Ganz entschieden!«

Die beiden Frauen musterten einander für einen langen Augenblick, und weder die eine noch die andere zeigte sich kompromissbereit. Am Ende aber musste Kate den Blick abwenden, da der nächste Termin sie erwartete, die Familienplanungssprechstunde, die das erste Geburtshilfe-Trimester einleitete.

Sie passierte eine lange Reihe geduldiger Frauen, die sich alle beraten lassen wollten, ehe sie das Sprechzimmer erreichte. Als sie eintrat, unterbrach Schwester Ellen die Befragung ihrer Patientin, um ihr rasch mitzuteilen: »Kate? Drei Anrufe. Alle von einer gewissen Person.«

Die beiden kannten sich gut genug, dass Ellen über Howard und ihre Beziehung Bescheid wusste.

»Es klang dringend«, sagte Ellen. »Was es hoffentlich nicht ist.«

Ein Blick genügte, um Kate alles Übrige zu verraten, was Ellen dazu zu sagen hatte. Denn sie und Kate hatten schon häufig darüber gesprochen, dass Howard womöglich ungeduldig werden und sich in eine andere verlieben könnte, ja womöglich sogar daran denken könnte, eine andere zu heiraten. Dringende Anrufe von ihm konnten bedeuten, dass er im Hinblick auf ihre gemeinsamen Zukunft zu einer endgültigen Entscheidung gelangt war.

Kate ging zum Telefon. Sie zögerte, hob aber schließlich ab und dachte bei sich, dass sie die schlechten Neuigkeiten, wenn es denn welche waren, genauso gut gleich hören konnte. Andererseits war da auch etwas, das sie in Missachtung von Miss Abbotts letzter Warnung zu der Überlegung drängte: *Verdammt, ich schmeiß das jetzt hin. Ich gehe zu Howard zurück und gebe zu, dass es ein Fehler war. Mit meinem Wechsel hierher habe ich nur eine Form der Herrschaft gegen eine andere ausgetauscht. Die Krankenpflege steht mir bis hier.*

Aggressiv griff sie nach dem Hörer und wählte.

Howards Sekretärin antwortete mit einem kühlen »Mr Brewster ist in einer Besprechung, aber er hat mich gebeten, Ihren Anruf sofort durchzustellen. Bitte bleiben Sie dran.«

Kate spürte ein leichtes Stechen im Magen, als Howard sich ganz unpersönlich meldete, ohne die sonst üblichen Koseworte, ja sogar ohne sie auch nur mit ihrem Namen anzusprechen. *Ja*, dachte sie, *so ist es wohl, wenn etwas zu Ende geht.*

Immer noch reserviert, meinte er: »Ich vertrete demnächst meinen ersten Fall vor dem Obersten Gericht.«

Erleichtert und erfreut sagte Kate: »Das ist ja großartig!« Howard fuhr fort: »Und ich dachte mir, dass wir uns, da Washington etwa in der Mitte zwischen Chicago und Adelphi liegt, womöglich treffen und miteinander zu Abend essen könnten, wenn es sich zeitmäßig ergibt. Nächsten Freitagabend?«

Sie lächelte, als ihr klar wurde, dass der arme Howard sicherlich in einer Besprechung saß, vor Mitteilungsdrang fast platzte, es jetzt aber weder zeigen konnte noch seinen Klienten wissen lassen durfte, dass er sie gerade darum bat, ihr erstes gemeinsames langes Wochenende seit sechs Monaten miteinander zu verbringen.

»Ich muss um Erlaubnis fragen, Schatz«, sagte sie. »Wir sind fast am Ende des zweiten Trimesters – wir haben Prüfungen. Aber vielleicht ist Miss Abbott ja einverstanden. Ich sag dir Bescheid.«

»Ich bitte darum«, sagte Howard in einem so gleichmäßigen Tonfall, als würde er mit einem Kollegen oder Zeugen sprechen. »Ich erwarte eine baldige Antwort, damit ich reservieren kann. Was mich persönlich betrifft, ich übernachte im Watergate.«

Kate musste lachen. »Hawk, ich glaube nicht, dass du irgendwen mit deinem ›Was mich persönlich betrifft, ich übernachte im Watergate‹ an der Nase herumführen kannst. Okay. Im Watergate – falls ich es schaffe. Fürs Erste aber: Ich liebe dich, meine großer bedeutender Anwalt am Obersten Gericht. Und werd jetzt nicht rot. Ich seh's ja sogar durchs Telefon.«

Erleichtert und in Hochstimmung legte sie auf. Genau das hatte sie nach ihrer Konfrontation mit Miss Abbott gebraucht, eine Art Sicherheitsventil für ihre Wut und ihre Besorgnis. Bis ihr dämmerte, dass sie sich nun sofort nach dem Showdown mit Miss Abbott eine weitere Auseinandersetzung eingehandelt hatte. Sie beschloss, sich ihr so schnell wie möglich zu stellen.

Auf dem Weg zum Schreibtisch, an dem sie ihr erstes Familienplanungsinterview führen würde, kam sie an Ellen vorbei. Die junge Nonne blickte fragend zu ihr auf; Kate nickte ihr lächelnd zu, hob die rechte Hand und spreizte zwei Finger zum Victory-Zeichen.

»Ich freu mich für dich«, sagte Ellen leise.

In diesem Augenblick erinnerte sich Kate an das einzige Mal, an dem sie beide ein persönliches Gespräch über Sex geführt hatten.

Es war eine kurze Unterhaltung beim Kaffee gewesen, nach dem Nachtdienst, bei dem sie sich um ein Mädchen hatten kümmmern müssen, das versuchte hatte, sein Kind selbst abzutreiben – mit unglücklichem Ausgang.

Ellen hatte traurig gemeint: »Wenn sie im Hinblick auf Sex und seine Folgen nicht so ahnungslos gewesen wäre, dann wäre das alles nie passiert.«

Kate hatte gefragt: »Warst du je mit einem Mann zusammen?«

»Nein«, hatte Ellen schlicht erwidert.

»Hast du je daran gedacht?«, hatte Kate nachgehakt.

»Zuweilen.«

»Ist es schwer für dich?«

»Manchmal schon.«

»Denkst du je ans … Aufhören oder wie immer das heißt, wenn Nonnen ihren Dienst quittieren?«

»Manchmal.«

»Würdest du es wirklich tun?«

»Niemals.«

Und das war das Ende ihres Austauschs über Sex. Trotzdem konnte Ellen Kate und ihre emotionalen Angelegenheiten gut nachvollziehen und sich einfühlen. So wie sie sich jetzt auch ehrlich darüber freute, dass Kates Beziehung zu Howard wieder aufzublühen schien.

Die Familienplanungssprechstunde war zu Ende. Sie hatten einen langen Tag mit einer Reihe von Gesprächen hinter sich, in denen sie mit einer Vielzahl von Problemen, körperlichen wie seelischen – darunter Frigidität, Impotenz und sogar ein Vergewaltigungsfall in der Ehe –, konfrontiert worden waren.

Doch nun war es geschafft. Kate fühlte sich müde, aber befreit. Bis ihr klar wurde, dass es noch eine Schwierigkeit zu meistern galt.

»Ein ganzes Wochenende wollen Sie freinehmen?« Miss Abbott bedachte ihre Bitte mit einem Stirnrunzeln. »Ist Ihnen eigentlich klar, dass nächste Woche die Prüfungen fürs zweite Trimester anstehen?«

»Ja, aber ich glaube, dass ich ausreichend vorbereitet bin«, sagte Kate.

»Lassen Sie sich durch ihr gutes Abschneiden bei den letzten Prüfungen nicht täuschen. Familienpflege ist sehr viel schwieriger als Diagnose. Haben Sie je von Miss Stebbins aus der Klasse vor Ihnen gehört?«

»Ja, ich weiß«, sagte Kate. »Sie hatte in den ersten Trimestern die besten Noten ihrer Klasse und ist dann durch die Therapieprüfung gerasselt.«

»Also, ich an Ihrer Stelle würde jeden verfügbaren Augenblick aufs Lernen verwenden. Aber es ist Ihre Entscheidung, Miss Kincaid«, sagte Miss Abbott, und es klang eher warnend als kompromissbereit.

»Wenn Sie mich für das Wochenende vom Dienst befreien könnten, würde ich gerne fahren«, bat Kate.

»Wie Sie wollen«, meinte Miss Abbott. »Wer weiß, vielleicht tut es Ihnen ja sogar gut. Dann können Sie gleich darüber nachdenken, ob Sie sich im Fall Torrence wirklich einmischen wollen.«

17

Die Maschine ging in den Sinkflug über. Kate erblickte Washington unter sich. Vertraute Gebäude kamen in Sicht: das hohe schlanke Washington Monument, das in den klaren Himmel ragte, das Lincoln Memorial mit seinen beeindruckenden weißen griechischen Säulen, der blaue Herbsthimmel, der sich in dem langen Wasserbecken davor spiegelte.

Bald setzte das Flugzeug mit einem jähen Knirschen auf dem Betonrollfeld des National Airport auf. Der Pilot aktivierte die Schubumkehr, und der Flieger verlangsamte allmählich seine Geschwindigkeit. Er bog von der Hauptrollbahn ab und fuhr langsam auf das Gate zu.

In ihrer Sehnsucht nach Howard verstieß Kate gegen sämtliche Regeln. Schon lange, bevor die Maschine zum Stillstand kam, hatte sie ihren Sitzgurt gelöst. Sie war die Erste, die aufsprang, im Mittelgang stand, ungeduldig darauf wartend, dass sich die Türen endlich öffneten.

Als ihre Tasche auf dem Gepäckkarussell erschien, wartete sie gar nicht erst auf einen Träger. Ungeachtet des Gewichts packte sie ihre Sachen und rannte zum Taxi vor dem Flughafengebäude.

Noch ehe sie saß, befahl sie dem Fahrer: »Zum Watergate bitte, und beeilen Sie sich!« Sie war ganz außer sich, als er nicht gleich losfuhr, sondern wartete, bis noch ein weiterer Passagier zugestiegen war, ein beleibter Herrn mittleren Alters, der sie mit einem kaum hörbaren »Tschuldigung« in die äußerste Ecke der Rückbank drängte.

Da er es nicht so weit hatte wie sie, musste Kate ihre Ungeduld bezwingen; erst als sie ihn an seinem Hotel abgesetzt hatten, machten sie sich endlich zum Watergate auf.

Am Rezeptionsschalter stellte sie fest, dass Mr Brewster ihr – selbstverständlich! – eine Nachricht hinterlassen hatte. Der Page wich ihr nicht von der Seite, schnappte sich ihr Gepäck und brachte sie zum Aufzug. Sie konnte erkennen, dass Howard schon da gewesen war, ehe er sich zum Obersten Gericht begeben hatte. In einer Vase standen Blumen, langstielige rote Rosen. Davor lehnte eine Nachricht.

Kate, Schatz! Komm so schnell wie möglich zum Gericht. Ich habe einen frühen Termin, kann nicht länger warten. Alles Liebe, Howard.

Sie entledigte sich rasch ihrer Reisekleidung und schlüpfte in das dunkelblaue Tweedkostüm, das sie für den Gerichtstermin gekauft hatte. Sie erneuerte ihr Make-up, warf einen letzten prüfenden Blick in den Spiegel und machte sich auf den Weg. Den Taxifahrer wies sie an, so schnell wie möglich zum Obersten Gericht zu fahren.

Als sie zu Füßen der weißen Granittreppe aus dem Wagen stieg, blickte sie zu den hohen, kannelierten Säulen des Gerichtsgebäudes auf. Allmählich bekam sie eine Ahnung von der Majestät und Bedeutung dieses Hauses. Sie rannte die Stufen hinauf, entschlossen, es rechtzeitig zu schaffen und Howard seinen ersten großen Fall vertreten zu sehen.

Sie erreichte den Eingang, starrte in die hohe, gewölbte Rotunde, war jedoch entsetzt, als sie die lange Schlange der Besucher erblickte, die geduldig vor den hohen Türen der erhabenen Kammer anstanden. Zu warten, bis all diese Leute eingelassen waren, konnte mehr als eine Stunde dauern. Sodass sie den krönenden Augenblick von Howards junger Anwaltskarriere mit Sicherheit verpassen würde. Nur wenige Kanzleien gaben einem Mann in seinem Alter Gelegenheit, einen Fall vor dem Obersten Gericht zu vertreten.

Während sie die lange Reihe betrachtete, sah sie eine Gruppe von etwa einem Dutzend Zuschauern aus dem Gerichtssaal kommen, während ein uniformierter Gerichtsdiener die nächste Gruppe hineinwinkte. Unmittelbar bevor sie den Raum betraten, flüsterte er ihnen noch zu, wie sie sich im Gerichtssaal zu benehmen hatten. Die hohen Türen schlossen sich geräuschlos. Kate stellte sich nicht ans Ende der Schlange, sondern trat direkt auf ihn zu.

»Bitte, ich muss da unbedingt rein. Mein ... mein Verlobter vertritt heute Morgen seinen ersten Fall vor dem Gericht, und ich *muss* dabei sein.«

»Tut mir leid, Madam«, meinte der weißhaarige schwarze Gerichtsdiener. »All diese Leute warten schon ziemlich lange.«

»Aber es ist sein allererster Fall, und ich habe ihn seit Monaten nicht gesehen und ...« Sie hielt inne, weil ihr klar wurde, dass niemand das alles nachvollziehen können würde. Aber allein die Vorstellung, dass sie Miss Abbott dazu gebracht hatte, ihr freizugeben, dass sie es so weit geschafft hatte, und nun doch diesen wichtigen Augenblick in Howards Karriere verpassen sollte ... Sie brach zusammen und begann zu weinen.

»Tut mir leid, Madam, aber wir haben unsere Vorschriften«, wiederholte der sympathische Gerichtsdiener.

Ein kleiner korpulenter Mann, der ganz vorn in der Reihe stand, trat zu ihnen. Er hatte langes weißes Haar, das ihm bis auf den Kragen des dunklen Jacketts herabhing. Sein Cherubsgesicht wurde von einer goldgerahmten Brille akzentuiert, hinter der freundliche blaue Augen funkelten.

»Sir, würden Sie denn gestatten, dass die junge Dame meinen Platz einnimmt?«

»Wenn Sie ihn nach so langer Wartezeit aufgeben wollen«, meinte der Gerichtsdiener.

»Jawohl«, erwiderte der rundliche kleine Herr.

»Dann müssen Sie sich aber wieder hinten anstellen«, warnte der Gerichtsdiener. »Und vielleicht unterbrechen sie dann, eh Sie drankommen, auch noch für die Mittagspause.«

»Das nehme ich in Kauf.« Er trat beiseite und überließ Kate mit einer galanten Verneigung, die einer anderen Epoche zu entstammen schien, seinen Platz am Anfang der Reihe.

Spontan und immer noch mit Tränen in den Augen küsste Kate ihn. Die Zuschauer hinter ihr applaudierten. Und dann machten sie ihm genauso spontan und einstimmig direkt hinter Kate Platz.

Die hohe Tür ging auf und eine Gruppe von Zuschauern kam heraus. Der Gerichtsdiener lächelte Kate zu und ließ sie und die nächsten elf Zuschauer eintreten.

Beim Betreten des erhabenen Raumes überkam sie ein irgendwie schicksalhaftes Gefühl. Hier wurde die Verfassung der Vereinigten Staaten vertreten und verteidigt. Hier wurde über die Zukunft ganzer Generationen von Amerikanern entschieden.

Der Saal war zwar beeindruckend, aber längst nicht so groß, wie sie erwartet hatte; die hinter der langen Bank sitzenden Richter wirkten dennoch sehr fern. Sie ging den Mittelgang hinunter bis zur zweiten Reihe. Auf der rechten Seite fand sie einen freien Sitz. Sie schlüpfte in die Bank und versuchte, möglichst wenig aufzufallen.

An dem für die Rechtsanwälte reservierten Pult stand ein großer, älterer, distinguierter Mann den Richtern gegenüber und entwickelte eine juristische Argumentation, der sie zwar nicht folgen konnte, die er jedoch mit großer Leidenschaft vertrat. Die neun Richter lauschten ihm aufmerksam und gaben durch keinerlei Regung ihre Haltung dazu zu erkennen. Zwei von ihnen machten sich eifrig Notizen und blickten hin und wieder zu dem Advokaten auf, der sehr rasch sprach, um die ihm zugestandene Redezeit möglichst gut auszunützen.

Einmal unterbrach ihn ein Richter mit einer Frage, die die Beweisführung des Anwalts in Zweifel zu ziehen schien. Er antwortete, doch ein weiterer Richter, der vielleicht das Gefühl hatte, dass die Einlassungen nicht ausreichend seien, stellte eine weitere Frage, die ihm eine zweite Gelegenheit verschaffte. Durch ihre Einwände hatten die beiden einen Hinweis gegeben, wohin ihre Meinung in dieser Sache tendierte.

Der Fall selbst war für Kate nicht weiter interessant, denn er betraf den Streit zweier Bundesstaaten über ihre Wasserrechte am selben Fluss. Statt zuzuhören, musterte sie lieber die Hinterköpfe der Anwälte, die hinter der Absperrung auf die Chance zur Darlegung ihrer Fälle warteten.

Sie entdeckte Howard. Ihre erste Reaktion war Bestürzung. Sein Hinterkopf war ihr so vertraut, dass ihr sofort auffiel, dass er den Friseur gewechselt haben musste. Howard hatte am Hinterkopf einen Wirbel; die Haare standen ihm zu Berge. Sie empfand einen unbändigen Drang, den Mittelgang hinunterzueilen, sich in die Hand zu spucken und ihm den widerspenstigen Schopf zu glätten, ehe er aufstand, um seine Sache zu vertreten.

Der Vortrag des Juristen war zu Ende. Die Richter hatten keine weiteren Fragen. Der Protokollführer rief den nächsten Fall auf. Ein älterer Anwalt, der in seiner offiziellen Robe überaus würdevoll wirkte, erhob sich und näherte sich dem Pult, wo er seine Unterlagen ablegte und begann: »Hohes Gericht, verehrter Herr Vorsitzender …«

Kate merkte bald, dass es sich um Howards Fall handelte, denn in einem seiner Briefe hatte er von seiner Arbeit daran berichtet. Er bezog sich auf ein Urteil, in dem der Richter eines Bundesstaats hinsichtlich der Vormundschaft über ein neunjähriges Mädchen gegen beide Elternteile entschieden hatte. Der Richter hatte die Ansicht vertreten, dass die Vormundschaftsfrage nicht endgültig angemessen und fair geklärt werden könne, solange das Mädchen nicht von einem eigenen Anwalt vertreten werde.

Der Fall kam nun vor das Oberste Bundesgericht zur Klärung der Verfassungsfrage, ob die Bürgerrechte des Kindes womöglich geschmälert worden waren, weil es in der vielleicht bedeutendsten Entscheidung seines Lebens nicht Nutznießer des normalen Rechtswegs gewesen war.

Howards Gegner, ein erfahrener und geschickter Anwalt, argumentierte, dass die Entscheidung, ob ein Kind in einem solchen Fall einen Rechtsvertreter haben sollte, die Sache der Eltern sei und nicht die des Staates. Das Urteil des Richters sei daher eine ungerechtfertigte Einmischung in die innerfamiliären Beziehungen. Sogar dort, wo es um Leben und Gesundheit ginge, könnten Gerichte den Eltern, die letztlich die Verantwortung für ihre Kinder trügen, nicht ihre Urteile aufzwingen. Falls nachgewiesen werden könne – so argumentierte er –, dass ein Kind körperlich, geistig oder seelisch missbraucht worden sei, hätten Staat und Gerichte die Möglichkeit einzugreifen und, wenn nötig, dem Kind zur Wahrung seiner Rechte einen Anwalt beizuordnen. In diesem Falle jedoch sei kein derartiger Beweis vorgelegt worden.

Als das erste Warnlicht aufleuchtete und darauf hinwies, dass ihm nur noch eine Minute blieb, fasste der Anwalt seine Ausführungen noch einmal zusammen, die im Kern besagten, dass die unverletzliche Sphäre von Heim und Familie vor staatlicher Einmischung zu schützen sei. Er klaubte seine Unterlagen zusammen und kehrte an seinen Platz zurück.

Nervös beobachtete Kate, wie Howard sich erhob. In seinem formellen Gehrock und den gestreiften Hosen wirkte er ungeheuer beeindruckend auf sie. Er trat ans Pult und legte sich seine Papiere zurecht. Kate spürte, wie sie kalte Hände bekam. Doch Howard wirkte selbstbewusst und gelassen, als er aufblickte und den Richtern, acht Männern und einer Frau, mit den üblichen Eröffnungsfloskeln die Ehre erwies. Ehe er mit seiner Beweisführung begann, erklärte er dem Gericht seine Einstellung zu diesem Fall.

In seiner Kanzlei sei es üblich, einen gewissen Prozentsatz ihrer Zeit der *Pro-bono*-Arbeit zu widmen, zugunsten von Klienten und Fällen, die rechtlichen Beistand verdienten, aber es sich nicht leisten konnten. In diesem speziellen Fall hatten sie sich wegen der Bedeutung der hier angesprochenen Frage bereit erklärt, das Kind ohne finanzielle Gegenleistung zu vertreten. Viel zu häufig, begann Howard nun zu argumentieren, würden bei den Streitereien und grausamen Auseinandersetzungen der Eltern die Gefühle der Kinder und ihre Zukunft mit Füßen getreten. In jenem bösartigen Spiel der einstigen Liebes- und Ehepartner würden Kinder häufig zu Opfern. Vater oder Mutter könnten sie als Geisel einsetzen, um sich für wirkliche oder eingebildete Kränkungen zu rächen, die ihnen nicht das Kind, sondern der Partner zugefügt hatte.

Das Kind, betonte er, solle in einem solchen Falle nicht als Objekt des Ehestreits behandelt, sondern als eine der drei Hauptparteien betrachtet werden. Sonst seien seine Rechte, sein Wohl, seine Gesundheit und Sicherheit gefährdet.

»Tatsächlich«, argumentierte Howard, »ist der Einsatz eines Kindes als Pfand oder als Vergeltungswaffe in einem Ehezwist vielleicht die ungerechteste und schrecklichste Form der Kindesmisshandlung und fast genauso schlimm wie ein körperlicher Übergriff. Wir wollen hier nicht feststellen, welcher Elternteil recht hat. Das müssen die Gerichte entscheiden – allerdings erst, nachdem dem Kind eine angemessene Vertretung zugestanden wurde und seine Rechte gewahrt worden sind. Wir bitten die Richter dieses hohen Gerichts, in diesem Falle das Urteil des Landesgerichts zu bestätigen.«

Howard begann, seine Papiere zusammenzupacken, als einer der Richter zur Rechten des Vorsitzenden fragte: »Herr Rechtsanwalt, wollen Sie behaupten, dass ein nicht von einem oder beiden Elterteilen ausgewählter Advokat die richtige Person ist, um ein Kind zu vertreten? Würden wir als Eltern an einer solchen Entscheidung auch festhalten, wenn es sich dabei nicht um einen Anwalt, sondern um den Arzt des Kindes handelte?«

Gespannt beugte sich Kate nach vorn, um Howards Erwiderung zu hören.

»Wenn ich Ihren Vergleich noch einen Schritt weiterführen darf, Sir. Nehmen wir doch einmal an, das Kind sei krank, und die Eltern lieferten sich dieselbe Eheschlacht wie in diesem Fall. Und dass sie sich folglich nicht auf einen Arzt für die Behandlung des Kindes einigen könnten. Lassen Sie uns weiterhin annehmen, dass das Kind aus diesem Grund keinerlei medizinische Hilfe erhielte. Hätten die Gerichte da nicht das Recht, einzuschreiten und darauf zu bestehen, dass ein von ihnen ernannter Arzt das Kind behandelt? Wir haben zahlreiche Präzedenzfälle, wo Gerichte die Durchführung gewisser medizinischer Verfahren zum Wohle der Kinder anordneten – trotz ausdrücklicher Ablehnung durch die Eltern. Ich glaube, dass wir uns in diesem Fall genau in einer solchen Situation befinden. Während sich die Eltern juristisch und emotional mit allen Mitteln bekämpfen, bleibt das Wohl des Kindes auf der Strecke. Ich glaube nicht, dass ein faires Gericht das einfach so durchgehen lassen kann.«

Der Richter nickte, lächelte leise und machte sich eine Notiz; Howards Antwort hatte ihn offensichtlich beeindruckt. Es folgten zwei weitere Fragen von anderen Richtern. Howard konterte mit Argumentationen, die bewiesen, dass er auf alle in diesem Fall zu erwartenden Eventualitäten gefasst war.

Als er sich vom Pult abwandte, entdeckte er Kate, die ihm – wie er erleichtert feststellte – ermutigend zulächelte. Er stopfte die Papiere in seine Aktentasche und verließ den Saal.

Kate folgte ihm in die Rotunde, und zum Entzücken der Zuschauer, die immer noch in der Schlange warteten, stürzten sie einander in die Arme und küssten sich eine halbe Ewigkeit lang, als wollten sie die langen Monate ihrer Trennung ein für alle Mal wiedergutmachen.

Schließlich standen sie sich gegenüber und musterten einander.

»Du warst großartig«, sagte Kate. »Und so selbstsicher. Die haben's nicht ein einziges Mal geschafft, dich aus dem Konzept zu bringen.«

Er streckte die Hand aus. Kate berührte sie. Sie war eiskalt.

»Mein Gott!«, rief sie aus.

»Wenn das heißt, dass man selbstsicher und unerschütterlich ist, dann bin ich es wohl«, sagte er. Er seufzte erschöpft. »Gehen wir raus. Ich habe Angst, dass einigen dieser Richter plötzlich noch ein paar Fragen einfallen, die sie mir eigentlich hätten stellen wollen, und dass sie hinter mir herkommen.«

Sie hatten Kaffee bestellt, doch er trank keinen. Er war noch zu angespannt. Sie streckte die Hand über den Tisch, um nach der seinen zu greifen, die immer noch eiskalt war.

»Am besten, wir laufen uns das Ganze von der Seele. Komm!«, schlug sie vor.

Sie schritten die Constitution Avenue entlang, bis sie das Washington Monument mit seiner majestätisch in den Himmel ragenden weißen Granitspitze erreichten. Der weite Platz, der es umgab, war auf allen vier Seiten von amerikanischen Flaggen gesäumt, die in der steifen Herbstbrise flatterten. Sie überquerten die breite Straße, standen am Fuß des Obelisken und starrten hinauf. Im selben Moment sagen beide: »Los, gehen wir rauf!«

Sie stiegen hinauf. Da es ein klarer Tag mir nur einigen Schönwetterwölkchen war, konnten sie meilenweit sehen – das Weiße Haus, die Kuppel des Kapitols, die vielen offiziellen Gebäude, all die herrlichen Bauten aus weißem Stein. Drüben, zum Fluss hin, stand das imposante Kennedy Center.

»Da gehen wir heute Abend hin«, sagte Howard. »Ich habe Karten für ein neues Stück.«

Aneinandergeschmiegt und Händchen haltend beobachteten sie die auf dem National Airport startenden und landenden Flugzeuge. Sie sahen den Verkehr über die breiten, schönen Brücken strömen, die den Potomac überspannten und die zahlreichen Viertel der Hauptstadt miteinander verbanden.

Plötzlich flüsterte Howard: »Denkst du an dasselbe wie ich?« Er machte kein Geheimnis aus seiner Vorfreude.

»Mm-hm«, gestand sie leise.

»Gehen wir zurück ins Hotel«, flüsterte er.

Man hatte ihrem Zimmer eine VIP-Behandlung angedeihen lassen. Eine große Schale mit frischem Obst, eine Flasche teuren schottischen Whiskeys, eine Flasche Wodka und eine Käseplatte standen bereit.

Darüber hinaus entdeckte Howard im Kühlschrank eine Flasche Champagner. Ein feuchter Zettel klebte daran:

Bringen Sie sie diesmal mit nach Hause. Sie ist genau die Art Frau, die wir uns für unseren jungen Partner wünschen.

Der Zettel war von der Frau des Kanzleichefs unterschrieben. Er gab ihn an Kate weiter.

Sie las ihn und lachte. »So viel zu deinen Geheimplänen.«

Howard lachte nicht, sondern fragte: »Ja, und?«

Sie wusste, was er meinte. »Was ich mir vorgenommen habe, muss ich auch zu Ende bringen, Schatz. Es sind nur noch sechs Monate.«

Um sie von ihrer Meinung abzubringen, umarmte und küsste er sie. Diesmal hatten sie keine Zuschauer, keine Hemmungen schränkten sie ein. So geschah genau das, woran sie seit dem Augenblick, als ihre Hände sich in der Rotunde des Obersten Gerichtshofes berührt hatten, gedacht hatten.

Später lagen sie Seite an Seite da und genossen nicht nur den Champagner, sondern auch das Gefühl wohliger Erschöpfung, als sie von einem Anruf aus der Kanzlei unterbrochen wurden. »Wie ist es denn gelaufen?«, wollte Howards Partner wissen.

»Großartig!«, berichtete Howard.

Sein Partner lachte und sagte: »Ich meine, im Gericht.«

Howard lachte. »Das ist auch toll gelaufen. Ich glaube, wir haben eine Chance. Eine sehr realistische sogar.«

»Wunderbar. Entschuldige nochmal die Störung. Viel Spaß noch. Und bring sie mit nach Hause.«

Es war am Spätnachmittag, als Howard vorschlug: »Gehen wir doch lieber nicht zum Essen. Sonst müssen wir uns gleich wieder umziehen. Bestellen wir uns das Abendessen aufs Zimmer. Wir ziehen uns kurz vor Beginn der Vorstellung an. Das Theater ist direkt vis-à-vis.«

Sie bestellten etwas, aßen aber nur wenig und verbrachten den größten Teil der Zeit damit, sich über den Tisch hinweg anzuschauen. Er bewunderte alles an ihr: wie sie ihr Weinglas hob, wie sie lächelte, ihren gänzlichen Mangel an Schüchternheit.

Sie sah ihn an und fragte sich: *War er mir wohl in all den Monaten treu, oder hatte er wie ich eine kleine Affäre? Oder gar mehrere?* Sie merkte, dass der Wunsch, ihm einen Seitensprung zu unterstellen, in Wirklichkeit ein Versuch war, ihr schlechtes Gewissen zu erleichtern. Egal wie sehr sich die Sexualmoral in den letzten Jahren auch geändert haben mochte, ihr Gewissen, das sich seit ihrer Jugend entwickelt hatte, würde sie nie abschalten können. Sie spürte plötzlich den Drang, Howard zu beichten, was mit Ray geschehen war. Doch sie entschied sich dagegen. Warum die eigenen Schuldgefühle loswerden, indem sie ihm die Last aufbürdete?

Im Kennedy Center, wo sie sich das Stück ansehen wollten, trafen sie an diesem Abend nicht mehr ein. Sie beschlossen, sich lieber aneinander zu erfreuen. Denn es blieben ihnen nur noch zwei Tage, ehe sie wieder nach Adelphi zurückmusste.

Sie erwachte früh. Es dämmerte aber bereits, und im Osten färbte sich der Himmel. Der weiße Marmor des Kennedy Centers auf der anderen Straßenseite schwamm im rosa Licht. Kate schlüpfte in Howards Bademantel und trat auf den Balkon hinaus in die kühle Morgenluft. Sie sah Flugzeuge im Anflug, die auf dem National Airport landen wollten. Mit bloßen Füßen fröstelte sie auf dem Steinboden gleich noch mehr. Sie zog den Mantel enger um sich. Dann spürte sie Howards Arme, die sich um sie legten, um sie zu wärmen.

»Woran denkst du?«, fragte er.

»Ich liebe dich ...«, begann sie.

»Das ist schon mal ein guter Anfang.« Er versuchte, sie umzudrehen und zu küssen. Sie sträubte sich, denn sie wollte fortfahren mit dem, was sie zu sagen hatte.

»*Und* ich liebe meine Arbeit. Ich liebe diese Menschen. Ich liebe, was ich alles lerne. Ich finde es toll, zu erfahren, dass ich zu Dingen in der Lage bin, die mir in den letzten fünf Jahren niemand zugetraut hat.«

»Katie, Schatz ...«, versuchte er sie zu unterbrechen.

»Nein, Howard! Hör mir zu. Bitte! Ich werde mich nicht entscheiden, ehe ich nicht meinen Abschluss habe und damit endlich wirklich qualifiziert bin«, sagte sie.

»Das heißt also, alles was ... was gestern und heute Nacht war ... bedeutet dir nichts?«, fragte er verletzt und verärgert.

»Es bedeutet mir sogar sehr viel, Schatz. Aber es kann sich ja wohl kaum darauf beschränken – es sei denn, wir wollen den Rest unseres Lebens im Bett verbringen. Ehe besteht nicht nur aus Flitterwochen. Und die Liebe ist auch nur ein Teilaspekt unseres Lebens. Der Beruf gehört ebenfalls dazu. Und das Kinderkriegen. Ich wünsche mir das alles. Und ich habe vor, es auch zu verwirklichen. Aber immer eins nach dem anderen.«

»Eins nach dem anderen ...«, wiederholte er abschätzig.

»Bitte, Howard, es ist ja schon fast vorüber. Kannst du nicht noch sechs Monate warten?«, versuchte sie es.

»Es kommt mir vor wie ein halbes Leben. Ich weiß das genaue Datum. Es steht in meinem Kalender. Rot umringelt. Okay, sechs Monate.«

Er küsste sie lange und bemerkte danach sanft: »Du hast meinen Bademantel an.«

»Ich ziehe ihn aus.«

»Aber doch nicht hier draußen. Schämst du dich denn gar nicht?« Er nahm sie auf seine starken Arme und trug sie ins Zimmer und zum Bett.

Es war zwei Uhr nachts. Washington schlief. Die Straßen rund um das Watergate Hotel waren wie ausgestorben. In seinem Innern lagen auf Zimmer 1609 zwei Menschen, die fürs Erste ihre Begierde aufeinander gestillt hatten und schweigend nebeneinanderliegend die Nähe des anderen genossen.

Howard streckte die Hand aus. Kate drückte sie an die Brust und hielt sie fest.

»Woran denkst du?«, fragte er. »Jetzt, in diesem Moment?«

»An deine Argumentation heute im Gerichtsaal. Oder war das gestern? Wie lange sind wir eigentlich schon hier?«

»Ist das alles, woran du dich erinnern wirst? Meine Argumentation vor Gericht. Spricht ja nicht gerade für meine Qualitäten als Liebhaber.«

»Ich habe es bewundert, wie du dich für das Recht der Kinder eingesetzt hast. Ich wünschte, du hättest mich vertreten.«

»Wovon redest du eigentlich, Schatz?«

»Von Eloise, den Torrences, Miss Abbott.«

Er stand auf und blickte in der Dunkelheit auf ihr Gesicht hinunter.

»Katie?«

Sie erzählte ihm von Eloise und von Miss Abbotts Warnung.

»Was meinst du, Hawk, was soll ich tun?«

»Ich werde den Teufel tun und dir irgendwelche Ratschläge geben«, sagte er. »Außerdem bin ich nicht gerade unvoreingenommen. Ich habe ein großes persönliches Interesse daran, dass du Adelphi verlässt, egal aus welchem Grund.«

»Du glaubst das doch, was du vor Gericht gesagt hast? Du warst nicht nur als Anwalt da oben, der irgendeinen Fall vertritt, oder?«

»Natürlich glaube ich daran. Die Rechte von Kindern sind kostbar und müssen geschützt werden. Wenn es sein muss, sogar vor den Eltern.«

»Gut. Ich denke nämlich genauso!«

Obwohl der Rückflug nach West Virginia kaum mehr als eine Stunde in Anspruch nahm, reichte Kate die Zeit, um mehrere Entscheidungen zu treffen.

Howard war der Mann, den sie wirklich liebte und zu dem sie zurückkehren würde, sobald sie ihre Ausbildung beendet hatte.

Folglich würde sie dies Ray, sobald er ihr in der Klinik über den Weg lief, ehrlich und fair mitteilen müssen.

Als sie sich dann aber trafen, stellte sie fest, dass es gar nicht nötig war.

Er fragte nur: »Wie war's?«

»Wunderbar. Ich habe viel über mich erfahren. Und auch über das, was ich will.«

»Damit hab ich gerechnet«, sagte Ray leise.

»Ich wünsche dir nur das Beste für dein weiteres Leben, Kate, das weißt du.«

Danach musste sie nichts mehr sagen. Die Tatsache, dass er es wusste und akzeptierte, verlieh ihrem Schuldgefühl noch ein wenig zusätzliche Schärfe.

Er war ein so feiner, sensibler Mann, dass sie sich Vorwürfe machte, weil sie ihn nicht genauso lieben konnte wie Howard.

Doch jetzt, da sie wieder zurück war, musste sie sich zunächst einmal der kleinen Eloise annehmen.

Zumindest in diesem Punkt war sie sich ihrer Gefühle vollkommen sicher.

18

»Sie werden sie aber nich zu streng rannehmen, oder?«, fragte Mrs Russell, während sie zusah, wie sich Kate noch einmal die Lippen nachzog und das Rouge erneuerte.

Kate lächelte. »Nein, ich werde nicht zu hart mit ihnen sein. Solange sie tun, worum ich sie bitte.«

»Passen Sie auf Charlie Greer auf. Stille Wasser sind tief. Der pafft nur so seine Pfeife, und man hat keine Ahnung, was er denkt. Aber am Ende trifft er die Entscheidungen. Wilbur Thomas ist der Sprecher. Aber auf Charlie kommts an«, wurde sie von Mrs Russell instruiert.

»Sie sagen, dass sie beide auf der State University waren?«, fragte Kate.

»Ja, alle beide. Charlies Vater haben früher die Bergwerke und die Sägemühle gehört. Den Greers hat hier, seit ich denken kann, fast alles gehört. Und was ihnen nich gehört hat, das hat der Familie Thomas gehört. Die Telefongesellschaft. Das Elektrizitätswerk. Man kann ihnen zugutehalten, dass sie sie nicht weggegangen und weggeblieben sind. Sie sind wiedergekommen. Sie haben also was für die Leute hier übrig. Nich dass sie was zu verschenken hätten. Man wird kein Greer oder Thomas, wenn man was verschenkt.«

Kate wandte sich vom Spiegel ab und blickte Mrs Russell fragend an. »Wie sehe ich aus?«

Mrs Russell musterte sie und meinte dann ernsthaft: »Wie ein Engel, aber in diesen blauen Augen blitzt auch ein teuflischer Schalk.« Dann fügte sie tröstend hinzu: »Sie dürfen sich nich zu sehr grämen, wenn die Nein sagen. Ein Nein fällt den meisten hier leichter als ein Ja, vor allem gegenüber Fremden.«

»Ich werde jedenfalls meinen Teil beitragen und das Beste hoffen«, sagte Kate. »Aber wenn ich scheitere, werde ich mich ziemlich mies fühlen. Das lässt sich wohl nicht vermeiden.«

Sie umarmte die alte Frau und begab sich zu ihrem Treffen.

Da sich die Stadt keinen eigenen Versammlungsort für den Schulausschuss leisten konnte, sollte Kates Einberufung der Ausschussmitglieder in einem kleinen Raum im Kreisgericht von Adelphi stattfinden. Er war mit altem poliertem Mahagoni getäfelt, hatte einen Parkettboden und hoch liegende Fenster, die das Tageslicht einließen, aber gleichzeitig die darin Sitzenden von Ablenkungen abschirmten. Die Einrichtung war schwer und dunkel und verlieh dem Ort die Aura des frühen zwanzigsten Jahrhunderts, der Epoche vor dem Ersten Weltkrieg. Es war einer jener typischen Räume in einem jener typischen öffentlichen Gebäude, von denen die Architekten der Jahrhundertwende geglaubt hatten, sie für die Ewigkeit zu errichten.

Wie Mrs Russell ihr berichtet hatte, saugte Charles Greer unaufhörlich an seiner Pfeife und stieß Rauchwölkchen aus, die irgendwie Unheil verkündend wirkten. Wilbur Thomas eröffnete die Versammlung. »Miss Kincaid ... Kincaid, so heißen Sie doch, nicht wahr?«

»Ja«, erwiderte Kate.

»Miss Kincaid, ich denke, es ist nur recht und billig, Ihnen mitzuteilen, dass wir, nachdem uns Mrs Russells Bitte erreicht hat, Sie zu treffen, auch einen Anruf von Miss Abbott erhielten. Sie stellte darin klar, dass weder sie noch die Klinik Sie in Ihrem ... Ihrem Kreuzzug unterstützt. Das war das Wort, das sie benutzt hat. Kreuzzug.«

Kate spürte dieselbe Mischung aus Wut und Angst, die sie an jenem Morgen vor fast einem Jahr empfunden hatte, als sie vor dem Disziplinarausschuss der Uniklinik erschienen war, um sich zu verteidigen.

Mein Gott, dachte sie, *muss ich denn bis zum Ende meiner Tage gegen Autoritäten ankämpfen?* War Miss Abbotts Tadel im Zusammenhang mit Eloise vielleicht nur eine kluge und wohlmeinende Warnung gewesen? Zu spät. Sie hatte die Versammlung einberufen und musste nun das Beste daraus machen.

»Ich stehe nicht als Vertreterin der Klinik vor Ihnen«, erklärte Kate offen. »Nicht einmal meinetwegen bin ich hier. Aber es gibt da ein Kind in Ihrer Schule, ein ziemlich außergewöhnliches Kind. Ich vertrete dieses Kind, weil es sonst niemand tut.«

Zum ersten Mal schob Greer seine Pfeife von einem Mundwinkel in den anderen und schien zu einer Erwiderung anzusetzen, ließ dann jedoch Wilbur Thomas für sich antworten.

»Miss Kincaid …«, begann Thomas, »als Mitglieder des Schulausschusses verstehen eigentlich *wir* uns als die Vertreter der hiesigen Kinder. Und falls Sie uns einen gewissen Stolz nachsehen können, so meinen wir doch, unsere Sache im Grunde recht gut zu machen. Angesichts der Zusammensetzung unserer Bevölkerung, der Herkunft der Leute und ihrer wirtschaftlichen Situation schicken wir auch eine ganz ansehnliche Anzahl unserer Kinder aufs College.«

»Vor allem die großen und muskulösen Schüler«, erwiderte Kate, wobei sie sich auf die Tatsache bezog, dass einige der besten Basketball- und Football-Spieler am College aus diesem Bergland stammten.

Greer ließ seine Pfeife in den anderen Mundwinkel wandern und warf Will Thomas einen Blick zu, der deutliches Missvergnügen signalisierte.

»Sie sprachen von einem außergewöhnlichen Kind, Miss Kincaid«, meinte Thomas.

»Ja, ganz richtig«, sagte Kate. Und begann ihnen von Eloise Torrence, ihren verborgenen Talenten und den in ihr schlummernden Fähigkeiten zu erzählen. Am Ende ihrer

Ausführungen meinte sie: »Es ist kriminell, solche Begabungen verkümmern zu lassen. Wir können es nicht zulassen, dass dieses Kind sein Leben vergeudet – und danach sieht es momentan aus. Sowohl Eloise als auch die Gesellschaft werden unter dem Verlust leiden – es sei denn, wir tun etwas dagegen. Und deshalb habe ich etwas unternommen.«

Diesmal nahm Greer die Pfeife aus dem Mund, und während er die Asche ausklopfte, fragte er: »Und was genau haben Sie unternommen?« Es war keine unschuldige Frage, sondern eine, die all ihre eventuellen Aktivitäten von vornherein infrage stellte.

»Ich habe mit Miss Talmadge verabredet, dass sie Eloise zusätzlichen Sonderunterricht gibt, falls das Kind irgendwie verfügbar gemacht werden kann«, meinte Kate.

»Und wie genau soll das Kind ›verfügbar‹ gemacht werden?«, fragte Greer.

Jetzt kommt es, dachte Kate, *die würden sogar Straßensperren errichten, um mich zu sabotieren, wie es Vorstände und Ausschussmitglieder ja immer tun. Ach, zur Hölle mit all diesen Ausschussheinis!*

»Meine Herren, ich habe mit meiner Vermieterin, Mrs Russell, vereinbart, dass Eloise fünf Tage in der Woche, also an allen Schultagen, in ihrem Haus untergebracht und verköstigt wird. Mrs Russell ist bereit, ihr Nähzimmer in einen kleinen Schlafraum umzufunktionieren. Sie wird darauf achten, dass das Kind gut ernährt und versorgt wird, dass seine Kleidung gewaschen und gebügelt wird, und auf alles Weitere. Ich kann bezeugen, wie gut sie sich um alle, die bei ihr untergebracht sind, kümmert.«

»Aha«, brummte Greer. »Und ich nehme an, Mrs Russell wird das alles aus purer christlicher Nächstenliebe tun.«

»Sie wissen ganz genau, meine Herren, dass sie sich das von der kleinen Pension, von der sie leben muss, nicht leisten kann«, sagte Kate. »Zeit, Zuwendung, Sorge, besonderen Förderunterricht, all das stellen Mrs Russell und Miss

Talmadge großzügig zur Verfügung, aber Essen, Bücher und andere Dinge, die man kaufen muss, müssen anderweitig finanziert werden.«

»Also vom Schulausschuss«, meinte Greer. »Nun, junge Frau, ich weiß ja nicht, wo *Sie* herkommen, aber es ist ganz offensichtlich, dass Sie nicht die leiseste Ahnung davon haben, wie Schulausschüsse in wirtschaftlich angespannten Zeiten arbeiten. Wir haben kein anständiges Budget, das genehmigen uns die Wähler dieser Gemeinde nicht. Im letzten Jahr wurde unser Etat dreimal niedergestimmt, ehe wir ihn durchbekamen. Und dann hat man ihn uns auch nur genehmigt, weil wir ihn weit unter dem Betrag ansetzten, den wir eigentlich für angemessen halten. Richter Stark, unser drittes Mitglied, kann Ihnen ein Lied davon singen. Leider bereist er diesen Monat den Bezirk und konnte daher heute nicht kommen. Aber er machte sich damals die Mühe und appellierte persönlich an die Wähler, und sogar ihn wiesen sie zurück. Wenn es daher auch kinderleicht ist und sehr edel klingt, sich im Interesse dieses Kindes an uns zu wenden, kann ich Ihnen dennoch jetzt nur sagen, dass Wähler, die keinem anständigen Budget zustimmen, um ihre eigenen Kinder auszubilden, auch keinen Cent dafür lockermachen werden, um ein einzelnes kleines Mädchen über das Niveau aller anderen Kinder hinaus zu fördern.«

Wilbur Thomas bekundete nickend sein Einverständnis mit Greers glattem Nein.

»Das ist ja alles schön und gut«, fuhr Greer fort, »wie Ihr Zugereisten hierherkommt und uns sagt, wie wir die Dinge zu regeln haben. Wie es ja auch die Regierung tut. Nur, dass die auch noch ein bisschen Geld bereitstellt. Sie dagegen sagen uns nur, was wir zu tun haben, und verlangen von uns, dass wir dafür aufkommen. Aber so geht das nicht, junge Frau, damit kommen Sie hier nicht durch!«

Er wandte sich an Thomas. »Ich nehme an, diese Versammlung ist damit geschlossen, Will?«

Thomas begann zustimmend zu nicken, doch Kate unterbrach ihn.

»Noch nicht ganz, Gentlemen.«

Greers Hand, die gerade nach der Pfeife gegriffen hatte, hielt mitten in der Bewegung inne. »Miss Kincaid ... so heißen Sie doch, nicht wahr? ... Wir waren so freundlich, Ihnen dieses Treffen zu gewähren. Aber wir müssen uns auch um unsere eigenen Angelegenheiten kümmern. Und sehen, dass wir weiterkommen.«

Kate war wütend, dass man sie so mir nichts dir nichts beiseiteschob. Sie beugte sich über den kleinen Versammlungstisch, um Greer zu fixieren.

»›Freundlich‹ waren Sie ja nicht, Mr Greer. Sie haben das doch nur der Form halber gemacht. Sie beide hatten Ihre Entscheidung schon getroffen, noch ehe Sie hier ankamen. Miss Abbott hat die Entscheidung für Sie getroffen.«

»Moment mal«, versuchte Wilbur sie zu unterbrechen.

Doch Kate ließ ihn gar nicht zu Wort kommen. »Streiten Sie es ruhig ab, wenn Sie können! Ich kann Ihnen sagen, was Sie gesagt hat: dass Torrence nicht einverstanden ist, dass die Sache das Verhältnis zwischen dem Krankenhaus und den Einheimischen belasten könnte. Und nun erzählen Sie mir, dass die Ortsansässigen Ihnen die geringen Zusatzkosten für das Schulbudget übel nehmen würden. Und die ganze Zeit über wird dieses Kind benachteiligt und verzehrt sich so sehr nach Wissen und einem Fenster zur Welt, dass es in einer Art erzwungener Isolation lebt.

Tja, meine Herren, ich werde Ihnen sagen, was ich vorhabe: Ich werde direkt vor diesem Gerichtshaus einen kleinen Stand errichten. Vor dem stelle ich dann einen Eimer auf und bitte öffentlich um Spenden. Und in meiner Freizeit, die knapp bemessen ist, werde ich jeden, der vorbeikommt, am Schlafittchen packen und ihn um das nötige Geld bitten oder auch anbetteln – damit dieses Kind die Chance bekommt, die es braucht und verdient!«

»Sie wollen doch nicht etwa öffentliches Ärgernis erregen«, warnte sie Thomas und fügte dann hinzu: »Charlie, gibt es nicht eine Gemeindeverordnung gegen das Erbetteln von Spenden?«

»Es gibt eine Verordnung gegen das Betteln, aber ich glaube nicht, dass die sich auch auf Spenden bezieht«, erwiderte Greer. »Wir werden Richter Stark fragen, wenn er nächsten Monat zurückkommt.«

»Dann ist es für mich zu spät«, warnte Kate. »Ich fang jetzt gleich damit an. Noch bevors Nacht wird!«, sagte sie und verfiel in den örtlichen Dialekt, um ihrer Aussage mehr Nachdruck zu verleihen.

»Bei einer ordnungsgemäßen Beschwerde wird sie der Gemeindepolizist verhaften«, warnte Greer.

»Versprochen?«, fragte Kate zurück.

Die beiden Männer tauschen besorgte Blicke. Und Greer fragte: »Was soll denn das nun wieder heißen, junge Frau?«

»Die Reporter der lokalen Nachrichtensender sind immer ganz scharf auf diese Sorte von Sozialreportagen«, sagte Kate. »Tja, und da steht diese junge Krankenschwester auf der Straße, bittet um Spenden für eine gute Sache und wird dafür ins Gefängnis gesteckt. Weswegen dann dieser junge Rechtsanwalt eintrifft, um sie zu verteidigen, weil seine berühmte Kanzlei droben in Chicago Pro-bono-Arbeit leistet, ohne einen Cent Honorar zu verlangen. Das wäre doch gar keine schlechte Geschichte. Und wenn sie dann noch ein paar Bilder von diesem kleinen Mädchen dazu zeigen, diesem bezaubernden, empfindsamen kleinen Wesen ...«

Als Kate merkte, dass sie ihnen schon genug Angst gemacht hatte, setzte sie noch eine letzte, etwas übertriebene Drohung obendrauf. »Das ist genau die Art von Geschichte, wie sie sie in der Sendung *Sixty Minutes* gerne zeigen. Und Harry Reasoner ist genau der richtige Mann dafür. Er stammt aus Iowa, dem Herzland Amerikas. Er liebt so etwas. Ja, Reasoner ist der Richtige dafür!«

»Falls Sie uns einschüchtern wollen, junge Frau«, sagte Greer, »das funktioniert nicht.«

»O, da bin ich mir nicht so sicher«, sagte Kate. »Der gesamte Schulausschuss gegen ein kleines Mädchen. Das ist eine Geschichte, wie Amerikaner sie lieben. David gegen Goliath. Nur dass diese Geschichte nicht aus der Bibel stammt, sondern Realität ist und hier und heute passiert. Und wenn ich das kleine Mädchen dazu bringe, uns vor der Kamera etwas aus ihren Aufzeichnungen vorzulesen, dann wird es keinen Fernsehzuschauer in diesem Land mehr geben, der sich nicht auf seine Seite schlägt.«

Kate drehte sich um und steuerte zur Tür. Doch Charlie Greer rief aus: »Warten Sie. Einen Moment, junge Frau.«

Kate wandte sich um. »Kincaid ... Kincaid heiße ich.«

»Okay, Miss Kincaid, kommen Sie her. Setzen Sie sich noch einmal.«

Sobald Kate auf ihrem Stuhl Platz genommen hatte, sagte Greer: »Was wir vorhin gesagt haben, ist die Wahrheit. Wir kriegen kein Geld aus einem Budget, das schon jetzt überzogen ist. Wir hatten nicht mal genug Geld, um zwei zusätzliche Basketbälle zu kaufen, die die Jungs zum Üben brauchten. Sodass Will und ich sie inoffiziell gespendet haben. Und diese Geschichte kann auch nur auf diese Weise geregelt werden.«

»Durch Privatspenden?«, fragte Kate.

»Von uns beiden«, meinte Greer. »Aber sie sind an Bedingungen geknüpft. Zunächst einmal darf nicht bekannt werden, dass wir beiden die Spender sind. Wir haben einen Ruf zu verlieren in dieser Gemeinde. Wir gelten als pragmatische Geschäftsleute, die nur für Dinge, die es auch wert sind, ihre Dollars hinblättern. Sonst würde ja jeder, der irgendwas braucht, an unserer Tür klopfen.«

»Von mir wird es niemand erfahren«, versprach Kate.

»Zweitens«, sagte Greer mit Nachdruck, »darf nichts von alledem ohne Torrence' Billigung geschehen.«

Kate nickte ernüchtert. Wo schon die Spendenzusage so schwer zu erringen gewesen war, um wie viel schwieriger würde es dann noch werden, Homer Torrence' Zustimmung zu erhalten!

»Ich werde mein Bestes tun«, versprach sie. »Und ich danke Ihnen, meine Herren, für Ihre Freundlichkeit.«

»Aber vergessen Sie nicht: Dieses Treffen hat nie stattgefunden, und wir beide haben Ihnen niemals etwas versprochen.«

Kate nickte und erhob sich zum Gehen, als Greer fragte: »Aber diesen jungen Anwalt, den gibt es doch, oder?«

»O ja, Howard Brewster. Er ist sogar am Obersten Gerichtshof der Vereinigten Staaten bekannt. Taucht dort ständig auf.«

Sie fühlte sich berechtigt, es mit den Tatsachen nicht so genau zu nehmen.

Sie stand am Fuß des Hügels und starrte zum Haus der Torrence' hinauf. Schließlich nahm sie allen Mut zusammen und rief: »Hallo, da oben! Hier ist Kate Kincaid aus Wildwood. Ist jemand zu Hause?« Sie wartete auf ein Willkommenszeichen. Sah, wie die Vordertür aufging. Eloise kam herausgeschossen, raste bis ans Verandageländer, wagte sich jedoch keinen Schritt näher heran. Hinter ihr erschien ihr Vater, die Schrotflinte in der Hand, die er offensichtlich gerade gereinigt und geölt hatte.

»Was wolln Se denn, vor drei, vier Tagen war Eunice erst da,« versuchte Torrence sie abzuwimmeln.

»Homer, ich würde mich gern mit Ihnen und Matilda unterhalten.«

»Unterhaltn? Über was denn?«, erwiderte Torrence und spähte durch das Mündungsende seiner Flinte, um sich zu vergewissern, dass der Lauf auch sauber war.

»Darf ich raufkommen?«

»Wo Se eh schon da sin«, meinte Torrence und kehrte

ohne ein weiteres Wort ins Haus zurück. Als Eloise ihm nicht gleich folgte, winkte er sie mit einer kurzen unwirschen Geste des Zeigefingers herein.

Kate entdeckte Matilda Torrence, die vorsichtig warmen Milchbrei in den Mund des kleinen Benjy löffelte und ihm nach jedem Happen die Lippen abwischte. Torrence setzte sich ans andere Ende des Tischs, ölte seine Flinte, polierte sie und blickte hin und wieder durch den Lauf.

Ohne Kate anzusehen, stieß er barsch hervor: »Sie ham gesagt, dass Sie redn wolln.«

»Mr Torrence, Homer«, begann Kate. »Ich würde mich gern mit Ihnen über Eloise unterhalten.«

Torrence wies das Kind mit einer Geste aus dem Zimmer, ehe er es wagte, zu fragen: »Is Eloise marod? Davon hat Eunice nix gesagt.«

»Ich würde mich gern mit Ihnen über ihre Ausbildung unterhalten«, erklärte Kate mit einiger Beklommenheit.

»Das Kind is ja jetzt schon richtiggehend belesn«, wehrte Torrence ab.

»Das ist sie in der Tat«, pflichtete Kate ihm bei. »Aber nicht annähernd so belesen, wie sie es sein könnte.«

»Junge Frau«, meinte Torrence und wandte sich ihr zu, um sie zum ersten Mal anzusehen, »die verdammtn Bücher kostn zu viel Geld; ein Armer kann sich das nich leistn. Zum Beispiel das Buch, das Sie ihr geschenkt ham. Ich hab ja gleich gewusst, dass damit die Probleme anfangen. Und jetzt ham wir se am Hals.« Er wandte sich um und funkelte seine Frau an. »Hab ichs nich gesagt, Tildy? Ja oder nein? Nimm dich in acht vor Fremdn, die bringen nix als Ärger.«

Kate ließ nicht locker. »Was ich Ihnen vorzuschlagen habe, kostet Sie keinen Cent.«

»Sicher«, meinte Torrence gereizt, »heuzutage gibts ja fast alles umsonst.«

»Alle Kosten werden von anderen übernommen. Darauf gebe ich Ihnen mein Wort.«

»Ich hab kein Land und kein Geld, wo ich mir was drauf einbildn kann, aber deswegn brauch ich trotzdem keine Almosn«, meinte Torrence feindselig.

»Das ist kein Almosen, Homer«, insistierte Kate. »Es ist eine Investition in die Ausbildung, die dieses Kind braucht.«

»Ich wüsst nich wozu. Ich hab nich Schreibn gelernt. Konnt immer bloß lesn. Hat mir nich geschadet.«

»Wir leben am Ende des zwanzigsten Jahrhunderts!«, explodierte Kate. »Da braucht ein Kind mehr als nur Schreiben und Lesen, um im Leben zurechtzukommen. Die Welt da draußen verändert sich laufend. Und ein Kind, das heute zehn Jahre alt ist, wird sich darin zurechtfinden müssen.«

Torrence knallte seine Flinte auf den Tisch und fixierte Kate mit hartem, starrem Blick.

»Sie sin gekomm, um mir was zu sagn, und Sie hams noch nich gesagt. Was wolln Se von uns?« fragte er. Matilda Torrence legte hinter ihm den Löffel nieder und hörte auf, den kleinen Benjy zu füttern. Sie wischte ihm noch einmal das Kinn ab und wartete atemlos.

»Mr Torrence, ich weiß, dass Sie mir misstrauen. Ich komme von ›auswärts‹. Aus einer anderen Welt. Aber ich könnte mich nicht mehr um Eloise sorgen, wenn sie mein eigenes Kind wäre. Sie ist ein außergewöhnliches Kind. Etwas ganz Besonderes. Und sie muss ihrer Begabung entsprechend gefördert werden. Um das tun zu können, habe ich Absprachen getroffen, damit sie fünf Tage in der Woche in Adelphi wohnen kann und dort speziellen Förderunterricht von Miss Talmadge erhält. Und besondere Bücher und Lernmaterialien. Sie wird bei Mrs Russell wohnen, die sie gut verköstigen und für sie sorgen wird. Und es kostet sie keinen Cent.«

Mit vorwurfsvollem Blick wandte sich Torrence nach seiner Frau um, da er sie verdächtigte, an dieser Sache beteiligt zu sein, die er als Verschwörung gegen sich empfand. Doch Matilda Torrence schüttelte verneinend den Kopf und wies jede Mitwisserschaft von sich.

»Und wer kümmert sich ums Federvieh?«, fragte Homer Torrence herausfordernd.

Matilda wagte eine Erklärung: »Er meint die Hühner, Kate.«

»Und der Hund? Ein Hund muss gut versorgt werdn. Vor allem der da. Der riecht ein Hasn oder ein Bock und rennt dann schneller wie der Wind. So ein Hund hat nich jeder. Der muss gefüttert und versorgt werdn.«

»Das kann doch ich machn, Homer«, begann Matilda Torence, doch er brachte sie mit einem scharfen Blick zum Schweigen.

»Ich hab zu viele Familien bei uns erlebt, die durch die Schule kaputt gemacht wordn sin«, sagte Torrence. »Außerdem findt se kein mehr, der se mal nimmt, wenn se so hochgestochn daherkommt.«

»Bevor Sie sich um ihre Heiratsaussichten Gedanken machen, sollten Sie sich lieber darum sorgen, war für eine Person sie einmal werden kann. Sie ist hübsch und intelligent. Es besteht überhaupt keine Gefahr, dass sie mal als alte Jungfer endet«, sagte Kate.

Torrence musterte sie skeptisch, ehe er bemerkt. »Sie sin auch hübsch. Und intelligent. Aber verheiratet sin Se nich.«

»Das ist meine ganz persönliche Entscheidung«, erwiderte Kate.

»Vielleicht is ja manches Fraunzimmer so gelehrt, dass se den Richtign gar nich erkennen tät«, sagte Torrence.

Das saß. Doch Kate war entschlossen, sich nicht von ihrem Vorsatz abbringen zu lassen.

»Sie sollen sie ja nicht verlieren, Homer. Eloise verbringt nur vier Nächte die Woche in Adelphi. Von Freitagabend bis Montagmorgen ist sie dann wieder bei Ihnen. Ich werde sie selber herbringen. Dann kann sie auch all ihre Haushaltspflichten erledigen.«

Matilda Torrence sprach mit der besorgten Miene einer Frau, die ein großes Risiko einging. »Gib dem Kind die

Chance, Homer. Sie is so, wie Kate gesagt hat, was ganz Besondres. Sie wird mal die Erste von uns sein, die ausgebildet is. Stell dir mal vor, Homer, eine Torrence, die vielleicht sogar eines Tags aufs College geht. Wie der Dr. Ray. Des war der erste Boyd, der aufs College gegangen is. Der is Doktor gewordn und hat seine Leute nich vergessn. Der is zurückgekommen.«

Torrence dachte nach, wollte aber seine unnachgiebige Haltung nicht ohne Weiteres aufgeben.

»Sehen Sie es doch mal so«, bat Kate ihn leise, »Sie haben es in der Hand, Ihrem Kind das kostbarste Geschenk der Welt zu machen, eine Ausbildung. Und Ihr Pastor kann Ihnen bestätigen, dass es schon in der Bibel heißt: ›Wer ist unter euch Menschen, der seinem Kind einen Stein gibt, wenn es um ein Stück Brot bittet?‹ Ihr Kind bittet Sie, Mr Torrence. Was wollen Sie ihm antworten? Wollen Sie ihm einen Stein geben?«

Torrence wandte sich ab und rief aus: »Eloise! Komm her!«

Das Kind kam hinter der einen Spaltbreit geöffneten Tür hervor. Folgsam stand es vor seinem Vater.

»Ja?«

Torrence kniete sich auf den Boden, um Eloise in die Augen schauen zu können. »Sie sagt, dass du vielleicht in der Stadt bleim kannst, damit du mehr Unterricht kriegst. Und der soll irgendwie besonders sein. Tät dir das gefalln?«

Da sich das Kind der Tragweite seiner Antwort bewusst war, zögerte es, ehe es erwiderte: »Ja, Papa, das tät mir gefalln.«

»Aber du vergisst uns doch nich oder willst die ganze Woche dortbleim, oder?«

»Ich komm jedn Freitag, wie's die Miss Kate gesagt hat. Und mach meine Arbeit. Du wirst gar nich merkn, dass ich fort bin, Papa.«

»O doch, ganz bestimmt, Kind«, sagte Torrence, legte

die Arme um das Kind und hielt es zärtlich. »Ganz bestimmt.«

»Bis Sie se abholn«, sagte Matilda leise zu Kate, »hab ich ihre Sachn alle gewaschn und sauber.«

»Am Montag«, sagte Kate. »Am Montagmorgen komm ich als Erstes hierher.«

»Ich muss mich bedankn«, sagte Matilda Torrence. »Das werd ich Ihnen nich vergessn.«

Am Montagmorgen in aller Frühe, als Kate Kincaids Jeep am Fuß des Hügels anhielt, stand Eloise Torrence schon wartend bereit. Zwei Dinge trug sie in den Händen: einen alten, verschlissenen, mit einer Wäscheleine zusammengebundenen Koffer und die Schuhschachtel, in der sie ihre Gedichte und Aufzeichnungen verwahrte. Eloise' geschrubbtes Gesichtchen glänzte vor Sauberkeit, und sie lächelte. Sie drehte sich um und winkte ihrem Vater, der Mutter und Benjy zu. Die Mutter grüßte zurück. Da Benjy nicht winkte, hob Mrs Torrence seine Hand und tat es für ihn. Homer Torrence tat gar nichts, sondern stand nur ohne ein Lächeln da wie einer, der genauso gut in Tränen hätte ausbrechen können, hätte er seinen Gefühlen freien Lauf gelassen.

Sobald Kate Eloise' wenige abgetragene, aber saubere Kleider und Unterhemden und -hosen in dem kleinen Hinterzimmer im Obergeschoss des Hauses verstaut und Mrs Russell Eloise mit einem herzhaften warmen Frühstück verköstigt hatte, brach diese in die Schule auf, um sich ihren Klassenkameraden anzuschließen.

Während sie ihr noch nachsahen, meinte Mrs Russell: »Nun wirds hier wieder wie früher. Jetzt wo wir wieder ein Kind dahaben, um das ich mich kümmern kann.«

Über Kates Entschlossenheit, Eloise zu besserer Bildung zu verhelfen, verlor Miss Abbott kein Wort des Tadels.

Ihre einzige Bemerkung, die man vielleicht dahingehend hätte interpretieren können, war diese: »Vielleicht, Miss Kincaid, gelingt es Ihnen ja nun, sich auf das Lernen für die Prüfungen des zweiten Trimesters zu konzentrieren. Manche unserer Schülerinnen halten sie für die schwierigsten.«

Und das waren sie in der Tat. Während des schriftlichen Examens blieb sie wiederholt bei einer anspruchsvollen Frage hängen und überlegte, ob Miss Abbott sich diese wohl speziell ausgedacht hatte, um sie, Kate, zu frustrieren und ihr eine Niederlage zu bereiten.

Als aber die Noten verkündet wurden, lagen alle drei, Ellen, Emily und Kate, nur fünf Prozentpunkte auseinander und hatten problemlos bestanden.

Den Rest der Woche bekamen sie frei und wurden am Montagmorgen um acht Uhr zu ihrer ersten Unterrichtsstunde in Geburtshilfe zurückerwartet. Allerdings war dieser Sonderurlaub nicht ganz so großzügig bemessen, wie er klang, denn es hieß lediglich, dass sie den Freitagnachmittag, den Samstag und den Sonntag für sich hatten.

Kate dachte sofort: *Nach Hause, ich fliege nach Hause, zwei ganze Tage und Nächte mit Howard, sich zweimal morgens im Bett räkeln und nicht früh aufstehen müssen, um rechtzeitig zum Unterricht zu erscheinen, zwei ganze Tage, an denen ich nicht vom Unterricht zur Sprechstunde und von der Sprechstunde in den Unterricht oder in die Notaufnahme hetzen muss.* Zwei ganze Nächte mit Howard. Seit Washington waren schon wieder Wochen ins Land gegangen.

Sehnsüchtig studierte sie den Flugplan, um dann feststellen zu müssen, dass es erst am nächsten Morgen einen Flug gab. So wäre sie erst am Samstagnachmittag zu Hause und würde am Sonntagmittag schon wieder zurückfliegen müssen, um rechtzeitig zum Unterricht am Montag wieder da zu sein. Sie musste sich mit einem Anruf begnügen.

»Howard ... Schatz ... ich hab bestanden. Jetzt sind es nur noch zwei Trimester.«

Er versuchte, Begeisterung zu heucheln, konnte es sich aber nicht verkneifen zu bemerken: »Du könntest doch auch jetzt aufhören und als geprüfte Familienpflegerin abgehen. Würde das nicht reichen?«

»Ich habe mich für den gesamten Kurs eingeschrieben. Ich muss bleiben. Aber an Ostern bin ich wieder zu Hause. Überleg doch mal, ein gemeinsames Osterfest, Schatz.«

Als sie auflegte, versuchte sie ihre Schuldgefühle durch noch größere Entschiedenheit zu überwinden. Die Hälfte hatte sie schon hinter sich, nun waren es nur noch sechs Monate. Sechs lange Monate allerdings, das musste sie zugeben. Doch Ostern war ein Lichtpunkt, es würde sicher das schönste Ostern seit Jahren werden. Und bestimmt das schönste seit damals, als ihre Familie noch vollzählig war, mit Vater, Mutter und ihrem Bruder Scott. Ein solches Osterfest hatten sie seit dem Tod ihres Vaters, und seit Scott für seine Bank in Hongkong arbeitete, nicht mehr erlebt.

Emily McClendon beschloss, ihre Cousins zu besuchen, die eine etwa vierstündige Autofahrt von Adelphi entfernt lebten. Ellen belohnte sich für den Examensstress mit einer Fahrt in die Stadt, um am Sonntag die Messe zu hören. Da es im Umkreis von vielen Kilometern keine katholische Kirche gab, hatte sie seit ihrer Ankunft in Adelphi ohne Messe, Beichte und Kommunion auskommen müssen.

Am Freitagnachmittag holte Kate Eloise von der Schule ab und brachte sie fürs Wochenende nach Hause. Unterwegs sprudelte das Kind förmlich über von all dem neuen Wissen, das es sich während seiner Extrastunden mit Miss Talmadge angeeignet hatte. Bei all dem aufgeregten Erzählen meinte es plötzlich: »Sie hat gesagt, ich wär sogar gescheiter als Megan. Wer ist Megan?«

Kate blickte in das verwirrte Gesicht des neugierigen Kindes. »Megan ist die Tochter von Miss Talmadge, die auch mal so ein kleines Mädchen war wie du.«

Da Kate wusste, wie viel Miss Talmadge von ihrer Tochter und dem, was sie erreicht hatte, hielt, dachte sie sich: *Hätte ich je eine Rechtfertigung für mein Tun gebraucht, so habe ich sie jetzt.* Sie hatte die Fähigkeiten des Kindes also nicht überschätzt.

Sie bedauerte es fast, als sie am Fuß des Torrence-Hügels ankamen und das Kind sich mit einem Kuss von ihr verabschiedete. Einen flüchtigen Moment lang dachte Kate: *Wenn Howard und ich vor drei Jahren geheiratet hätte, wie er es wollte, dann hätten wir in einigen Jahren vielleicht schon ein Kind, das fast in Eloise' Alter wäre.*

»Ich hol dich am Montagmorgen um sieben Uhr ab, Liebes«, sagte Kate.

»Montag. Um sieben. Ich kanns kaum erwarten. Und jetzt muss ich mich beeiln ... Die ganze Woche nix geschafft ...« Sie hielt inne, um sich zu korrigieren: »Die ganze Woche habe ich nicht gearbeitet.«

Sie drehte sich um, sprang aus dem Jeep, hüpfte den Hügel hinauf und rief: »Mama ... Papa ... ich bin wieder da!«

Am Samstag war einer jener typischen Altweibersommermorgen, an denen schwerer Dunst zwischen den Bergen hing, der die Gipfel verhüllte und dann langsam zu Tale sank. Gegen neun Uhr kam allmählich die Sonne durch. Da sie den ganzen Tag vor sich hatten, beschlossen Kate und Ellen, sich auf eine Erkundungstour zu begeben. Sie packten sich etwas zum Mittagessen ein und fuhren in die Berge. Weil Ellen zwar von Big Betsy gehört, aber die gigantische erdverschlingende Maschine nie mit eigenen Augen gesehen hatte, fuhr Kate die unbefestigte, in den Berghang gehauene Straße hinauf. Es war Samstag, und so fanden sie die mächtige Riesin bei ihrer Ankunft verlassen, wie einen Überrest aus den Anfängen der Geschichte. Weit und breit waren weder Arbeiter noch Lkws oder andere Fahrzeuge zu entdecken. Nur die narbige Erde gab stumm, aber augenfällig

Zeugnis von der Verwüstung, die Big Betsy übers Land gebracht hatte.

Ellen stand zu Füßen des Ungeheuers, betrachtete seine gewaltige Höhe und die mit Trägern bewehrten Seiten und flüsterte ehrfürchtig: »Unglaublich. Wie diese Sturmböcke, über die wir in den Geschichtsbüchern gelesen haben, in den Zeiten, als Städte noch Festungen glichen.«

»Es ist noch viel unglaublicher, wenn du siehst, wie viel das Ding mit einer einzigen Bewegung aus dem Boden reißt«, sagte Kate. »Als wolle es die Erde neu erschaffen.«

»Hat fast was Blasphemisches«, meinte Ellen leise. »Und was soll aus all dem einmal werden?«, fragte sie und deutete auf die aufgerissene Erde um sie herum.

»Sie wollen es wieder bepflanzen, sagen sie, damit es noch es schöner und blühender wird, besser als je zuvor. Behaupten sie jedenfalls!«

»Ich bete zu Gott, dass das auch stimmt«, sagte Ellen und fügte dann rasch hinzu, »Lass uns verschwinden« – so als ob der Ort verflucht sei.

Am Fuße eines hohen Berges, der jungfräulich grün und mit Pinien bestanden war, ließen sie den Jeep stehen. Sie nahmen ihr Mittagessen mit und machten sich mit dem Vorsatz, den Gipfel zu erklimmen, an den Aufstieg. Auf halber Strecke jedoch wurde ihnen klar, dass sie sich sowohl, was die Höhe, als auch, was die Steilheit des Berges anging, verschätzt hatten, und da ihnen ein breiter Bach den Weg versperrte, mussten sie innehalten. Außer Atem, verschwitzt und angenehm erschöpft beschlossen sie, zu Mittag zu essen.

Die Sonne stand direkt über ihnen, und für einen Oktobertag war es sehr heiß geworden. Aus einer plötzlichen Regung heraus meinte Kate: »Komm, wir springen vor dem Essen nackt ins Wasser.« Dann merkte sie, was sie gesagt hatte, und fügte hinzu: »Tut mir leid, ich hab's nicht so gemeint.«

Ellen lachte. »Irgendwann musst du mal deine Vorurteile

über Nonnen ablegen.« Sie schleuderte die Schuhe von den Füßen und begann, ihre Bluse aufzuknöpfen. Im Nu waren sie beide aus ihren Hosen und Unterhosen geschlüpft und wateten nackt in den rauschenden Bergbach hinein.

Da das Wasser zum Schwimmen zu seicht war, planschten sie nur herum, und es war ein herrliches Gefühl, das kalte Wasser über die erhitzten Glieder fließen zu spüren. Es schien die ganze Anspannung der Prüfungen von ihnen abzuwaschen und mit sich zu nehmen. Frei und ungehemmt lagen sie im Wasser, sahen hinauf in den klaren blauen Himmel, in die gleißend helle Sonne und gaben sich dem sinnlichen Genuss der erfrischenden Flut hin.

Es war der unbeschwerteste und angenehmste Tag, den sie seit ihrer sechs Monate zurückliegenden Ankunft in Adelphi verlebten.

Ein halbes Jahr war vergangen. Der schwierigere Part lag noch vor ihnen. An diesem Tag aber verdrängten sie jeden Gedanken daran und genossen die Welt um sich herum.

19

Ungeduldig erwarteten Kate Kincaid, Schwester Ellen und Emily McClendon Dr. Boyd um acht Uhr zu ihrer ersten Stunde in Geburtshilfe. Als er dann eintraf, trat er wortlos an seinen Tisch, ging dann zur Tafel und schrieb ein einziges Wort darauf:

Leben.

»Von heute an«, begann er, »werden Sie sich sechs Monate lang mit einer einzigen Sache beschäftigen. Dem *Leben!*

Sowohl mit der Reproduktion als auch mit seiner Verhinderung. Viele der Frauen, die Sie behandeln werden, werden sich verzweifelt ein Kind wünschen, nur ein einziges. Viele aber werden sich auch genauso verzweifelt gegen ein weiteres sperren. Andere wird man darüber aufklären müssen, dass es ein Verbrechen ist, Kinder in die Welt zu setzen, ohne ihnen die Möglichkeit zu einem nützlichen, produktiven Leben zu bieten.

Da die Frauen hier in den Bergen von Abtreibung nichts halten, liegt die Antwort für sie in der Verhinderung der Empfängnis. Also der Verhütung.«

Boyd richtete den Blick auf Schwester Ellen. »Ist Ihnen das klar, Schwester?«

»Darum bin ich ja hier, Doktor«, erwiderte Ellen bestimmt.

»Obwohl der Kurs Geburtshilfe heißt, ist es auch Kurs über die Planung oder – wenn nötig – Verhinderung von Geburten. Kurz, Sie werden Frauen all dieser Kategorien beraten beziehungsweise medizinisch betreuen müssen.

In den nächsten drei Monaten werden Sie abwechselnd einen Tag im Klassenzimmer, den nächsten in der Geburtshilfesprechstunde verbringen, sodass Theorie und Praxis Hand in Hand gehen.

Die letzten drei Monate sind einzig und allein der Durchführung von Entbindungen gewidmet. Dann werden im realen wie im übertragenen Sinne Menschenleben in ihren Händen liegen.«

Er hielt inne, damit sich die drei vor ihm sitzenden jungen Frauen diesen ernsten Gedanken vergegenwärtigen konnten.

»Und nun beginnen wir mit unserem ersten Thema: Wie führt man das erste Gespräch und macht die Anamnese bei einer Frau, die aus welchen persönlichen Gründen auch immer *nicht* schwanger werden will? Weil sie schon zu viele Kinder hat, sich vor dem Kinderkriegen fürchtet oder vielleicht eine unglückliche Ehe führt. Oder weil es sich um ein unverheiratetes junges Mädchen mit regem Sexualleben handelt, das auf keinen Fall schwanger werden möchte.«

Boyd fuhr mit der detaillierten Erörterung der verschiedenen Verhütungsmethoden fort: Intrauterinpessare, orale Verhütungsmittel, die Kalendermethode für jene, denen ihre Religion andere Mittel und Methoden – Abstinenz nicht ausgeschlossen – untersagte.

»In den letzten Jahrzehnten hat sich die Pille weitgehend durchgesetzt«, fuhr er fort. »Aber seien Sie gewarnt, wenn Sie erst einmal die volle Verantwortung für Patientinnen übernehmen, dürfen Sie die Entscheidung, ihnen die Pille zu verschreiben, nie leichtfertig treffen.«

Plötzlich fiel sein Blick auf Kate. »Miss Kincaid, nennen Sie mir doch einmal anhand der vor Ihnen liegenden Patientengeschichte die Faktoren, die bei der Entscheidung, die Pille zu verschreiben, in erster Linie zu berücksichtigen sind.«

Kate musste nicht auf den Fragebogen sehen, um diese aufzuzählen: »Das Alter, in dem die Menstruation eingesetzt hat, und die Länge des Monatszyklus. Ereignisse, die zu Zyklusunregelmäßigkeiten führten. Zwischenblutungen.«

Boyd wandte sich an Schwester Ellen. »Auf was achten Sie in der Krankengeschichte?«

Die schmale dunkelhaarige Frau antwortete ruhig und präzise: »Diabetes, frühere Krebserkrankung, Embolien, Nieren- und Leberleiden, Epilepsie.«

Boy wandte sich an seine dritte Schülerin. »McClendon?«

»Man muss wissen, ob die Frau zu Kopfschmerzen oder psychischen Problemen neigt, da beides eine Rolle spielen kann, wenn durch die regelmäßige, langjährige Einnahme der Pille Veränderungen auftreten«

»Richtig«, bekräftigte Boyd. »Außerdem ist es, falls die Frau vor Kurzem entbunden hat, wichtig zu wissen, ob sie momentan stillt. Und nach der Häufigkeit des Sexualverkehrs sollten Sie fragen. All diese Faktoren und noch einige andere sind bedeutsam.

Ich weiß, das klingt nach einem unübersehbaren Wust. Aber ich kann Ihnen versichern: Wenn Sie erst einmal anfangen, in der Sprechstunde einer erfahrenen Hebamme zu assistieren, und beobachten, wie man das macht, wird es Ihnen bald zur zweiten Natur werden.

Allerdings ist es wichtig, dass Sie es nie zur Routine verkommen lassen und keinen Augenblick lang vergessen, dass sie es mit dem sensibelsten Bereich im Leben Ihrer Patientin zu tun haben. Sie müssen gleichzeitig Ärztin, Hebamme, Psychologin, Beraterin, Freundin und zuweilen auch strenge Mutter sein.

Tatsächlich wird Ihre Beziehung sogar vertraulicher sein als die zwischen Arzt und Patientin. Denn unsere Klientinnen klagen im Hinblick auf uns Ärzte alle über dasselbe. Wir nehmen uns nicht genug Zeit für sie. Wir sind zu gehetzt. Während Sie als Familienpflegerinnen und Geburtshelferinnen Zeit haben, mit ihnen zu plaudern, all ihre Fragen zu beantworten und ihnen ihre Ängste zu nehmen. Wir sind nur Bekannte für sie. Sie sollten vertraute Freundinnen für sie werden. Allerdings müssen Sie sich das verdienen.«

»Die lassen einen weiß Gott ja auch hart genug dafür arbeiten«, bemerkte Kate, die sich an ihre Erfahrungen in Wildwood erinnerte.

»Ja, aber wie wertvoll ist so eine Beziehung, wenn man sie erst einmal erworben hat«, sagte Boyd.

»Und nun bereiten Sie sich mithilfe Ihrer Handbücher auf ihren morgigen ersten Tag in der Geburtshilfesprechstunde vor.«

Der Umfang der Lehrmaterialien war überwältigend, fanden Kate, Schwester Ellen und Emily McClendon übereinstimmend.

Anfänglich schien es ihnen ein Ding der Unmöglichkeit, die Vielzahl der Formblätter und die vielen hundert darauf abgedruckten detaillierten Fragen jemals in den Griff zu bekommen.

Um all diese Informationen auch nur über eine einzige Patientin einzuholen, schien ein halbes Berufsleben erforderlich zu sein.

Doch ihr Handbuch erklärte die genauen Gründe für jede der Fragen und Antworten, ehe es eine Schwangerschaft empfahl oder davon abriet.

Der Begriff »Familienplanung« gewann eine Bedeutung, die über das, was sie ihm bisher zugeschrieben hatten, weit hinausging.

Abwechselnd verbrachten Kate, Ellen und Emily an verschiedenen Tagen endlose Stunden mit den Frauen, die die Geburtshilfesprechstunde in Anspruch nahmen.

Die erfahrenen Hebammen waren mit der Prozedur derart vertraut, dass nur wenige von ihnen auf Fragebögen oder Patientenakten zurückgreifen mussten.

Sie arbeiteten rasch und effektiv. Dennoch gaben sie keiner ihrer Patientinnen je das Gefühl – wie Kate bemerkte –, dass sie schnell mit ihr fertig sein wollten. Manche Frauen zögerten lange, ehe sie eine Frage stellten. Manche fragten und klagten ganz unverblümt, ja geradezu schon aggressiv.

Alle aber hegten ein Gefühl von Bewunderung und Verbundenheit gegenüber ihren Hebammen. Und dieser wertschätzende und respektvolle Blick verriet Kate – mehr als Worte es gekonnt hätten –, wie unentbehrlich ihnen ihre Hebammen geworden waren.

Sie schrieb auf den Innendeckel ihres Handbuchs: *Sei Freundin, Vertraute und Ratgeberin, aber immer auch genaue Beobachterin deiner Patientin – sowohl hinsichtlich ihrer körperlichen als auch ihrer mentalen Verfassung.*

20

»Das hier ist Gynny«, sagte Mrs Carberry. Die kleine mollige Geburtshilfeausbilderin hielt eine etwa sechs Pfund schwere nackte Puppe aus weichem Plastik in ihren kräftigen, breiten Händen.

»Gynny ist nicht etwa eine Abkürzung für Virginia, sondern für Gynäkologie. Sie wird in den nächsten drei Monaten bei der Vorbereitung auf ihr abschließendes Geburtshilfe-Trimester Ihre ständige Begleiterin sein. Ebenso wie diese lebensgroße Plastiknachbildung der Schenkel und der reproduktiven Organe einer Mutter. Sie müssen mit Gynny und diesem Modell üben, bis Ihnen das Ganze, die Entbindung eines Säuglings, derart in Fleisch und Blut übergegangen ist, dass sie es mit verbundenen Augen tun können.

Neben dem theoretischen Wissen, das Sie sich in meinem Unterricht aneignen, müssen Sie die für den Geburtsvorgang notwendige manuelle Geschicklichkeit entwickeln. Auch weil viele Ihrer Entscheidungen als Hebamme nicht nur von dem abhängen, was Sie sehen, sondern von dem, was Sie spüren. Ihr Stethoskop und Ihre Hände sind Ihre beiden wichtigsten Werkzeuge. Daher wollen wir nun beginnen, uns mit beidem vertraut zu machen. Kommen Sie mal her.«

Sie reichte Kate die Puppe.

»Legen Sie sie in den Mutterleib, so wie sie normalerweise darin liegen sollte, in der Schädellage.«

Kate legte die Puppe mit dem Kopf nach unten in den Mutterleib, sodass sie nicht ganz auf dem oberen Ende des Geburtskanals ruhte.

»Und nun bringen Sie sie – angenommen, wir haben die entsprechende Unterstützung vonseiten der Mutter und der

Natur – leicht und sanft nach unten und führen Sie die Entbindung durch.«

Vorsichtig schob Kate Gynny langsam hinab in den Geburtskanal und schließlich durch die Vagina ins Freie.

»Genau«, meinte Mrs Carberry. »Die einfache, normale Geburt, wie sie in den meisten Fällen zu erwarten ist. Das müssen Sie weiter üben, und Sie drei werden reichlich Gelegenheit dazu haben. Denn diese Demonstrationsmodelle werden Ihnen zu jeder Tages- und Nachtzeit zur Verfügung stehen.

Vergessen Sie aber, während Sie sich damit vertraut machen, nicht, dass sich etwa fünf Prozent der Geburten nicht so abspielen werden. Wir tun unser Bestes, um Unfälle und Überraschungen zu vermeiden, indem wir die Entwicklung des Säuglings von der Empfängnis bis zur Entbindung beobachten. Doch noch in den letzten paar Schwangerschaftswochen und selbst noch bei der Entbindung kann es zu Zwischenfällen kommen. Bei denen dann Ihre Ausbildung und Ihre Erfahrung über Menschenleben entscheiden können. Am besten fangen wir gleich damit an, uns mit diesen Problemen vertraut zu machen.

Also, Miss Kincaid, legen Sie Ginny wieder an ihren Platz, diesmal aber nicht mit dem Kopf voraus, sondern andersherum.«

»In Steißlage«, sagte Kate.

»Genau«, stimmte Mrs Carberry zu. »Und was machen Sie jetzt?«

»Das ist ein Fall, bei dem ich den Geburtshelfer zurate ziehen würde«, sagte Kate. »Fast alle Steißlagen, die ich miterlebt habe, sind mit Kaiserschnitt entbunden worden.«

»Und ich habe schon viel zu viele Kaiserschnitte gesehen, die unnötig waren«, erwiderte Mrs Carberry.

»Ich auch«, erwiderte Kate, die sich an Gynäkologen wie Dr. Morse erinnerte, die Kaiserschnitte auch in Fällen durchführten, die völlig unkompliziert waren, um sich nicht mit dem Abwarten der natürlichen Entbindung ihre Terminpläne durcheinanderzubringen.

»Nehmen wir als nächsten Fall an, dass die Mutter, mit der Sie es zu tun haben, nicht in die Klinik kommen konnte und dass kein Arzt zur Verfügung steht. Was tun Sie?«, fuhr Mrs Carberry fort.

Die drei Studentinnen begannen Punkte zu nennen, die auf ihrem Studium der Handbücher und der weiterführenden Literatur beruhten.

»Als Erstes muss man die genaue Lage des Fötus feststellen«, schlug Kate vor.

»Und wie?«, fragte Mrs Carberry an alle gewandt.

»Leopold-Handgriffe«, warf Schwester Ellen ein.

»Indem man auf den Unterleib der Mutter tatsächlich oder auch nur imaginär ein Kreuz zeichnet«, fügte Emily hinzu, »und auf den Herzschlag des Fötus lauscht.«

»Falls«, fuhr Kate fort, »dieser in einem der unteren Quadranten lokalisiert werden kann, kann man von einer Kopflage ausgehen. Wenn man ihn aber in den oberen Quadranten der Kreuzmarkierung findet, ist es eine Beckenendlage.«

»Angenommen, wir haben festgestellt, dass es sich um eine Steißlage handelt. Was tun wir als Nächstes?«, fragte Mrs Carberry.

»Ermitteln, ob es sich um eine reine Steißlage oder eine Fußlage handelt«, erwiderte Kate.

»Das sind Begriffe, nennen Sie mir Fakten«, wies Mrs Carberry sie an.

Schwester Ellen erwiderte: »Falls ein Fuß oder beide Füße ausgestreckt sind, ist es eine vollkommene Fußlage. Aber wenn der Po vorsteht und der Körper des Kindes sich in einer Art Klappmesserhaltung befindet, dann handelt es sich um eine reine Steißlage, und die ist am problematischsten.«

»Und was ist, wenn wir es mit einer Fußlage zu tun haben?«, fragte Mrs Carberry.

Emily hatte schon die Antwort parat: »Wenn man einen oder beide Füße spürt und das Baby schon auf diese Weise zum Vorschein kommt, legt man ein steriles Tuch um die herausstehenden Glieder, damit man die feuchten, glitschigen Beinchen halten und gemeinsam mit der pressenden Mutter das Kind allmählich herausholen kann.«

»Ist das alles?«, fragte Mrs Carberry.

»Man sollte die andere Hand unter den Säugling legen, um dem Kopf so sanft und effektiv wie möglich beim Herausgleiten zu helfen«, sagte Kate, »und damit jegliches Trauma vermieden wird.«

»Vergessen Sie nicht«, ermahnte sie Mrs Carberry, »bei einer Steißlage besteht für das Kind *immer* Gefahr. Weil in diesem Fall der Nabel und die Schnur ins Becken gezogen werden. Dadurch wird die Nabelschnur zusammengedrückt und unter Umständen die Sauerstoffversorgung des Kindes unterbrochen. Weshalb der Kopf so rasch wie möglich befreit werden muss. Andernfalls kann es zu Hypoxie kommen, bei der das Kind Schaden nehmen kann und die im schlimmsten Fall tödlich endet. Beschleunigt man die Entbindung aber künstlich, so sind Gehirn, Rückenmark, Skelett und innere Organe beträchtlichen Gefahren ausgesetzt. Eine Steißlage ist also immer riskant, egal ob es sich um eine reine Steißlage oder aber um eine Fußlage handelt.

Es gibt auch noch eine alternative Entbindungsmethode, die sogenannte äußere Wendung«, fuhr Mrs Carberry fort, »aber die lässt sich nur unter besonderen Gegebenheiten und mit größter Sorgfalt durchführen, da es dabei für das Kind und zuweilen auch für die Mutter um Leben und Tod geht. Aber darauf werden wir später noch zurückkommen.«

Während der folgenden Tage verbrachten Kate, Schwester Ellen und Emily viele Stunden mit Gynny. Sie simulierten jede nur denkbare Kindslage und versuchten, eine sichere Entbindung zustande zu bringen. Doch je länger sie übten, umso stärker wurden sie sich der beängstigenden Verantwortung bewusst, die sie haben würden, falls die Wirklichkeit sie einmal mit einer dieser Herausforderungen konfrontieren sollte.

An jedem zweiten Tag waren sie in der Sprechstunde und beobachteten erfahrene Hebammen beim Verschreiben von Verhütungsmitteln und bei der Unterweisung der Patientinnen, erlebten immer wieder Geburten in ihren verschiedenen Stadien, führten Woche für Woche die üblichen Untersuchungen durch, vermerkten Gesundheitszustand und Gewichtszunahme der Mutter. Gespannt sahen sie zu, wenn die Hebammen die Reaktionen des Fötus testeten, um festzustellen, ob er sich normal entwickelte. Sie begleiteten Hebammen bei ihren Hausbesuchen, um sicherzustellen, dass die Ernährung und die Gewohnheiten der werdenden Mutter dem Wohlbefinden des ungeborenen Kindes zuträglich waren und das Kind in eine physisch wie psychisch gesunde Umgebung hineingeboren wurde.

Nichts im Leben der Mutter oder der heimischen Umgebung entzog sich dem prüfenden Blick und der Sorge der erfahrenen Hebamme.

Dann kam der Tag, an dem Mrs Carberry beschloss, ihre drei Studentinnen mit dem selbstständigen Führen von Patientinnengesprächen zu betrauen. In dem kleinen, aufgeräumten Untersuchungszimmer musterte Kate Kincaid ihre erste Patientin. Sie war achtzehn, vermutete sie, sicher nicht älter als neunzehn.

Die angespannte Haltung der jungen Frau machte Kate nachdenklich: *Ist sie sowieso schon nervös, oder spürt sie, dass sie die erste Geburtshilfepatientin ist, die man mir anvertraut hat? Um ihre Geschichte zu erfragen, die erste Untersuchung durchzuführen und alle Schwangerschaftsaspekte mit ihr durchzusprechen, damit sie termingerecht niederkommt und, wie wir doch hoffen wollen, eine gesundes Baby zur Welt bringt.*

Egal, wie unruhig ich auch bin, dachte Kate, *ich darf es mir nicht anmerken lassen.* Im Geiste ging sie noch einmal die allgemeinen Beurteilungskriterien für die Verfassung einer Patientin und werdenden Mutter durch. Blutdruck. Augen. Rachen. Zähne und Nacken. Brüste. Unterleib. Hände, Arme, Beine und Füße.

Beckenuntersuchung. Untersuchung mit dem Spekulum. Abstrich. Bimanuelle Tastuntersuchung. Geburtengeschichte der Familie. Frühere Formen der Verhütung. Etc., etc., etc. Es schien kein Ende zu nehmen mit den Etceteras. Inzwischen hatte Kate die Untersuchungsroutine auswendig gelernt, bis sie im Schlaf herunterrattern konnte.

Lächelnd, um die verkrampfte junge Frau zu beruhigen, begann Kate mit der ersten Frage: »Name?«

Anstatt zu antworten, spielte die schmächtige junge Frau mit den braunen Haarsträhnen, die ihr unordentlich ins feuchtglänzende Gesicht fielen.

Mit gezücktem Stift wiederholte Kate: »Ihr Name?«

Die junge Frau begann lautlos zu weinen. Kate legte ihren Stift beiseite und gelangte zu der Vermutung, dass die junge Frau sich wohl nicht über eine Geburt, sondern eher über das Gegenteil informieren wollte.

»Wie lange sind Sie denn schon schwanger?«, fragte Kate behutsam.

Die junge Frau schüttelte den Kopf und weinte weiter.

»Sie sind gar nicht schwanger?«, fragte Kate.

Plötzlich stand die junge Frau auf und wollte gehen. Kate streckte die Hand aus und fasste sie am Arm. »Bitte beruhigen Sie sich. Bleiben Sie sitzen, bis Sie sich ein wenig gefangen haben. Und dann sagen Sie mir, was das Problem ist.«

Die Frau ließ sich wieder auf den Stuhl sinken. Kate spürte, wie ihr Arm sich allmählich entspannte, obwohl sie immer noch schluchzte, eher noch ungehemmter als zuvor. Kate reichte ihr eine Schachtel mit Papiertüchern. Die Frau packte gleich mehrere, presste sie an die Augen, als wolle sie ihre Tränen eher verbergen als abwischen.

Als Kate das Gefühl hatte, sie könne nun fortfahren, fragte sie erneut: »Also, Ihr Name?«

»Meinen Namen möchte ich lieber nicht sagen. Nicht gleich. Erst wenn ich so weit bin.«

Verblüfft und neugierig meinte Kate: »In Ordnung«, obwohl sie bereits einige Schlüsse gezogen hatte. Ihr Akzent ließ vermuten, dass sie aus dem Süden stammte, aus dem Bergland kam sie jedenfalls nicht. Sie drückte sich anders aus. Das Problem, mit dem sie sich herumschlug, schien eher psychischer als körperlicher Natur zu sein. Am besten war es wohl, wenn sie es der Frau selbst überließ, zu entscheiden, wann und wie viel sie von sich preisgab. Offenbar war sie in großem innerem Aufruhr in die Klinik gekommen.

»Sagen Sie es mir, wenn Sie so weit sind«, ermunterte sie Kate. Mit der einen Hand spielte die junge Frau mit ihren losen Haarsträhnen, während sie sich mit der anderen die Tränen von der Wange wischte.

»Ich ... ich sage am besten gleich ... dass ich verheiratet bin«, erklärte sie, da sie offenbar spürte, dass sie unter Verdacht stand. »Und das ... das ist das Problem.«

»Sie sind schwanger, aber nicht von Ihrem Mann?«

»Nein, nein«, widersprach die junge Frau. »Ich bin überhaupt nicht schwanger.«

»Und daran würden Sie gern etwas ändern«, meinte Kate. »Das ist doch kein Grund zur Nervosität. Das kommt häufiger vor, als Sie denken. Obwohl fast jedes junge Paar in dieser Situation meint, es sei das einzige. Wie lange sind Sie denn schon verheiratet?«

»Eineinhalb Jahre.«

Kate ging im Kopf die Statistiken durch, die sie auswendig gelernt hatte: Unter Paaren, die körperlich gesund waren und regelmäßig miteinander schliefen, zeugten fünfundsechzig Prozent im ersten halben Jahr ein Kind. Am Ende des ersten Jahres waren es bereits achtzig Prozent. Doch blieben noch immer fünfzehn bis zwanzig Prozent, die, sofern man nicht nachhalf, aus unterschiedlichsten Gründen niemals ein Kind bekommen würden. Da das junge Paar es schon über ein Jahr lang probierte, gehörte es offensichtlich der letzten Gruppe an. Zunächst einmal aber musste sie ihre Patientin beruhigen.

»Es wäre wirklich hilfreich, wenn Sie mir Ihren Namen nennen könnten«, sagte Kate. Die junge Frau schüttelte den Kopf. »Wenigstens den Vornamen. Damit wir uns von Frau zu Frau unterhalten können.«

Die Patientin überlegte und meinte schließlich: »Sally.«

Selbst wenn das ein Deckname war, fand Kate, dass jeder Name besser war als die Barriere der Namenlosigkeit.

»Bevor wir anfangen, Sally, sollten Sie diese Angst loswerden. Es muss ja nicht an Ihnen liegen. Und um uns darüber Klarheit zu verschaffen, müssen wir feststellen, ob sie körperlich in der Lage sind, schwanger zu werden. Ich muss also eine vollständige gynäkologische Untersuchung durchführen, um zu sehen, ob Ihre Organe für Empfängnis und Schwangerschaft bereit sind. Dann machen wir noch mehrere andere Tests, röntgen Sie und machen eine Hysterosalpingographie. Ein Bandwurm von einem Wort. Aber es bedeutet nur, dass wir feststellen müssen, ob Ihre Eierstöcke Eizellen produzieren, ob Ihr Eileiter richtig funktioniert und ob sich die Eizellen in Ihrer Gebärmutter einnisten können, damit der Samen Ihres Mannes überhaupt wirksam werden kann. Und vergessen Sie nicht, auch wenn bei all dem Probleme zum Vorschein kommen sollten, lassen die sich womöglich chirurgisch korrigieren.«

Kate wandte sich zum Untersuchungstisch und sagte: »Bitte kommen Sie, beginnen wir mit der Untersuchung.« Sie zog ihre Gummihandschuhe an, als sie bemerkte, dass sich die junge Frau nicht von der Stelle gerührt hatte. »Sally?«, sagte sie einladend und wies zum Tisch.

»Nicht nötig«, erwiderte die junge Frau.

»Was wollen Sie damit sagen?«

»Das Problem liegt nicht bei mir.« Kate musterte sie einen Moment lang. »Wie können Sie sich da so sicher sein?«

»Weil es damit noch nie Probleme gab, auch wenn ich *nicht* schwanger werden wollte«, gestand Sally.

»Sie waren bereits schwanger?« Als Sally ihr keine Antwort gab, fragte Kate: »Mehr als einmal?« Das Mädchen nickte. »Wie oft?«

»Zweimal«, räumte sie ein.

»Und was haben Sie dagegen unternommen?«, fragte Kate.

»Beim ersten Mal … beim ersten …«, stammelte Sally und begann wieder zu weinen.

Kate nahm die Hände der verzweifelten Frau in die ihren. »Irgendwann werden Sie jemandem davon erzählen müssen, Sally. Und wenn es nur aus dem Grund geschieht, dass Sie endlich aufhören, sich so zu quälen.«

»Er bringt mich um …«, protestierte die junge Frau unter Tränen.

»Ist es denn während Ihrer Ehe passiert?« Das Mädchen schüttelte den Kopf. »Wann dann? Als Sie schon mit Ihrem Mann zusammen waren?« Wieder schüttelte Sally den Kopf. »Ehe Sie ihn kennengelernt haben?« Sally nickte. »Dann waren Sie ihm doch gar nicht untreu.«

»Nein, aber …«

»Was aber, Sally?«

»Ich glaube, es ist die Strafe«, sagte sie. »Ich glaube, dass ich jetzt dafür bestraft werde, dass ich eins von den beiden ›losgeworden‹ bin. Ich meine, ich kann Kinder kriegen, aber irgendwie lässt Gott oder wer auch immer es nicht zu, weil ich mir jetzt wirklich eins wünsche. Wir beide. Sehr sogar.«

Kate zögerte, da sie nicht sicher war, mit welcher Antwort sie bei ihrer nächsten Frage rechnen musste.

»Sally, wenn Sie sagen, Sie seien eins ›losgeworden‹, was meinen Sie genau damit?«

»Ich habe es abgetrieben«, gestand das Mädchen. Kate war ein wenig erleichtert, denn in der Uniklinik hatte sie eine ganze Anzahl von Fällen erlebt, in denen offenbar gesund entbundene Säuglinge aufgrund von Vernachlässigung oder noch gewalttätigerer Vergehen tot eingeliefert worden waren.

»Und das zweite?«, fragte Kate.

»Das war eigentlich das erste«, sagte das Mädchen. »Ich wollte es unbedingt. Aber als ich dann die Entscheidung treffen musste, habe ich die Kleine zur Adoption freigegeben. Das war der Grund, warum ich das zweite Mal abgetrieben habe. Ich dachte, ich steh das nicht noch mal durch, ein Kind zu kriegen und es dann wegzugeben. Es geht einem nach. Nachts, wenn man nicht schlafen kann. Und auch sonst. Bei der Arbeit ... zu Hause habe ich in einer Baumwollfabrik gearbeitet ... da habe ich immer wieder ... trotz der Geräusche in der Fabrik und der surrenden Maschinen und alldem ... da habe ich immer wieder gedacht, wo ist sie? Bei wem lebt sie jetzt? Wird sie gut behandelt? Man liest ja so alles Mögliche oder sieht es im Fernsehen. Von Menschen, die Kinder misshandeln oder missbrauchen, und oft stellt sich dann raus, dass die Kinder sowieso schon adoptiert worden sind. Und man fragt sich, wenn die Leute keine Kinder mögen, warum haben sie dann überhaupt welche zu sich genommen? Nachts habe ich geheult, weil ich immer wieder darüber nachgegrübelt habe, ob mein kleines Mädchen vielleicht solchen Menschen in die Hände gefallen ist. Und deswegen nahm ich mir beim zweiten Mal vor, mein Kind nicht so leiden zu lassen. Aber das wurde dann noch schlimmer. Es war, als hätte ich einen Mord begangen. Und deswegen ... ich schwöre, danach habe ich mich von keinem mehr anrühren lassen. Erst als Jeff kam. Und auch der durfte erst ran, als wir verheiratet waren. Ich wollte, dass alles korrekt abläuft. Ich ging zu einem Arzt und ließ einen Test machen ... Sie wissen schon ... um Krankheiten auszuschließen, damit ich sicher sein konnte, dass alles in Ordnung war, um seinetwillen. Und alles ist ... war ... bis er dann anfing, vom Kinderkriegen zu reden.

Er stammt aus einer großen Familie, wissen Sie. Und seine drei Brüder und vier Schwestern, die haben alle große Familien. Wenn wir an Feiertagen, wie etwa letzte Weihnachten, zusammenkommen und die Kinderschar durchs Haus tobt – und es ist wirklich eine Schar, sechsundzwanzig Stück insgesamt – und Jeffs Mutter sagt: ›Und, Edna, wann fangt ihr damit an?‹ ...« Die junge Frau erkannte ihren Fehler und entschuldigte sich. »Tut mir leid. Das ist mein wirklicher Name, Edna. ... Dann weiß ich nicht, was ich darauf sagen soll. Weil ...«

»Weil Sie glauben«, sagte Kate versuchsweise, »dass Sie für das, was bei den beiden anderen Malen passiert ist, bestraft werden?«

Edna nickte mehrere Male kurz, ruckartig und nervös.

»Edna, wenn Sie klarsehen wollen, müssen wir irgendwo anfangen«, sagte Kate, die nun auch berücksichtigen musste, dass Ednas Abtreibung ihre momentane Empfängnisfähigkeit womöglich beeinträchtigt haben könnte. Kate wies zum Untersuchungstisch. Edna trat langsam näher, stieg darauf und nahm zur gynäkologischen Untersuchung die Lithotomieposition ein. Kate legte ihr ein Laken über die Knie und fing an.

Als Kate fertig war, wusste sie, dass die Abtreibung Gott sei Dank mit Sorgfalt und unter sterilen Bedingungen durchgeführt worden und daher kein Schaden zurückgeblieben war. Sie würden zwar weitere Tests benötigen, aber aufgrund der körperlichen Befunde und der Tatsache, dass die junge Frau in der Vergangenheit schon zweimal schwanger geworden war, gab es keinen Grund, warum sie nicht wieder empfangen, austragen und ein gesundes Baby zur Welt bringen sollte.

Daher musste Kate zwei weitere Möglichkeiten berücksichtigen. Ein früheres emotionales Trauma könnte Edna zu psychosomatischer Unfruchtbarkeit prädisponiert haben. Obwohl die Ursache angesichts der Geschichte der Patientin hier vermutlich beim Mann zu suchen war. Aber auch der dritte und seltenste Fall, dass zwei gesunde, fruchtbare Menschen sich gemeinsam als unfruchtbar erwiesen, durfte nicht ohne Weiteres von der Hand gewiesen werden. Als Erstes würde sie sich der wahrscheinlicheren Variante zuwenden.

»Zunächst einmal«, meinte Kate schließlich, »sollten Sie uns Ihren Mann schicken. Wir werden ihn auf Spermiendichte und -motilität testen, damit wir sehen, ob das Problem womöglich bei ihm liegt.«

»O nein, das geht nicht!«, protestierte Edna, und aufs Neue traten ihr Tränen in die Augen.

»Anders werden wir es nie erfahren«, erklärte Kate.

»Aber dann weiß er über alles Bescheid«, protestierte Edna. »Ich meine, wenn es nicht meine Schuld ist, sondern seine …«

»Edna, bei Unfruchtbarkeit gibt es keinen Schuldigen.«

»Aber wenn Sie ihm dann sagen müssen, bei Edna ist alles in Ordnung, Sie sind derjenige, der keine Kinder zeugen kann … also, das bringt ihn um. Er ist sehr stolz.«

»Es gibt viele stolze Männer, die unfruchtbar sind«, erwiderte Kate. »Aber es ist wichtig für Sie, für ihn und für Ihre Ehe, dass Sie die Wahrheit erfahren. Sonst werden Sie sich noch jahrelang deswegen quälen.«

Edna zögerte und fragte dann: »Wird er das von den anderen beiden Schwangerschaften je herausfinden?«

»Nur wenn Sie es ihm sagen. Von mir erfährt er es nicht«, sagte Kate leise. »Denken Sie drüber nach. Und bringen Sie ihn nächstes Mal mit.«

»Kann ich … kann ich noch mal mit Ihnen sprechen?«

»Ja. Von nun an sind sie meine Patientin.«

»Das wäre mir wirklich sehr recht. Ich hab noch nie jemandem davon erzählt. Nicht mal meiner Mutter. Aber es geht mir jetzt besser. Ich hab Vertrauen zu Ihnen.«

»Gut. Dann bringen Sie nächstes Mal Ihren Mann mit. Möglichst bald.«

Edna war schon angezogen und an der Tür, als sie noch einmal stehen blieb und fragte: »Wie heißen Sie eigentlich?«

»Fragen Sie einfach nach Schwester Kincaid, Kate Kincaid.«

»Darf ich Sie Kate nennen?«

»Gerne.«

»Ich bringe ihn mit«, versprach Edna. »Ich bringe ihn nächstes Mal mit.«

Während die Tür in Schloss fiel, dachte Kate halb traurig, halb amüsiert: *Kann auch nur mir passieren! Der erste Geburtshilfefall, und er entpuppt sich als Zeugungsunfähigkeit.*

Sie ging zur Tür, um ihre nächste Patientin hereinzubitten.

An diesem Tag hatte sie vier Fälle behandelt, hatte ausführliche und sorgfältige Anamnesegespräche geführt, Ganzkörperuntersuchungen gemacht, Blut abgenommen und die Proben ins Labor geschickt. Das Verfahren hatte sich für Kate zur Routine, beruhigenden Routine entwickelt. Ausgenommen natürlich die medizinische Untersuchung. Bei dieser war sie ständig angespannt, da sie wusste, dass jedes wichtige Anzeichen, das sie übersah, Konsequenzen haben konnte, die über Leben und Tod der Patientin oder eines ungeborenen Kindes entschieden. Vorsichtig wiederholte sie daher jeden einzelnen Schritt der Prozedur. Und nach jeder Untersuchung war sie schweißgebadet. Die Bürde der Verantwortung lastete schwer auf ihr, schwerer, als sie sich je vorgestellt hatte.

In der zweiten Woche von Kates Dienst in der Geburtshilfesprechstunde kam Edna Ferris, wie versprochen, zurück und brachte diesmal ihren Mann Jeff mit, einen breitschultrigen, blonden jungen Mann, der Kate zwar zuzuhören schien, aber ihr offensichtlich gleichzeitig grollte. Edna saß da und spielte nervös mit dem Riemen ihrer Handtasche, jederzeit bereit, sich einzumischen und ihren jungen Gatten zu besänftigen, falls der seiner Ungeduld allzu freien Lauf ließ.

»Ich habe Edna gründlich untersucht und finde keine erkennbare Ursache, weshalb sie nicht schwanger werden sollte«, sagte Kate.

»Und das heißt?«, fragte Jeff Ferris angriffslustig.

»Jeff, Schatz, bitte ...«, versuchte Edna ihn zu beruhigen. »Hör doch mal zu!«

»Also gut. Ich hör zu!«, sagte er, doch es war unverkennbar, dass er von seinen Ansichten nicht abrücken würde.

Kate fuhr fort: »Es muss Gründe, oder zumindest einen Grund dafür geben, dass Sie beide bisher noch kein Kind gezeugt haben.«

»Zum Beispiel?«, unterbrach Jeff sie verärgert.

Kate wusste, dass sie jetzt direkt werden musste. »Zum Beispiel, Jeff, könnte das Problem bei Ihnen liegen.«

»So was hats bei uns noch nie gegebn. Kein Ferris, egal ob Mann oder Frau, hat je so was gehabt«, beharrte er.

»Das hat ihre Frau mir auch erzählt, und ich glaube es ihr.«

»Also dann?«, meinte Ferris.

»Möglicherweise leben Sie ja nicht unter denselben Bedingungen wie Ihre Verwandten vor Ihnen. Dinge wie Luftverschmutzung oder Verunreinigung des Trinkwassers gibt es heutzutage im ganzen Land.«

»Sie meinen, dass ...«, begann Ferris, und sagte dann: »Nein, das kann nich sein. Was is denn mit meinen Brüdern? Die atmen dieselbe Luft, trinkn dasselbe Wasser.«

»Jeff, was machen Sie beruflich?«

»Ich fahr Lkw.«

»Was für einen Lkw? Transportieren Sie Chemikalien?«, fragte Kate.

»Kohle.«

»Kohle?« Kate überlegte. In ihrer Urform galt Kohle nicht als Schadstoff. Nur wenn bestimmte Arten von Kohle verbrannt wurden und sich in Rauch verwandelten, wurden sie toxisch. Was chemische Ursachen für Ferris' Zeugungsunfähigkeit auszuschließen schien. Dennoch hatten die Laborergebnisse gezeigt, dass es seinen Spermien an Motilität mangelte, was zweifellos der Grund für die Kinderlosigkeit des jungen Paares war.

Leider wies die Kenntnis der Ursache in diesem Falle nicht automatisch den Weg zur Heilung auf. Der einzige gangbare Ausweg für Edna Ferris lag möglicherweise in der künstlichen Befruchtung mit dem Samen eines Spenders. Doch Kate war sich sicher, dass Jeff Ferris – der, wie die Bergbewohner es ausdrückten, ein stolzer Mann war – diese Alternative nicht in Erwägung ziehen würde. In einem solchen Fall war es unumgänglich, dass sie eine weitere Meinung einholte.

»Ich muss das mit Dr. Boyd besprechen«, sagte Kate.

»Ich hab gedacht, das bleibt unter uns. Da weiß es ja morgn der ganze Landkreis!«, empörte sich Ferris.

»Es liegt an Ihnen, Jeff«, erwiderte Kate. »Wenn es Ihnen lieber ist, dass niemand davon erfährt ...«

»Schon«, sagte er und wollte aufstehen.

»Jeff?«, rief seine Frau flehend, hoffend, er möge es sich noch einmal überlegen.

»Ich hab gesagt, was ich sagn wollt, Edna, es wär mir lieber, wenn sonst keiner davon erfährt. Ich hab bis jetzt mitgemacht, hab die Probe abgegebn. Hat aber nix geholfn. Und damit isses für mich erledigt.«

Er ging zur Tür. Edna sah Kate hilflos an und musste dann wohl oder übel ihrem Mann folgen.

Der enttäuschte Ausdruck in den Augen der jungen Frau vermittelte Kate das Gefühl, versagt zu haben. Sie hatte diesen stolzen, aber ungebildeten Mann falsch behandelt und dadurch die Hoffnung seiner Frau, jemals ein Kind zu empfangen, zerstört.

Die Angelegenheit ging Kate des ganzen Tag nach. Obwohl sie sich in der Sprechstunde auf andere Fälle konzentrieren musste, konnte sie das Ehepaar Ferris nicht vergessen. Kohle. Irgendetwas musste das Fahren eines Kohlelasters ja bewirken, durch das sich dieser Ferris von seinen Brüdern und den früheren Ferris-Generationen unterschied.

Anstatt zu Abend zu essen, ging sie in die Bibliothek und begann in medizinischen Lehrbüchern, Monografien und Zeitschriften nach einem Hinweis zu forschen, der Kohle mit Unfruchtbarkeit in Zusammenhang brachte. Sie fand keinen einzigen. Besser, sie hielt nach anderen Ursachen Ausschau.

Niedergeschlagen verließ sie die Klinik und machte sich auf den Heimweg. Für eine Novembernacht war es noch warm. Auf der Hauptstraße Adelphis herrschte, mit Ausnahme der einzigen Straßenlampe vor dem Gerichtsgebäude, völlige Dunkelheit. Sogar die alten roten flackernden Neonlichter, die das mit Fliegendreck gesprenkelte Fenster der Kneipe an der Ecke umrahmten, waren erloschen. Die ganze Stadt schlief. Nur Kate Kincaid war noch wach.

Sie erreichte das Haus und stellte fest, dass der Kaffee, den Mrs Russell auf dem Herd hatte stehen lassen, zu einem dicken schwarzen Rückstand eingekocht war. Kate spülte die Kanne aus und ging zu Bett.

Wegen des für die Jahreszeit ungewöhnlichen Wetters oder wegen den Ferris' schlief sie unruhig und wachte mehrere Male schweißgebadet auf. Sie riss das Fenster auf. Das bisschen Wind, das da draußen ging, vermochte kaum die Vorhänge zu bewegen.

Die Wärme der Nacht schien sie zu verhöhnen. Und auf irgendeine ihr unverständliche Weise hatte sie etwas mit dem Fall Ferris zu tun.

Sie erwachte früh, noch vor sechs, mit einem Gefühl großer Dringlichkeit. Sie musste in die Bibliothek zurück und vor Unterrichtsbeginn weiterrecherchieren. Eilig zog sie sich an und verließ leise das Haus, um Mrs Russell und Eloise nicht zu stören.

Die Nachtschicht war noch im Dienst, als sie eintraf. Sie ging direkt in die Bibliothek. Dort begann sie auf der Suche nach zwei Wörtern – *Wärme* und *Unfruchtbarkeit* – die Register durchzugehen.

Im Laufe der Nacht hatte sich in ihrem Kopf zwischen den beiden Wörtern ein Zusammenhang hergestellt. Und jetzt entdeckte sie mehrere Hinweise auf das medizinische Faktum, dass Körperwärme mitunter zu Sterilität führte, wenn die Hoden eines Mannes im Leistenkanal verblieben, statt in den Hodensack hinabzuwandern. Was für Jeff Ferris jedoch nicht galt. Das wusste Kate aufgrund Ihrer Untersuchung und seiner Vorgeschichte. Dennoch ließ ihr der Gedanke keine Ruhe. Unfruchtbarkeit. Wärme.

In der Mittagspause ging sie erneut in die Bibliothek. Schließlich fand sie unter den neueren Artikeln in einer medizinischen Fachzeitschrift denjenigen, auf den sie sich die ganze Nacht nicht hatte besinnen können. Vor mehreren Monaten war sie zufällig auf ihn gestoßen und hatte ihn damals als zwar interessant, aber für ihre geriatrischen Studien nicht relevant beiseite gelegt.

Sie las ihn nicht nur einmal, sondern gleich zweimal. Als sie die Lektüre beendet hatte, ging sie ans Telefon und rief Edna Ferris an.

»Edna, Kate aus der Klinik. Ich hab morgen wieder Sprechstunde. Sagen Sie Jeff, dass ich ihn sehen will.«

»Der kommt nicht«, warnte sie Edna. »Der geht nicht zum Arzt!«

»Muss er auch nicht. Sagen Sie ihm, dass ich vielleicht die Lösung gefunden habe.«

»Ich werde es versuchen«, sagte Edna. »Bei Gott, ich werde es versuchen.«

* * *

Jeff Ferris stand im Eingang des kleinen Sprechzimmers, trat aufgeregt von einem Fuß auf den anderen und versuchte seine Nervosität über Kates Vorladung herunterzuspielen.

»Die Edna hat gesagt, Sie wolln mich sehn.«

»Bleiben Sie nicht da draußen stehen, Jeff. Kommen Sie rein, und machen Sie die Tür zu.«

Er tat es und fragte dann: »Worum gehts?«

»Es gibt da etwas, an das ich mich aus der letzten Untersuchung nicht mehr erinnern kann, und ich hab es mir leider nicht aufgeschrieben.«

»Ich hab Ihnen schon alles gesagt, was ich zu sagn hab. Und den verdammtn Test sin wir auch schon durchgegangen«, sagte er, noch immer verlegen.

»Nur noch eine Kleinigkeit«, sagte Kate. »Lassen Sie Ihre Jeans runter.«

»Sie haben schon alle Untersuchungen gemacht!«, protestierte er.

»Schieben Sie einfach die Jeans ein Stück runter!«, befahl Kate mit einer Stimme, die keinen Widerstand duldete.

Langsam, verstimmt und bockig löste Jeff Ferris den Ledergürtes, knöpfte seine abgetragene, verwaschene Jeans auf, zog den Reißverschluss herunter und ließ die Hose zu Boden gleiten. Die Hemdschöße hingen ihm herunter, konnten aber seine Unterhosen nicht ganz verbergen.

Kate warf nur einen Blick darauf und musste lächeln.

»Sie, das is nich komisch!«, beschwerte sich Ferris und errötete.

»Nein, komisch isses nich«, stimmte Kate ihm immer noch grinsend zu. »Aber es ist toll, einfach toll.«

»Was denn?«, wollte der erstaunte Mann wissen und errötete noch heftiger.

»Ihre Unterhose«, sagte Kate.

»Hörn Sie, haben Se nich alle Tassn im Schrank?«

»Doch, doch«, sagte Kate. »Und nun ziehen Sie Ihre Jeans wieder hoch und hören Sie mir gut zu.«

Er gehorchte ihr wie ein schüchterner Schuljunge. »Jeff, Sie sind genauso männlich wie alle anderen Ferris-Männer. Das Problem ist Ihre Unterhose.«

Da er offenbar noch immer an ihrem Verstand zweifelte und immer noch furchtbar verlegen war, begann sie es ihm zu erklären.

»Der Grund, warum die Natur einen besonderen Sack für Ihre Hoden vorgesehen hat, besteht darin, dass sie so außerhalb des Körpers bleiben und ihre Temperatur niedriger als die im Körper ist. Wärme kann nämlich zu dem Problem führen, unter dem Sie momentan leiden. Durch Ihre knappe Unterhose werden die Hoden eng an den Körper gedrückt, und da erwärmen sie sich stärker, als gut für sie ist. Und genau deswegen fehlt es Ihren Spermien an Bewegungsfähigkeit und Edna wird nicht schwanger. Ich verschreibe Ihnen daher jetzt Folgendes: Tragen Sie weite Unterhosen. Und in ein paar Wochen werden wir dann sehen, was passiert.«

»Ist das alles?«, fragte Ferris skeptisch.

»Das ist alles«, erwiderte Kate.

»Und ich hab gedacht, Sie machn alle möglichn Sachn mit mir«, gestand er und wirkte zum ersten Mal ein wenig entspannter. »Wenn ich das der Edna erzähl!«

Kate verfolgte die Weiterentwicklung des Falles Ferris mit großem Interesse. Erfreut ließ sie sich einige Wochen später bestätigen, dass Edna Ferris tatsächlich schwanger war. Und allen Anzeichen nach würde sie das Kind problemlos austragen und ein gesundes Baby zur Welt bringen.

Ednas strahlendes Lächeln bei ihren Besuchen in der Sprechstunde war Kates schönster Lohn. Wenn ihr der dreimonatige Hebammenkurs auch sonst nichts gebracht hätte, das allein wäre es wert gewesen.

Sie war nun bereit für die Abschlussprüfung und, falls sie die bestand, für das letzte Semester und die Arbeit im Kreißsaal.

21

Ehe Kate und ihre beiden Klassenkameradinnen ihr viertes und letztes Semester begannen, mussten sie sowohl schriftliche als auch mündliche Prüfungen ablegen.

Im schriftlichen Test sollten sie zeigen, dass sie die gewaltige Menge an Detailwissen bezüglich aller Aspekte des Geburtsvorgangs einschließlich der besonderen Probleme von Hochrisikopatientinnen verinnerlicht hatten.

In der mündlichen Prüfung testete man ihre Fähigkeit, in Notfallsituationen rasch zu reagieren.

Miss Abbott hatte es so eingerichtet, dass sie Kate Kincaid die mündliche Prüfung abnahm. Sie stellte ihre Fragen in raschem Stakkato und mit inquisitorischem Gebaren. Kate dachte schließlich: *Sie wird es mir nie verzeihen, dass ich die Sache mit der kleine Eloise über ihren Kopf hinweg geregelt habe.* Doch sie hatte keine Zeit, solchen Überlegungen nachzuhängen, Miss Abbott wollte hochtechnische und genaue Antworten von ihr hören.

»Allgemein akzeptierte Maße, die auf eine sichere und erfolgreiche Entbindung hinweisen?«, fragte Miss Abbott.

Und Kate antwortete rasch: »Conjugata diagonalis zwölf Komma fünf Zentimeter. Schamwinkel mehr als fünfundachtzig Grad. Schambogen neunzig Grad. Ligamentum sacrospinale zwei bis drei Finger breit. Intertubarer Abstand zehn Zentimeter. Beckenausgang sieben Komma fünf Zentimeter. Höhe des Schambeins weniger als sechs Zentimeter. Dornfortsätze flach. Kreuzbein gewölbt.«

Weder Billigung noch Ablehnung zeigend, notierte Miss Abbott etwas auf ihrem Block, während sie fortfuhr: »Ausrüstung für die manuelle Untersuchung zur Feststellung des

Vorhandenseins oder der Abwesenheit von Abnormalitäten des Beckens?«

»Licht. Sterile Tücher. Einweghandschuhe. Gleitmittel. Vaginalspekulum, Abstrichspatel. Objektträger für Abstrich. Zytospray.«

»Differenzieren Sie hinsichtlich der ursächlichen Faktoren von Blutungen im ersten, zweiten und dritten Schwangerschaftsdrittel.«

Kaum hatte Kate geantwortet, stellte Miss Abbott ihr schon die nächste und übernächste Frage.

»Nennen Sie Befürchtungen, die ein werdender Vater hinsichtlich seiner Vaterrolle, in Bezug auf seine Ehefrau oder Sexualpartnerin hegen kann, beziehungsweise väterliche Ängste im Hinblick auf das Baby.

Welches sind normale psychische Reaktionen einer schwangeren Frau während des ersten, zweiten und dritten Schwangerschaftsdrittels?

Erklären Sie die bedeutsamen Veränderungen des sexuellen Interesses und sexueller Reaktionen während der Schwangerschaft und die möglichen Auswirkungen dieser Veränderung auf die eheliche Beziehung.«

Kate bot das gesamte Wissen auf, das sie sich im Laufe der vorausgegangenen drei Monate durch Beobachtung, in Vorlesungen, durch Nachfragen und das Durcharbeiten Hunderter von Abhandlungen und Zeitschriftenartikeln über Medizin und Geburtshilfe angeeignet hatte.

Als die Prüfung endlich vorbei war, fühlte Kate sich wie durch den Wolf gedreht.

Sie hatte die gesamten drei Monate Hebammenunterricht und Beobachtung in diesen wahnsinnig anstrengenden, kompakten zwei Stunden noch einmal im Schnelldurchgang erlebt.

Miss Abbott ließ sich nicht anmerken, ob sie bestanden hatte oder durchgefallen war.

»Danke, Miss Kincaid«, meinte sie nur.

Vier Tage später, am 22. Dezember, erhielten Kate, Ellen und Emily die Resultate ihres Examens in versiegelten Umschlägen überreicht. Als sie die Punktezahlen verglichen, sahen sie, dass sie alle mit hervorragenden Ergebnissen bestanden hatten.

Nun lagen nur noch drei Monate Hebammenpraxis vor ihnen, ehe sie ihren Kurs vollständig abgeschlossen hatten.

Doch Miss Abbott gab ihnen kaum Gelegenheit zum Verschnaufen, nicht mal zum Weihnachtenfeiern. Die Klinikleiterin hatte ihnen noch mehr Sprechstunden aufgebrummt, damit die Schwestern, die schon mehrere Jahre in Adelphi waren, über die Feiertage nach Hause fahren konnten.

Ehe die Familienpflegerinnen aber abreisten, stellten sie ganze Kartons voller Geschenke zusammen, von eigenen Ersparnissen gekauft, die sie an die Kinder der ärmeren Familien verschenkten, damit auch die ein glückliches Weihnachtsfest hatten. Es war eine praktische Lehrstunde für die drei Kandidatinnen; für die älteren Schwestern waren die Menschen hier nicht nur Patienten, sondern so etwas wie eine Familie. Weil Kate, Ellen und Emily keine Familien hatten, denen sie etwas schenken konnten, und sich ein wenig benachteiligt fühlten, legten sie ebenfalls Geschenke in die Kartons und verzierten sie mit leuchtend roten und grünen Schleifen.

Für Kate war es das einsamste Weihnachten, das sie jemals erlebt hatte. Nicht einmal in der Uniklinik hatte sie sich am Weihnachtsabend so allein gefühlt. Denn wenn sie nach ihrem Dienst nach Hause ging, warteten da stets Howard, das Weihnachtsessen und ihre Geschenke auf sie. Und natürlich eine Liebesnacht.

In diesem Jahr war sie, obwohl am Weihnachtsmorgen kein Unterricht stattfand, als Aushilfe in der Kinderärztlichen Sprechstunde eingeteilt. Danach stapfte sie durch das leichte Schneegestöber nach Hause. Mrs Russell hatte sich größte Mühe gegeben, ein Festessen auf den Tisch zu zaubern. Aber trotz des Weihnachtsschmucks, des Truthahns und der anderen von ihr zubereiteten Köstlichkeiten war ein Weihnachtsessen für zwei einsame Frauen nicht gerade die vergnüglichste Veranstaltung.

Um ein wenig zum Tischgespräch beizutragen, meinte Kate: »Wenigstens das Wetter ist auf unserer Seite. So viel Schnee, und es will immer noch nicht aufhören.«

»Weiß nich«, sagte Mrs Russell. »Ich hab zum Teufelsberg raufgeschaut. Es is zu viel.«

»An Weihnachten kann es doch gar nicht genug schneien«, erwiderte Kate.

»Wenn Se meinen. Aber im März oder April beim ersten kräftigen Tauwetter, da werden Sie Fluten erleben, wie Sie sie noch nich gesehen haben. Ich hab das Gefühl, es wäre besser, wenn es jetzt aufhörte.«

Nach dem Essen folgte die Bescherung. Kate öffnete ihr Geschenk von Howard, einen sehr kostspieligen Morgenmantel aus edler Wolle. Offenbar hatte er nicht gewusst, was er ihr sonst schenken sollte und was ihr an einem so abgelegenen Ort wie Adelphi von Nutzen sein könnte.

Vor den Feiertagen hatte er mehrmals angerufen und sie unbedingt besuchen wollen. Doch sie hatte ihn davon abbringen müssen. Denn bei ihrem engen Terminplan hätte sie keine Zeit für ihn gehabt.

»Diese Miss Abbott muss ja eine richtiggehende Tyrannin sein«, sagte er. »Die Vokabel ›genug‹ kommt in ihrem Wortschatz wohl nicht vor?«

»Doch«, sagte Kate. »Sie glaubt beispielsweise nicht, dass ein Jahr für unsere Ausbildung ›genug‹ ist.«

»Du willst ja schließlich keine Neurochirurgin werden«, sagte Howard. »Es handelt sich doch nur um eine medizinische Grundausbildung.«

»Benutze in Bezug auf mich bitte nie das Wörtchen ›nur‹«, entgegnete Kate wütend. »Die Ausbildung ist hart, sehr hart. Aber ich werd es ihr schon noch zeigen!«

Spätabends am ersten Feiertag zog sich Kate in ihr Zimmer im hinteren Teil des Russell-Hauses zurück, und zum ersten Mal seit vielen Monaten brach sie zusammen und weinte. Feiertagsdepression, diagnostizierte sie, kein ungewöhnliches Phänomen. Die Psychiater mussten sich alle Jahre wieder damit herumschlagen. Kate versuchte sie sich auszureden.

Sie hatte keinen Grund, deprimiert zu sein. Howard hatte sie angerufen, und nicht nur am Weihnachtsabend, sondern auch am Abend des ersten Feiertags. Ihr Bruder Scott hatte sich aus dem fernen Hongkong gemeldet, und sie hatte mit ihm, seiner Frau Pam und ihren beiden Kleinen gesprochen. Und trotzdem fühlte sie sich durch das alles nur noch einsamer. Es erinnerte sie einfach zu sehr an ihre Tante Syb, die die meisten Feiertage am Telefon gefeiert hatte und stets von irgendeiner Station oder vom Bett eines Patienten aus angerufen hatte.

Den Tiefpunkt ihres Elends erreichte sie, als ihre Mutter sie aus Florida anrief. Seit dem Tod ihres Ehemanns war sie, die stets das Beste aus allem gemacht hatte, allein. Sie versuchte Kate und sich selbst davon zu überzeugen, dass sie mit ihrem momentanen Leben völlig zufrieden sei. Sie hatte sich in einer überaus aktiven und geselligen Seniorenkolonie niedergelassen.

»Wunderbare Menschen, Kate. Würden dir gefallen. Fröhlich. Ich meine, hier ist immer was los. Aktivitäten. Spiele. Letzte Woche haben wir ein eigenes Stück auf die Bühne gebracht. Ich hab die Naive gespielt. Wir hatten Spaß, unheimlich viel Spaß.«

Dann aber begann sie unvermittelt zu schluchzen und gestand: »Ach Gott, Liebes, wie sehr ich deinen Vater vermisse! Jeden Abend warte ich drauf, dass er die Tür aufreißt wie damals, wenn er von seinen Geschäftsreisen zurückkam, und ruft: ›Bin wieder da, Schatz!‹«

Auch Kate weinte sich an diesem Abend in den Schlaf. Am

nächsten Morgen aber erwachte sie früh und ging in die Klinik wie immer. Kontinuität und feste Gewohnheiten schienen das beste Heilmittel gegen Einsamkeit zu sein. Ein anderes war die Aussicht, dass jetzt nur noch drei Monate vor ihr lagen. Drei Monate, in denen sie alles in den vergangenen neun Monaten Gelernte in der Praxis, bei der Geburt neuer Menschenwesen, anwenden würde.

Es kam der Tag, an dem Kate Kincaid sich zum ersten Mal damit konfrontiert sah, tatsächlich einen Geburtsprozess selbstständig zu begleiten. Man hatte sie zu ihrer ersten Entbindung eingeteilt.

Ihre Patientin war Mrs Elizabeth Downey. Bei Mrs Downey, einer einundzwanzigjährigen, erst seit achtzehn Monaten verheirateten Primagravida setzten eben die Wehen ein.

Trotz der Gewichtszunahme in den letzten Monaten war Mrs Downey eine schmächtige Frau. Und sie war überaus angespannt, nicht nur, weil es ihre erste Schwangerschaft war, sondern auch, weil in all den Ammenmärchen, mit denen man sie seit ihrer Kindheit gefüttert hatte, immer nur von den Geburtswehen und Schmerzen die Rede war. Kate war zwar ebenso angespannt, wusste jedoch, dass sie damit hinter dem Berg halten musste, um die Ängste ihrer Patientin nicht noch zu verstärken.

Bevor Kate den Kreißsaal betrat, warf sie einen letzten Blick in Downeys Akte, um sich sämtliche Details noch einmal ins Gedächtnis zu rufen. Vorbereitung, hatte Miss Carberry ihnen eingehämmert, Vorbereitung war die beste Methode, um sich auf alle nur möglichen Komplikationen einzustellen. *Wenn Sie Ihre Patientin kennen, so wissen Sie auch, was Sie zu erwarten haben, welche Arzeimittel und welche Ausrüstungsgegenstände Sie bereitlegen müssen.*

Kate kontrollierte noch einmal ihre Medikamente und Instrumente. Falls Mrs Downey, als Erstgebärende, an ungewöhnlichen Schmerzen oder Kontraktionen litt, musste das geeignete Mittel vorhanden sein. Demerol. Wenn allerdings das Baby noch innerhalb der nächsten Stunde zur Welt kam, durfte man es nicht geben, da das Kleine sonst in einen schwachen und teilnahmslosen Zustand fiele.

Sie vergewisserte sich, dass die Klistierspritze bereitlag, um die Nase des Babys abzusaugen, damit es atmen könnte. Nabelklemmen, um die Nabelschnur abzubinden. Eine Verbandsschere, um sie durchzuschneiden. Klebeband, um sie am Nabel des Babys zu versiegeln. Und Spritze, Nadel und Lidocain, falls zur Linderung von Mrs Downeys Schmerzen ein Pudendusblock nötig sein sollte. Auch Skalpelle und Nähfaden für den Fall, dass sie einen Dammschnitt machen musste, um einem ungewöhnlich großen Kinderkopf aus dem Mutterleib herauszuhelfen.

Sie hatte Mrs Downeys Krankenakte auf Hochrisikofaktoren hin durchgesehen. Der Blutdruck der Patientin war zwar etwas erhöht, aber nicht so stark, dass es ein ernstes Problem dargestellt hätte. Während der Schwangerschaft hatte sie unter den üblichen Beschwerden gelitten, leichten Rückenschmerzen, zuweilen Verstopfung und Übelkeit, nicht aber unter Erbrechen, und in den letzten Wochen hatte sie über Schlaflosigkeit geklagt.

Unter Miss Abbotts kritischen Augen hatte Kate eine vollständige gynäkologische Untersuchung durchgeführt, um sowohl die Kindslage festzustellen als auch zu sehen, wie weit sich der Muttermund bereits geöffnet hatte.

Sie nahm etwas Blut ab und schickte es ins Labor, um ein vollständiges Blutbild erstellen, Blutgruppe, Rhesusfaktor und Crossmatch ermitteln zu lassen. Sie ließ den Urin ihrer Patientin untersuchen, um sicherzugehen, dass er keine Ketone oder Proteine enthielt. Darüber hinaus war so die Blase der Patientin weitgehend entleert.

Hin und wieder überprüfte sie den fötalen Herzschlag im Verhältnis zu den Kontraktionen, um zu sehen, ob er nach jeder Wehe wieder zur Normalfrequenz zurückkehrte. Tat er das nicht, konnte dies darauf hinweisen, dass das Kind Probleme hatte und die Prozedur womöglich nicht überleben würde. Das Herz von Elizabeth Downeys Kind reagierte wunderbar. Es verlangsamte seine Schläge bei jeder Wehe, um kurz darauf sein Normaltempo von hundertvierzig Schlägen pro Minute wieder aufzunehmen.

Das Kind befand sich in der klassischen unkomplizierten Scheitelstellung, mit dem Kopf nach unten. Die Wehen waren regelmäßig, wenn auch etwas intensiver als das, was Kate bisher erlebt hatte. Für medikamentöse Unterstützung schien kein Anlass zu bestehen.

Während der drei Theoriemonate hatte man ihnen die Regeln buchstäblich eingetrichtert: Intervenieren Sie nicht, wenn es sich irgendwie vermeiden lässt. Eingriffe können den Geburtsvorgang stören und erhöhen das Risiko einer Infektion. Pfuschen Sie der Natur so wenig wie möglich ins Handwerk.

Kate begann, Puls, Atmung, Blutdruck der Mutter und den Herzschlag des Fötus zu überwachen. Hin und wieder kontrollierte Miss Abbott Kates Beobachtungen. Es war alles normal.

Nun begann allmählich die eigentliche Entbindung. Der Muttermund war vollständig geöffnet. Die Schmerzen der Patientin nahmen in Frequenz und Heftigkeit zu. Kate wusste, dass sie die Mutter langsam ans Inhaliergerät anschließen, fünfzehn Milliliter Penthran zugeben und das Gerät bei Maximalleistung laufen lassen musste, sodass die Frau das Mittel entsprechend ihren Kontraktionen verabreicht bekam. Penthran war das Medikament der Wahl, da es weder die Wehen der Patientin beeinflusste noch ein Entzündungsrisiko barg.

Im Gleichklang mit den Wehen, die Mrs Downey überkamen, feuerte Kate sei an: »Pressen! Pressen!« Der zunehmenden Lautstärke der Patientin und den immer heftigeren Wehen entnahm Kate, dass das Baby bald kommen musste.

Und da sah man auch schon den Scheitel. Offenbar problemlos, wenn auch unter beträchtlichen Anstrengungen der Mutter schob sich der Kopf ins Freie. Bald war er vollständig draußen. Da das Fruchtwasser klar gewesen war, griff Kate sofort nach dem Klistier, um die Nase des Säuglings frei zu machen, sodass er zum ersten Mal selbstständig atmete. Hätte Meconium, jener dunkelgrüne Stoff aus dem Darm eines bereits ausgetragenen Kindes, das Fruchtwasser verunreinigt, hätte sie sofort nach Dr. Boyd gerufen. Zum Glück aber war es klar. Ein derartiger Notfall war ihr bei ihrer ersten Entbindung erspart geblieben.

Kate half dem Kind heraus. Der Körper der Mutter schien es erleichtert zu entlassen. Kate klemmte die Nabelschnur ab und schnitt sie dann durch. Sie nahm eine Nabelschnurprobe und schickte sie ins Labor. Während die Gebärmutter kontrahierte, begann sich die Plazenta zu lösen.

Kate wandte sich nun dem Baby zu. Sie überprüfte seine Vitalfunktionen und führte den Apgar-Test durch. Alles war normal. Sie untersuchte die Augen und verabreichte ein vorbeugendes Medikament. Sie wickelte den Säugling in eine frische Decke und reichte ihn der Mutter, die ihn zaghaft und voller Angst, ihm Schaden zuzufügen, in Empfang nahm. Sie lächelte auf ihn hinunter, dann zu Kate hinauf. Ein Lächeln der Erleichterung, des Danks und des Staunens über das Wunder, das sie in ihren Armen hielt. Der Schmerz, die Schwierigkeiten, die Angst waren beim Anblick des winzigen neuen Erdenbürgers, der da in den Armen seiner Mutter lag und der seinen Mund schon zur typischen Saugbewegung Neugeborener verzog, vorbei und vergessen.

Innerhalb weniger Minuten hatte Mrs Downey die Plazenta ausgestoßen. Die Geburt war erfolgreich zu Ende gebracht, Kates Arbeit aber noch lange nicht erledigt. Alle fünfzehn Minuten musste sie die Vitalfunktionen von Mutter und Kind kontrollieren und sich vergewissern, dass sich die Gebärmutter wieder zusammengezogen hatte.

Zwei Stunden später lag Elizabeth Downey wieder in ihrem Bett. Ihr kleiner Sohn war gestillt und befand sich zusammen mit zwei anderen Neugeborenen im Säuglingssaal.

Kate Kincaid konnte endlich ein wenig ausspannen und merkte, dass sie ihre Uniform durchgeschwitzt hatte. Auch die Haare waren noch feucht und klebten ihr an den Schläfen. Ihr war, als hätte sie selbst entbunden und jeden Schmerz, jede Aktion und Reaktion sowohl der Mutter als auch des Kindes mitempfunden.

Miss Abbott sagte lediglich: »Holen Sie sich einen Kaffee. Anschließend unterhalten wir uns.«

Kate ging in die Cafeteria und fragte sich, was das nun wohl zu bedeuten hatte. Sie ging noch einmal sämtliche Schritte der Entbindung, jedes dabei aufgetretene Problem, alle eingesetzten Verfahren durch. Offenbar hatte sie etwas übersehen oder aber einen Fehler gemacht. *Gott sei Dank,* dachte sie, *ist es wenigstens gut ausgegangen.*

Kate nahm ihren Kaffee, zahlte und hielt nach einem Platz Ausschau, als sie Schwester Ellen an einem Ecktisch entdeckte. Auch Ellen war heute zu ihrer ersten Entbindung eingeteilt und wirkte so gefasst wie immer.

»An einen solchen Tag derart gefasst zu sein – das spricht wirklich für deinen Glauben«, scherzte Kate.

Anstatt aber zu lachen oder auch nur zu lächeln, schien Ellens Gesicht sich langsam aufzulösen. Langsam begannen ihr die Tränen über die Wangen zu laufen.

»Ellen? Was ist denn los?«, rief Kate.

»Tot.«

»Ellen!«

»Es schien alles gut zu gehen. Dann begann das kleine Herz des Fötus plötzlich unregelmäßig zu schlagen. Ich habe nach Dr. Boyd geschickt, und er ist sofort gekommen. Aber es war zu spät. Das Kleine ist von der eigenen Nabelschnur erdrosselt worden. Es ist blau und regungslos, völlig regungslos herausgekommen.«

Kate stand auf und umarmte Ellen, die sich an sie lehnte und nun hemmungslos weinte.

»Es war nicht deine Schuld, Ellen, Liebes. So etwas passiert einfach.« Kate strich Ellen zärtlich über die Schulter.

Doch Ellen sagte: »Es ist meine Schuld. Ich muss unbedingt einen Priester finden und beichten.«

»Beichten? Du?«, fragte Kate. »Nach all der Arbeit, die du investiert hast. Nachdem du mehr als das erforderliche Sprechstundenpensum abgeleistet hast. Auf eigene Initiative Patienten besucht hast, um die Nachuntersuchung zu garantieren? Was solltest du denn zu beichten haben?«

»Das war ein Tadel Gottes. Weil ich mich in Sachen Verhütung über den Befehl meines Bischofs hinweggesetzt habe. Jeder, den ich ab jetzt berühre, wird darunter leiden. Vielleicht hätte ich ja wegen meiner Auffassung nie Hebamme werden dürfen.«

»Ellen, beichte, wenn du den Drang dazu verspürst. Aber ich beobachte dich jetzt schon fast seit einem Jahr. Ich habe nie eine bessere Schwester, eine mitfühlendere Pflegerin erlebt. Du machst das mit einer Hingabe, um die ich dich beneide. Ein ganzes Leben im Dienst an den Kranken wartet auf dich – und all die Tausenden von armen Patienten, die dich brauchen.«

Ellen aber ließ sich nicht trösten und weinte weiter. »Das hilflose kleine Ding, so vollkommen und doch so reglos. Es hat sterben müssen, ohne je gelebt zu haben.«

Binnen der nächsten Stunde meldete sich Kate in Miss Abbotts Büro und machte sich auf Vorhaltungen wegen ihrer Fehler bei der Downey-Entbindung gefasst. Untereinander nannten Kate, Ellen und Emily McClendon Klinikleiterin Abbott nur »Schwester Oberin« und witzelten, sie hätte auch wunderbar einen strengen Abt abgegeben, zumal sie ja schon namentlich dazu prädestiniert war.

Miss Abbott lehnte sich in ihrem Schreibtischstuhl zurück, griff nach dem offenen Zigarettenpäckchen und zündete sich eine an, während sie bemerkte: »Scheußliche Angewohnheit – das Rauchen. Fangen Sie nie damit an.« Es war die einzige menschliche Schwäche, zu der Miss Abbott sich je bekannte, die sie allerdings auf ihr Büro beschränkte.

»Tja, nun?«, begann Miss Abbott das Gespräch. »Haben Sie etwas gelernt?«

»Ja«, meinte Kate. »All die Handbücher, Artikel und Lehrbücher, das nächtelange Lernen hat sich gelohnt. Den Kleinen gesund und munter und plärrend da herauskommen zu sehen – das war es schon wert.«

»Das ist ja alles sehr hübsch und rührselig«, entgegnete Miss Abbott, »aber was haben Sie wirklich gelernt?«

»Dass die Mutter und die Natur die Sache in den meisten Fällen ganz von allein erledigen. Und wir nur hin und wieder, wenn es wirklich angebracht ist, eingreifen sollten.«

»Genau!«, sagte Miss Abbott. »Aber glauben Sie bloß nicht, dass es jedes Mal so leicht sein wird. Unter den fünfzehn Entbindungen, die Sie vor Ihrem Abschluss noch durchführen müssen, werden auch einige komplizierte sein. Und vielleicht sogar eine gefährliche. Also, betrachten Sie nie etwas als selbstverständlich. Lassen Sie nicht nach. Es kann jederzeit schiefgehen, auch noch im allerletzten Moment. Seien Sie auf der Hut. Wachsam. Schnell. Mit jeder Faser dabei. Mit Hand und Herz, Geist und Instinkt. Alles muss rasch und reibungslos ineinandergreifen. Die Entscheidung über Leben und Tod kann eine Sache von Minuten sein. Vergessen Sie das nie. Das wär's fürs Erste.«

Kate war entlassen, rührte sich aber nicht von der Stelle.

»Was ist denn, Miss Kincaid?«

»Miss Abbott, wegen Schwester Ellen ...«

»Ja. Ich weiß. Ein Jammer. Aber so etwas kommt selten vor. Auf diese Weise haben wir seit Jahren keinen Säugling mehr verloren.«

»Wir müssen etwas unternehmen«, sagte Kate mit drängender Stimme.

»Ein Säugling ist tot zur Welt gekommen, von der eigenen Nabelschnur erdrosselt. Da kann man nichts unternehmen.«

»Schwester Ellen glaubt, es sei ihre Schuld.«

»Dr. Boyd hat ihr doch erklärt, dass sie nichts mit dem unglückseligen Ausgang zu tun hat.«

»Sie hat trotzdem riesige Schuldgefühle. Sie sieht darin ein Zeichen himmlischer Missbilligung wegen ihrer Einstellung zur Verhütung.«

»Verstehe«, meine Miss Abbott.

»Sie braucht eine erfolgreiche Entbindung. Möglichst bald«, schlug Kate vor.

»Das lässt sich machen.«

* * *

Mehrere Tage waren vergangen, Tage, in denen Kate sich über die Ironie der Situation, in der sie sich alle befanden, ärgerte. Schwester Ellen empfand diese Ironie vielleicht noch heftiger, denn irgendwie betraf sie ja genau den Kern ihres Konflikts mit der Kirche.

Im Mountain Hospital konnte keine Hebamme ihre Prüfung ablegen, wenn sie nicht mindestens fünfzehn Geburten absolviert hatte. Da aber die Verhütungsberatung der Klinik sehr erfolgreich gewesen war, war die Geburtenrate in den letzten Jahren stark gesunken. Folglich gab es auch weniger Entbindungen, die den drei Kandidatinnen die gewünschten Einsatzmöglichkeiten geboten hätten. So mussten die drei, die ihre erworbenen Kenntnisse und Fähigkeiten so gern rasch in die Praxis umgesetzt hätten, beträchtliche Wartezeiten in Kauf nehmen.

Emily McClendon kleidete ihren gemeinsamen Frust in die passenden Worte, als sie meinte: »Ich fühle mich wie eine

Frau, die seit neun Monaten ihr Kind austrägt, hochschwanger und fast überreif ist und dann nicht entbinden kann. Ich will nichts anderes als eine Chance, das zu tun, worauf wir uns seit neun langen Monaten vorbereiten.«

Der nächste Fall wurde Schwester Ellen zugeteilt. Kate und Emily wären gerne dabei gewesen, und wenn es nur dazu gedient hätte, Ellen zu ermutigen. Aber man hatte sie zur Pränatalen Sprechstunde abkommandiert. Und während sie sich auf ihre Aufgaben konzentrierten, lauerten sie gespannt auf die Berichte, die die anderen Schwestern aus dem Kreißsaal brachten.

Die Wehen zogen sich in die Länge. Die Mutter, eine Primagravida, gebar unter großen Schmerzen und Schwierigkeiten. Schwester Ellen, deren schmales Gesicht genauso nass glänzte wie das ihrer Patientin, mahnte, drängte, tröstete die junge Frau und machte ihr Mut. Es handelte sich um eine Steißgeburt, bei der das Baby mit den Füßen und nicht mit dem Kopf voraus den Mutterleib verließ. Die Beine des Fötus waren gekreuzt – also eine Steiß-Fuß-Lage –, es blickte zur rechten Seite der Mutter und sein Gesäß trat ins Becken ein. Während das Baby in den Geburtskanal hinunterwanderte, öffneten sich seine Arme. Schließlich sah Ellen den rechten Fuß aus dem Scheidenausgang kommen.

Mit ihrer behandschuhten Hand griff sie zu und führte die winzigen Beinchen ins Freie. Sie schlug ein steriles Tuch um die Gliedmaßen, um sie fester halten zu können und dem Kind herauszuhelfen. Mit der freien Hand übte sie oberhalb der Gebärmutter leichten Druck aus, um den Kopf des Kindes zu entbinden. Ganz sanft schob sie weiter, während sie das winzige Kind nach oben hielt, damit sein zerbrechlicher Kopf durch die Scheidenöffnung gleiten konnte. Sobald es draußen war, entfernte sie ihm den Schleim aus der Nase. Und als es den ersten Schrei ausstieß, übergab sie es Miss Abbott, die ihr assistierend zur Seite stand. Glieder und Gesäß des Kindes wiesen Ödeme auf und waren vom Trauma der Entbindung geschwollen. Der Kopf aber war wunderschön geformt.

Nachdem Ellen den geröteten Körper des Babys gesäubert hatte, nahm sie es in die Arme und machte den Apgar-Test, um sich über seinen neurologischen Zustand zu vergewissern. Der Säugling war völlig normal, und überglücklich reichte Ellen ihn seiner Mutter.

Ellen trat zurück. Mit feucht glänzendem Gesicht sah sie auf das gesunde, in den Armen seiner Mutter liegende Kind hinab.

»Gute Arbeit, Schwester!«, flüsterte Miss Abbott. »Holen Sie sich einen Kaffee.«

Kate und Emily entschuldigten sich in der Sprechstunde, um Ellen in der Cafeteria zu treffen. Wortlos und triumphierend umarmten sich die drei.

»Setz dich«, sagte Kate. »Heute holen wir dir deinen Kaffee.«

Sobald Kate wieder bei Ellen und Emily war, sagte die junge Nonne leise und ehrfürchtig: »Ich glaube, er wollte mich prüfen. Eine Steißgeburt.«

»Wir wissen Bescheid«, meinte Kate. »Wir haben immer wieder die neuesten Nachrichten gekriegt. Aber du hast dich großartig gehalten. Fantastisch.«

»So ein hübsches Baby. Gesund und kräftig. Gute Apgar-Werte. So sollten alle Babys zur Welt kommen.«

»Alle Babys sollten Hebammen wie dich haben«, versetzte Kate.

Während der nächsten elf Wochen absolvierte Kate weitere dreizehn Entbindungen. Auch Ellen brachte ihre vierzehnte hinter sich. Emily, die Glückliche, hatte schon alle fünfzehn geschafft. Sie konnte sich die Prüfungen abnehmen lassen und bestand sie ohne Probleme. Sie war die erste zugelassene und staatlich geprüfte Familienpflegerin und Hebamme ihrer

Gruppe, die Adelphi verließ. Wie sie von Anfang an beabsichtigt hatte, ging sie in den Süden auf die Plantagen Georgias, um sich der Wanderarbeiter und ihrer Familien anzunehmen, die dort zur kommenden Ernte erwartet wurden.

Erst als der Augenblick des Abschiednehmens da war, merkten die drei, wie lieb sie sich während ihres Ausbildungsjahrs gewonnen hatten. Sie umarmten sich, weinten und lachten. Versprachen einander, in Verbindung zu bleiben. In welchen Teil der Welt sie ihr Dienst auch verschlagen mochte, sie wollten einander und ans Mountain Hospital schreiben. Eine lebenslange Freundschaft war geboren.

Da Dr. Boyd sich zu einem medizinischen Seminar in die Stadt aufmachte, bot er an, Emily zum Flughafen zu bringen. Geduldig wartete er auf dem Parkplatz, bis sich die drei jungen Frauen endgültig verabschiedet hatten. Kate und Ellen winkten, als Boyds Jeep die Ausfahrt zur Teerstraße hinabfuhr. Emily winkte zurück, bis sie ihre Freundinnen aus dem Blick verlor.

Zur nächsten Geburt war Kate eingeteilt. Doch dann traf eine eilige Nachricht aus Schwester Ellens Orden ein. Eine Nonnengruppe sollte nach Afrika geschickt werden, um dort bei einem der großen, aber armen Stämme zu wirken. Falls Ellen rechtzeitig ihr Examen schaffte, war der Bischof angesichts des dringenden Hebammenbedarfs bereit, beide Augen zuzudrücken und Ellens Ansichten über Verhütung zu ignorieren. Denn dort würde sie dem höheren Zweck, eingeborene Frauen von gesunden Säuglingen zu entbinden, dienen.

Explizit gesagt wurde es zwar nicht, angedeutet allerdings schon, dass der Bischof es zu schätzen wüsste, wenn sie während ihres Dienstes dort ihre Ansichten über Geburtenkontrolle bei sich behielte. Inoffiziell aber ließ ihre Mutter Oberin sie wissen, dass der Bischof darauf verzichtet habe, irgendein Versprechen von Ellen zu erzwingen, das sie womöglich nicht hätte halten können.

Mit Freuden trat Kate ihre Entbindung an Schwester Ellen ab. Es war ein schwieriger Fall, der einen Dammschnitt nötig machte. Ellen machte den Einschnitt schon vor der Entbindung, um jede Risswunde zu vermeiden und den Beckenboden und seine Umgebung möglichst unverletzt zu erhalten. Ihr Hauptziel war es, den Druck auf den Kopf des Säuglings zu reduzieren, da es sich um ein ungewöhnlich großes Kind handelte.

Kate war als Beobachterin dabei. Sie bewunderte Ellens Vorgehen bei dem chirurgischen Eingriff. Unter absoluter Einhaltung der Sterilität injizierte sie einprozentige Xylocain-Lösung, um den betreffenden Bereich zu anästhesieren, sowie eine weitere Dosis, als ihre Patientin während der Prozedur Schmerzen zu haben schien.

Bald schon war sie in der Lage, den großen Kopf und den Körper des Babys zu drehen und es unter beträchtlicher Mithilfe der Mutter ins Freie zu befördern. Es war tatsächlich ein großes Kind, aber es war auch kerngesund. Ellen machte sich sofort daran, den Schnitt zu nähen.

Kate sah, wie Ellens Verstand genau nach Lehrbuch arbeitete. Entsprechendes Gewebe einander annähern. Kleinstmögliche Menge an Nähfaden verwenden, um den Einschnitt zu schließen. Blutfluss minimieren. Jede Gewebeschicht so schließen, dass keine Zwischenräume bleiben, in denen sich ein Hämatom bilden könnte.

Kate machte den Apgar-Test und reichte das Kind seiner Mutter. Miss Abbott stand etwas abseits, beobachtete ihre beiden Schülerinnen, und nur ihre Augen kommentierten das Geschehen. Später am Abend aber schrieb sie in Schwester Ellens Zeugnis: »Die Kandidatin ist außerordentlich qualifiziert. Im Angesicht von Notfällen stellte sie ihre Unerschrockenheit unter Beweis, und bei der praktischen Anwendung ihres Wissens zeigte sie stets großes Geschick.«

Zwei Tage später, auf dem Parkplatz, verabschiedete sich Kate von Ellen. Die beiden jungen Frauen umarmten sich, versprachen sich noch einmal, in Kontakt zu bleiben, vergossen erneut Tränen und waren sich einig im Gefühl, in dem gemeinsam verbrachten Jahr sehr viel mehr gewonnen zu haben als nur eine Ausbildung.

»Du musst mir aber wirklich schreiben!«, insisitierte Kate ein weiteres Mal.

»Du aber auch«, erwiderte Ellen und bekräftigte damit ihr Versprechen.

»Und wenn du den Bischof siehst, dann richte ihm von mir aus, dass er mit diesem Verweis fast eine großartige Frau vergrault hätte«, sagte Kate.

Ellen lachte. »Sag es ihm selbst, wenn du ihn siehst!«

Der Fahrer drückte auf die Hupe, er wollte los; sie hatten eine lange Strecke vor sich. Eine letzte Umarmung, und die beiden trennten sich. Ellen kletterte neben den Fahrer in den Halbtonner und winkte Kate und Miss Abbott ein letztes Mal zu. Der Wagen fuhr die Straße hinunter und zurück in die Welt.

»Sie war wirklich eine der Besten«, sagte Kate leise, als der Truck um die Kurve bog.

Miss Abbott stimmte ihr zu. »Engagiert. Fähig. Stark an Körper und Geist. Wohin sie auch geht, sie wird überall gute Arbeit leisten. Aber jetzt juckt es Ihnen wohl auch in den Fingern, endlich die fünfzehnte hinter sich zu bringen und sich auf den Weg zu machen.«

Kate nickte. »Ich weiß zwar noch nicht, wohin. Aber es ist sicher gut, die Ausbildung hinter sich zu bringen und selbstständig zu arbeiten.«

»Ich kenne das Gefühl«, meinte Miss Abbott. »Vielleicht kommt die fünfzehnte ja schneller, als Sie denken.«

Kate sah sie neugierig an.

»Ich habe einen Anruf von Miss Danforth von unserem Außenposten River bekommen. Es gibt dort eine Mrs

McCready, die sehr bald entbinden soll, aber Miss Danforth kann nicht kommen, um es selbst zu machen. Sie hat zwei Notfälle dort. Der Ehemann bringt sie heute Abend nach Adelphi. Halten Sie sich bereit!«

Mit diesen Worten wandte ihr Miss Abbott so abrupt, wie es ihre Art war, den Rücken. Kate warf einen letzten Blick in die Richtung, in die Schwester Ellen entschwunden war, und empfand einen ungeheuren Verlust. Sie würde die kleine, resolute, begeisterte junge Frau, die den wahren Geist der Religion in sich trug, vermissen. *Ein gütiger Gott wird ihre Arbeit segnen,* dachte Kate, *wohin sie auch geht.*

22

Im Kreißsaal studierte Kate Kincaid den Schwangerenausweis von Mrs Frank McCready, um zu sehen, ob irgendwelche Hochrisikofaktoren eingetragen waren. Mit der erfolgreichen Entbindung hätte Kate die letzte und für ihren Abschluss entscheidende Hürde genommen, die ihr zu ihrem Hebammendiplom verhalf.

Zum Glück enthielten die Unterlagen keinerlei derartige Einträge. Mrs McCready war einunddreißig, Mehrgebärende, hatte bereits drei unproblematische Entbindungen hinter sich und war bei bester Gesundheit.

Momentan befand sie sich im ersten Wehenstadium, und alles deutete auf einen normalen Verlauf hin.

Kate zog frische sterile Gummihandschuhe über und begann, Unterleib und Scheide zu untersuchen, um die Kindslage zu bestimmen. Sie überprüfte, wie weit sich der Muttermund bereits geöffnet hatte, und tastete die Schwangere bei jeder Wehe ab, um Häufigkeit, Dauer und Intensität festzustellen. Alles schien ganz normal zu laufen.

Obwohl die Frau Schmerzen hatte, versuchte sie zu lächeln. Sie hatte Mitleid mit der nervösen neuen Hebamme und versuchte, ihr Mut zu machen. Dennoch wimmerte sie bei jeder Wehe.

Zur Überwachung des fötalen Herzschlags legte Kate die runde Metallscheibe ihres Stethoskops auf Mrs McCreadys prallen Leib. Die Überprüfung der bei jeder Kontraktion sich verändernden Schläge war nötig, um zu sehen, ob sie nach der Wehe wieder zur Normalfrequenz zurückkehrten. Dem war glücklicherweise so. Auch die Reaktionen des Kinden waren in Ordnung. Alles war im grünen Bereich.

Wie man es sie gelehrt hatte und sie es schon vierzehn Mal getan hatte, entnahm Kate Blut, um Hämatokrit- und Hämoglobinwert sowie die Anzahl der weißen Blutkörperchen ermitteln zu lassen, wobei ein Röhrchen für die Blutgruppenbestimmung und, falls nötig, für ein Crossmatch zurückbehalten wurde.

Sie testete eine Urinprobe auf Ketone und Proteine. Da sie weder das eine noch das andere enthielt, war es nicht nötig, die Patientin an den Tropf zu hängen. Stattdessen gab Kate ihr kleine Eisstückchen zu lutschen. Sie beruhigte sie, sprach ihr Mut zu, hielt sie zu ganz normalem und flachem Atmen an. Mrs McCready war eine stämmige, dunkelhaarige Frau, und – obwohl sie immer wieder vor Schmerz das Gesicht verzog – wirklich attraktiv.

Die Gabe von Medikamenten schien Kate nicht unbedingt angezeigt. Wozu eine fötale Narkose riskieren?

Die Austreibung des Kindes hatte begonnen und ließ sich ja überwachen. Mrs McCready trat nun in die zweite Phase der Entbindung ein. Da sie eine Multipara mit günstiger Gebärgeschichte war, musste der Säugling eigentlich ziemlich bald kommen. Aufgrund ihrer Ausbildung wusste Kate, dass es bei einer Multipara von der vollständigen Öffnung des Muttermunds bis zur Geburt nur eine Stunde oder kürzer dauern sollte.

Die Minuten schlichen dahin. Mrs McCready begann stärker zu schwitzen. Kate starrte auf die Wanduhr und begann die Minuten zu zählen. Als fast eine Stunde um war, musste Kate sich eingestehen, dass etwas falsch gelaufen war.

Sie wies ihre Patientin an zu pressen. Wiederholte ihre Aufforderung. Die Frau bemühte sich um Mitarbeit und presste so fest sie konnte. Doch der Kopf des Kindes befand sich noch nicht in der richtigen Position.

Im Geist ging Kate noch einmal alles durch, was man im Falle einer verlängerten zweiten Phase zu beachten hatte.

War sie auf eine Lageanomalie zurückzuführen? Das schien – ihrer Untersuchung zufolge – nicht der Fall zu sein. Die Patientin war kooperativ und presste. Die Verabreichung zu starker Betäubungsmittel kam auch nicht infrage, da Kate solche gar nicht für nötig erachtet hatte. So blieb nur *eine* mögliche Schlussfolgerung. Die Patientin litt unter einer Verengung des Geburtskanals, die durch unwillkürliche Kontraktionen zirkulärer Muskelfasern in verschiedenen Schichten der Gebärmutter bewirkt wurden. Die Gefahr dabei war, dass das Baby, wenn es zu lange festgehalten wurde, einen Hirnschaden oder einen sonstigen Defekt erlitt.

Da Kate sich Miss Abbotts Gegenwart, ihrer zwar unbewegten Miene, aber auch ihres abschätzenden Blick bewusst war, drängte sie Mrs McCready, noch fester zu pressen. Die Frau gab sich alle erdenkliche Mühe. Trotz der Schmerzen stieß sie – fast entschuldigend – hervor: »So ises noch nie gewesn. Nich mal beim Erstn.«

Für Kate war dies gleichzeitig Herausforderung und Affront. So, als ob sie persönlich scheiterte und nicht der Geburtsprozess stocke. Sie spürte, wie ihr auf der Stirn und zwischen den Brüsten der Schweiß ausbrach. Immer wieder schaute sie auf die Uhr. Kostbare Minuten verstrichen, bis sie die Entscheidung treffen musste, die sie gern ausgewichen wäre. Rasch wiederholte sie ihre Untersuchungen. Den fötalen Herzschlag überprüfen. Die Einstellung des kindlichen Kopfes kontrollieren. Sie war immer noch nicht in Ordnung.

Die Wanduhr zeigte an, dass inzwischen siebenundfünfzig Minuten vergangen waren. Die erlaubte Stunde war fast verstrichen, der Geburtsprozess zum Stillstand gekommen, was gefährliche Konsequenzen bis hin zum Tod haben konnte. Hebamme wie Patientin begannen zu ahnen, dass ihre Aussichten auf eine normale Niederkunft zunehmend schwanden.

Kate war sich der Anwesenheit Miss Abbotts, deren Miene sich nicht verändert hatte, deren Blick jedoch unverwandt auf ihr ruhte, stärker bewusst denn je. Sie trat ans Wandtelefon und sagte: »Es gibt einen Notfall im Kreißsaal. Lassen Sie Dr. Boyd ausrufen.«

Und da sie sich ihrer andauernden Verantwortung durchaus bewusst war, ließ sie zwei Liter Blut der Blutgruppe B kommen. Sie verabreichte der Patientin eine Infusion mit hundert Milliliter Ringerlösung. Und legte, als Boyd in den Kreißsaal gelaufen kam, gerade die Saugglocke bereit.

Er wusste, wie viel für Kate von dieser Entbindung abhing, verlor aber kein Wort darüber. Rasch wusch er sich die Hände und desinfizierte sie, während Kate ihn über die Einzelheiten des Falles ins Bild setzte. Multipara, vierundsechzig Minuten waren verstrichen, die Austreibungsphase protrahiert, das Kind wies starke fötale Herzschläge auf, die sich nach den Kontraktionen gut erholten.

»Vierundsechzig Minuten?«, meinte Boyd bloß und macht sich daran, Kates Befunde zu verifizieren. Beim Versuch, die Ursache dieser verlängerten zweiten Phase zu ermitteln, folgte er demselben Eliminierungsprozess. Und seine Befunde stimmten in allen Einzelheiten mit denen Kates überein. Er gelangte zur selben Diagnose. Seine Befehle waren knapp.

»Oxytocin, zehn IE, intramuskulär.«

Kate bereitete die Injektion vor und verabreichte sie Mrs McCready in den Arm. Deren Augen verrieten inzwischen, dass sie Angst hatte. Sie wusste, dass etwas schieflief und dass sowohl Arzt als auch Hebamme den Grund nur erahnen konnten.

Um sie zu beruhigen, sagte Kate: »Das hilft, wenn die Wehen nicht zum erwünschten Resultat führen. Pressen Sie nur weiter, und atmen Sie so, wie Sie es eingeübt haben.«

Boyd befahl: »Zange!«

Kate hielt ihm eine sterile Edelstahlzange unter die Nase, die sie, je nachdem wie die Dinge weiter verliefen, womöglich demnächst benötigen würden. Sie mussten die Wirkung des Oxytocins abwarten. Sofern eine günstige Entwicklung ausblieb, konnte die Gefahr, die mit dieser verzögerten zweiten Phase einherging, einen Kaiserschnitt nötig machen.

Inzwischen schauten Kate, Boyd und Miss Abbott abwechselnd auf die Uhr, während sie den Fortlauf des Geschehens überwachten, das Mrs McCready geduldig ertrug, auch wenn sie es dem Erfolg nicht näher brachte.

Als Boyd zu dem Schluss kam, dass man alles riskiert hatte, was seiner Ansicht nach zu rechtfertigen war, traf er seine Entscheidung.

»Wir machen eine Sectio!«

Boyd begab sich sofort auf die chirurgische Station. Kate bereitete ihre Patientin rasch auf den Kaiserschnitt vor. Boyd war mit dem Desinfizieren fertig. Mrs McCready war ebenfalls bereit. Kate rollte sie in den OP, wo die für den Saal zuständige Schwester ihr half, die Patientin auf den Operationstisch zu heben. Kate informierte die Anästhesieschwester über alle wichtigen Details von Mrs McCreadys Zustand, damit diese die richtige Dosis bestimmen konnte. Als Mrs McCready das Bewusstsein verloren hatte, war Boyd startklar. Kate stand als Beobachterin neben ihm und fühlte sich schuldig. Hätte sie nicht versagt, wäre diese ganze Operation nicht nötig geworden.

Boyd arbeitete geschickt und effektiv. In nicht einmal einer halben Stunde brachte er einen sich krümmenden, feuchten Knaben zur Welt, mit rotem Gesicht und zusammengepressten Lidern, mit winzigen Händen und Füßen, die viel zu groß für ein so kleines Wesen wirkten. Er reichte ihn Kate. Das Kind gab einen Protestschrei von sich. Kate führte den ersten Apgar-Test durch, um es auf neurologische Auffälligkeiten zu testen. Die Reaktionen waren normal, und Kate war ungeheuer erleichtert. Der Junge hatte während der protrahierten Austreibungsphase keine Schäden davongetragen. Ihre fünfzehnte Entbindung allerdings musste wohl vorerst als gescheitert gelten.

Nachdem Sie Mrs McCready der Schwester von der Wachstation anvertraut hatte, ging Kate in die Cafeteria hinunter, um einen Kaffee zu trinken. Emily fehlte ihr. Und Schwester Ellen vermisste sie besonders schmerzhaft. In solchen Zeiten brauchte sie Trost, einen Menschen, bei dem sie sich ohne Scham ausheulen konnte und der sie verstand.

Während sie sich diesem Verlassenheitsgefühl hingab, erschien plötzlich Miss Abbott im Eingang. Kates erste Reaktion war Zorn. Wie konnte diese Frau, die während der ganzen zwölf Monate eine derartige Zuchtmeisterin gewesen war, nun auch noch so unsensibel sein, sie in diesem Moment anzugreifen? Ja, es war ihre entscheidende fünfzehnte Entbindung gewesen. Und nein, es war nicht so gelaufen, wie man es bei einer gesunden Multipara eigentlich erwartet hätte. Doch hatte sie sich nicht genau ans Lehrbuch gehalten? Sie war entschlossen, Miss Abbotts Tadel nicht einfach so hinzunehmen, sondern sich zu verteidigen.

»Tja«, begann Miss Abbott, und setzte sich auf den Stuhl ihr gegenüber: »Das war vielleicht ein Morgen, was, Miss Kincaid?«

»O ja«, stimmte Kate zu, nervös und angespannt und bereit, jeden ihrer vor Ray Boyds Eintreffen unternommenen Schritte zu rechtfertigen.

»Schade, dass es nicht ohne Kaiserschnitt abging«, meinte Miss Abbott.

»Ich habe alles mir Mögliche getan«, versetzte Kate.

»Sie haben etwas getan ...«, begann Miss Abbott.

Doch Kate unterbrach sie wütend: »Miss Abbott, seit damals, als ich mich für die kleine Eloise stark gemacht habe, kritteln Sie an mir herum. Und ich habe es hingenommen. Aber heute nicht! O nein, heute nicht! Sie meinen, ich hätte etwas falsch gemacht? Dann nennen Sie mir meinen Fehler! Nennen Sie ihn mir!«

Abbott hörte sich Kates Ausbruch geduldig an. »Sind Sie fertig, Miss Kincaid?«

Kate fasste sich wieder und sagte dann ruhig: »Ja. Ich bin fertig.«

»Darf ich dann weitersprechen?«, fragte Miss Abbott. Kate nickte. »Ich wollte sagen, dass Sie heute etwas getan haben, das meiner Meinung nach wichtiger ist als eine geglückte fünfzehnte Entbindung.«

Zweifelnd blinzelte Kate Miss Abbott über den Tisch hinweg an. Erlaubte die Frau sich einen sadistischen Scherz mit ihr?

Miss Abbott fuhr fort: »Seit Ihrer Ankunft hier, ja sogar vorher schon – aus Ihren Zeugnissen, Ihrer Bewerbung und Ihrem Motiv, hierherzukommen –, habe ich einen Übereifer an Ihnen wahrgenommen, einen Übereifer, zu beweisen, dass sie stets recht haben und gefeit sind gegen Irrtümer. Dieselbe Eigenschaft ist mir auch bei dieser Eloise-Geschichte aufgefallen. Und in den letzten Monaten habe ich vor allem nach einem Anzeichen von Demut gesucht. Irgendeinem Anerkennen der Tatsache, dass Sie, wie wir alle, menschlich und fehlbar sind.

Denn der aussagekräftigste und letzte Test für eine gute Hebamme war in meinen Augen immer: Kennt sie die Grenzen ihres beruflichen Sachverstands? Sieht sie, wann es Zeit wird, einen Geburtshelfer hinzuzuziehen, um die Sache zu Ende zu bringen? Das war viel wichtiger für mich, als wenn Sie eine weitere Routine-Entbindung über die Bühne gebracht hätten. Ich weiß ja schon, dass Sie das können. Genauso wie ich sicher bin, dass Sie ihre fünfzehnte geglückte Entbindung in Kürze durchführen werden. Um die Demut ist es mir gegangen. Den Augenblick, in dem sie das Wohl ihrer Patientin über den eigenen Stolz gestellt haben. Und das haben Sie heute getan. Das ist ein Anfang, ein guter Anfang.

Ich gratuliere Ihnen. Ausgezeichnete Arbeit, Miss Kincaid.«

Ohne ein Lächeln oder ein weiteres Wort stand Miss Abbott auf und verließ den Tisch.

Kate blieb schweigend sitzen, aber ein enormes Gewicht war ihr von der Seele genommen; davon entfiel sicher nicht der geringste Teil auf die Feindseligkeit, die sie gegen diese Frau gehegt hatte, die auf ihre Weise um Kates zukünftiges Wohl besorgt gewesen war.

* * *

Auch in einer weiteren Sache behielt Miss Abbott recht. Noch ehe die Woche zu Ende war, hatte Kate ihr fünfzehntes normales, gesundes Baby entbunden. Und mit größerer Befriedigung als sonst legte sie den in eine Decke gewickelten Säugling zärtlich in die Arme seiner Mutter.

Mit dieser Geste hatte sie nicht nur ein Kind entbunden, sondern auch sich selbst aus den zwölf langen Monaten des Studiums, der Ausbildung, der Prüfungen, des Sichbeweisens. Sie konnte es sich nicht verkneifen, zu Miss Abbott hinüberzublicken, die ihr nickend – wenn auch nicht lächelnd – ihre Zustimmung signalisierte.

Doch diese kleine Kopfbewegung genügte. Kate seufzte erleichtert auf. Sie war frei! Frei für die Rückkehr in die Welt!

Sie musste sofort Howard anrufen.

Seine Sekretärin erklärte ihr, dass er bei Gericht sei, sich aber in der Mittagspause in der Kanzlei melden würde, um sich über seine Anrufe auf dem Laufenden zu halten. Sie werde ihm von Kates Anruf berichten. Kate beschloss, es ihm selbst zu sagen. Wann erwarte man ihn denn zurück? Er habe noch zwei Zeugen für den Gerichtstermin am folgenden Tag vorzubereiten, sodass er sicher zwischen achtzehn und zweiundzwanzig Uhr im Büro sei. Kate würde ihn auf seiner privaten Abendleitung anrufen.

Sie beendete die Verbindung und merkte, dass sie in ihrer Eile, ihm von den eigenen Neuigkeiten zu berichten, nicht so genau hingehört hatte, wie sie es hätte tun sollen. Sie wählte ein zweites Mal, und lauschte diesmal aufmerksam, als sie die Vermittlung sagen hörte: »Brooks, Travers, Klein, Aldrich und Brewster.«

Kate lächelte und legte dann mit einem »Entschuldigung, falsch verbunden« auf. Sie sprach die Namen noch einige Male vor sich hin. Brooks, Travers, Klein, Aldrich und Brewster. Das *und Brewster* klang nicht schlecht. Hawk hatte es also geschafft. Er war jetzt Partner in seiner Kanzlei. Warum hatte er ihr davon nichts geschrieben? Hatte er sie damit überraschen wollen, weil sie selbst so kurz vor ihrem Abschluss stand? Sollte die Neuigkeit sein Willkommens- und Ostergeschenk für sie sein?

Um das Warten bis sechs Uhr erträglicher zu gestalten, meldete sie sich freiwillig für die Familiensprechstunde und sprang für jede Schwester ein, die Kaffeepause machen wollte.

* * *

Immer wieder blickte sie auf die Uhr an der Wand. Hätte der flinke rote Sekundenzeiger nicht das Gegenteil bewiesen, sie wäre sich sicher gewesen, dass die Uhr stehen geblieben sein musste. Ausgerechnet jetzt musste sich die Zeit wie Kaugummi dehnen.

Schließlich war es dann doch sechs geworden. Die Schwestern, die sie vertreten hatte, waren von ihrer Essenspause zurück. Jetzt konnte sie anrufen. Um ein wenig Privatsphäre zu haben, hatte sie darum gebeten, aus Miss Abbotts Büro anrufen zu dürfen. Sie gab Howards Durchwahl ein. Nach zwei Klingeltönen antwortete er brüsk, offensichtlich darüber verärgert, bei seinen Prozessvorbereitungen gestört zu werden.

»Ja, Brewster?«

Kate äffte seine schroffe Art nach: »Brewster? Hier Kincaid! Und die Antwort lautet Ja. Ich habe bestanden. Ich habe mein Diplom. Ich bin frei und komme an Ostern nach Hause!«

Da ein Zeuge anwesend war, der für seine Verhandlung wichtig war, sagte Howard mit erzwungener Zurückhaltung: »Das sind ja großartige Neuigkeiten. Sobald ich über das Wo und Wann genauer Bescheid weiß, bin ich da.«

So konnte der Zeuge dem Ganzen nichts weiter entnehmen, als dass Howard gerade ein geschäftliches Treffen vereinbart hatte. Kate legte auf. Sie lehnte sich in Miss Abbotts Bürostuhl zurück, verzog das Gesicht im Dunkeln zu einem breiten Lächeln und fühlte sich so gut wie schon seit vielen Monaten nicht mehr.

Kate Kincaid, Familienpflegerin und Hebamme, hatte ihr Ziel erreicht. Hatte ein langes Jahr harten Trainings und Studiums, zwölf Monate der Isolation und Trennung überstanden. Und jetzt konnte sie ihr Leben und ihre Karriere dort wieder aufnehmen, wo sie sie abgebrochen hatte, allerdings nicht als Bürgerin zweiter Klasse, sondern als richtiggehende professionelle Familienpflegerin, die selbstständig Patienten behandeln durfte.

Immer noch im Dunkeln sitzend begann sie – wie ein Chirurg nach gelungener Operation – die Beziehungen durchzugehen, die sie während ihrer Monate hier geknüpft hatte. Zu Mrs Russell, der netten alten Dame, die sie geradezu adoptiert hatte. Zu Eloise, die sich nicht nur als begabter entpuppte, als Kate vermutet hatte, sondern auch das ganze Russell-Haus mit Leben erfüllte und es gemeinsam mit Großmutter Russell und Kate zu einem Heim machte, das drei Generationen unter seinem Dach versammelte. Mrs Russell hatte begonnen, der Kleinen Kleider zu nähen, ihr ihre Lieblingsgerichte zu kochen, sich ein Loch in den Bauch fragen zu lassen und mit ihr die Bücher zu lesen, die Miss Talmadge bestellt hatte. Bücher, die weit höheren Ansprüchen genügten als dem, was in der Schule verlangt wurde.

Und da war Miss Abbott, die unnachgiebige Zuchtmeisterin, die von ihren Schülerinnen nichts weniger als Perfektion verlangte, aber gegenüber einer unglücklichen Patientin so nachgiebig und verständnisvoll sein konnte, wie es Kate es nur je bei einer Schwester erlebt hatte.

Und Ray. Ray Boyd, der Arzt, den in diesen Bergen keiner verstand. Der zurückgekehrt war, nicht weil er anderswo gescheitert war, sondern aus Liebe zu seiner Heimat und ihren Bewohnern.

Und da waren die Familien, die Kate betreut hatte. Sie nahm sich vor, sie alle noch einmal zu besuchen und sich persönlich von ihnen zu verabschieden. Sie würde einen letzten Versuch machen, Mrs Persons den Kautabak mit dem hohen Melassegehalt auszureden. Würde die Torrences drängen, Eloise aufs College gehen zu lassen. Denn jede Einrichtung würde ihr mit Vergnügen ein Stipendium geben. Und da war auch noch der alte Professor Spencer, ein richtiger Engel. Und, und, und ... die Reihe schien kein Ende zu nehmen, bis hin zu den fünfzehn Frauen, die sie erfolgreich von ihren Babys entbunden hatte, in einem Fall sogar von Zwillingen.

Mitten in all diesem Vorsätzeschmieden ging plötzlich die Tür auf. Miss Abbott knipste die Deckenlampe an.

»O, Miss Kincaid, tut mir leid, ich wusste nicht, dass Sie noch da sind«, entschuldigte sich die Klinikleiterin.

»Sie haben doch gesagt, dass ich hier telefonieren darf.«

»Ich weiß. Ich hoffe, ich störe nicht«, sagte Miss Abbott. Man sah ihr an, dass sie irgendetwas gewaltig bedrückte.

»Kann ich vielleicht etwas für Sie tun?«, erkundigte sich Kate.

»Miss Owens ...«, stöhnte Miss Abbott und begann dann zu weinen. Die resolute Frau in Tränen aufgelöst – Kate war bestürzt.

»Was ist denn mit Miss Owens?«

»Vor vier Tagen hat sie einen Knoten entdeckt. Dr. Boyd

hat eine Biopsie angeordnet. Eben haben wir vom Pathologen aus der Stadt Nachricht bekommen.«

»Ich verstehe«, sagte Kate leise.

»Arme Miss Owens. So eine großartige Schwester. Eine wunderbare Frau … wunderbar …« Miss Abbott schluchzte leise.

»Man muss ja nicht gleich das Schlimmste erwarten«, versuchte Kate ihr Mut zu machen.

»So reden wir mit den Patienten, aber nicht unter uns«, versetzte Miss Abbott.

»Wann wird sie operiert?«

»Morgen. Und ich muss eine Vertretung finden. Wildwood ist unsere größte Außenstelle. Und nachdem Miss Samuels jetzt für Pine Ridge verantwortlich ist, braucht Wildwood eine wirklich tüchtige Schwester. Ich muss mir also eine ganze Menge ernsthafter Gedanken machen. Lassen Sie mich doch eine Weile alleine.«

»Kann ich Ihnen etwas bringen? Haben Sie schon zu Abend gegessen?«, fragte Kate.

Miss Abbott ignorierte Kates Angebot und begann, das Problem weniger emotional zu betrachten: »Wo finden wir nur eine fähige, ausgebildete Frau …« Plötzlich registrierte sie wieder Kate. »Gehen Sie, Sie hatten selbst einen langen Tag. Wir sehen uns morgen.«

23

Am nächsten Morgen erwachte Kate früh, beklommen und irritiert von merkwürdigen Gefühlen. Ihre Hochstimmung angesichts der Aussicht, nach so langer Zeit wieder nach Hause zu können, wurde von den unglückseligen Neuigkeiten von Miss Owens Erkrankung überschattet.

Kate blickte aus ihrem Schlafzimmerfenster auf die Berge, auf denen zwischen dem immerwährenden Grün der Fichten und Pinien hie und da noch ein paar weiße Schneereste hervorblitzten. Bald würden diese Berge nur noch Erinnerung für sie sein, eine duftende Erinnerung an eines der wichtigsten Jahre ihres Lebens. Jetzt, da sie kurz vor ihrer Abreise stand, begann sie zu begreifen, warum es Menschen, die hier geboren und aufgewachsen waren, auf geheimnisvolle Weise hierher zurückzog – nach hier, wo man saubere, frische Luft atmen und sich an der seltsamen Sprache und der rhythmischen Musik erfreuen konnte. Jetzt wusste sie, dass auch sie daran zurückdenken und sich danach sehnen würde.

Aus der Küche drang Gelächter und lockte sie an. Sie schlüpfte in ihren Morgenmantel, verließ ihr Zimmer und fand Mrs Russell und Eloise, die sich über irgendeinen Witz, den nur sie verstanden, vor Lachen schier ausschütten wollten. Die beiden amüsierten sich offenbar königlich miteinander. Es war Freitag, und da Eloise nach Hause fuhr, um das Wochenende bei ihrer Familie zu verbringen, nutzten sie die ihnen verbleibende Zeit noch einmal richtig aus.

»Na, Sie Schlafmütze«, begrüßte Mrs Russell Kate, »Sie haben sich ja wirklich gründlich ausgeschlafen. Aber Sie sind auch verdammt spät nach Haus gekommen. Zu spät, tät ich sagen.«

Kates erstaunter Blick veranlasste Mrs Russell zu der Aufforderung: »Komm, Eloise, zeig's ihr!«

Schüchtern zog Eloise ein gefaltetes liniertes Blatt aus ihrer Schultasche. Oben konnte man in einer Erwachsenenhandschrift lesen: *Dies ist beim staatlichen Gedichtwettbewerb für Grundschulen einzureichen. R.D.*

»Wer ist R.D.?«, fragte Kate.

»Mr Danforth, unser Rektor«, klärte Eloise sie auf.

Kate ließ sich auf einen der Sessel sinken und begann die Verse zu lesen. Es handelte von einer hübschen blonden Dame, die eines Tages zu Besuch gekommen war und sich mit einem kleinen Mädchen angefreundet hatte, das gern Bücher las und Gedichte verfasste. Ein kleines Mädchen, das sich vollkommen allein fühlte, weil es niemanden auf der ganzen weiten Welt kannte, der dieselben Dinge liebte wie es selbst.

Ein Gedicht über mich, dachte Kate; *wie viele Menschen auf der Welt können wohl von sich behaupten, dass jemand ein Gedicht über sie geschrieben hat?* Und wie viel Sensibilität darin lag, in diesen Zeilen, die von Eloise' zunehmender Beherrschung der Hochsprache zeugten, die außerhalb dieser Berge gesprochen wurde. Die neuen Bücher taten schon ihre Wirkung. Kate streckte die Hände aus, und Eloise umarmte sie.

»Du musst mir so oft wie möglich schreiben«, sagte Kate. »Ich will wissen, ob dein Text gewonnen hat und ob du die Highschool in der Stadt und später die Universität besuchst. Wir schreiben uns. Versprichst du mir das?«

Kate spielte mit den zarten goldenen Strähnen des Kindes, dessen Haar noch immer weich wie Spinnweben war. Eloise starrte zu ihr empor und fragte: »Wozu soll ich denn schreiben?«

»Weil ...« Zum ersten Mal wurde Kate klar, dass sie es niemandem erzählt hatte. »Weil ich bald von hier fortgehe. Bald schon. Sehr bald.«

Wortlos, verzweifelt drückte sich das Kind an Kate, als ob es so deren Entscheidung rückgängig machen könne.

»Gestern hab ich bei meiner fünfzehnten Entbindung assistiert. Meine Ausbildung ist also zu Ende.«

»Du gehst …«, sagte das Kind nur.

»Ja, mein Schatz.«

»Aber nich in den nächstn zwei Tagn, wenn ich drobm in den Bergn bin, oder?«, bat Eloise.

»Nein, ich hol dich am Montagmorgen ab wie immer.«

Die Kleine klammerte sich an sie, presste den Kopf an Kates Brust, bis Mrs Russell ihr sanft in Erinnerung rief: »Es ist Zeit, Kind, Zeit, in die Schule zu gehn.«

»Bist du da, wenn ich zurückkomme?«, fragte Eloise noch.

»Hier oder in der Klinik«, versprach Kate.

Eine letzte Umarmung, und das Kind packte seine Schultasche und machte sich auf den Weg.

»Mir war nie klar …«, sagte Kate.

»Sie redet ständig von Ihnen«, meinte Mrs Russell. »Obwohl sie so jung is, weiß sie genau, dass Sie ihr ganzes Leben verändert haben.«

»Sorgen Sie dafür, dass sie mir schreibt, wie ihr Gedicht bei dem Wettbewerb abgeschnitten hat«, sagte Kate.

»Ich werde Sie auch vermissen, meine Liebe«, gestand Mrs Russell. »Sie haben wirklich Freude ins Haus gebracht. Und in meine Seele.«

Das Telefon klingelte. Mrs Russell nahm ab. »Für Sie. Miss Abbott.«

Kate griff rasch nach dem Hörer. »Ja?«

Miss Abbotts Stimme klang wieder so knapp und professionell wie immer und verriet nichts von den Emotionen des Vortags.

»Könnten Sie in fünfzehn Minuten in meinem Büro sein, Miss Kincaid?«

»Ja, ja, natürlich.«

Kate traf Miss Abbott an ihrem Schreibtisch an, wo sie gerade ein Telefonat beendete. »Sagen Sie ihr, sie braucht sich keine Sorgen zu machen. Wir kümmern uns hier um alles. Ich komme in die Stadt, sobald ich kann.« Sie blickte zu Kate empor und sagte nur: »Positiv. Die Knoten waren positiv. Sie mussten eine Totaloperation machen. Arme Miss Owens. Also muss ich umdisponieren. Und zwar auf lange Sicht. Ich kann Wildwood nicht schließen. Hunderte von Menschen sind auf die Station angewiesen.«

Kate hätte am liebsten zu ihr gesagt: Ich würde gern helfen, aber meine Zeit hier ist abgelaufen. Ich habe ein Jahr investiert und habe meine Pflicht erfüllt. Außerdem ist da Howard. Ich habe ihm versprochen: »An Ostern bin ich frei und komme nach Hause.« Ich will wieder zurück und meine neu erworbenen Fähigkeiten erproben. Ich bin nicht mehr die Dienstmagd arroganter Ärzte. Ich habe mir selbst eine respektable Position erarbeitet. Ich will wieder nach Hause und es allen zeigen, Dr. Morse, dem Medizinischen Ausschuss und dem Disziplinarausschuss! Und Sie wollen mich bitten, das alles für ein weiteres Vierteljahr freiwilliger Abgeschiedenheit in diesem winzigen Kaff zu verschieben? Nein! Da mache ich nicht mit! Dazu haben Sie kein Recht!

Und dann wusste sie, was sie zu tun hatte.

»Wie lange würde es denn dauern, einen Ersatz für Miss Owens zu finden?«

»Wochen. Wahrscheinlich Monate«, sagte Miss Abbott.

»Ich … ich werde sie vertreten«, versprach Kate.

»Ist Ihnen klar, dass Sie, nachdem Miss Samuels nicht mehr da ist, die alleinige Verantwortung für einen ganzen großen Bezirk übernehmen? Für mehr als dreihundert Familien?«

»Ja«, erwiderte Kate.

»Das ist nicht leicht«, mahnte Miss Abbott.

»Das erwarte ich auch nicht.«

»In Ordnung, Miss Kincaid«, sagte Miss Abbott und

fügte leise hinzu: »Danke. Ich habe zwar auf Ihre Zusage gehofft, hielt mich aber nicht für berechtigt, Sie darum zu bitten.«

»Wann soll ich anfangen?«, frage Kate.

»Eva, Miss Owens' Sekretärin, hat eben angerufen. Bei ihr im Wartezimmer sitzen Patienten.«

»Ich packe meine Sachen zusammen und fahre los«, sagte Kate.

»Schauen Sie in der Apotheke vorbei und überlegen Sie, was sie an Medikamenten mitnehmen müssen.«

»Erst ... erstmal aber muss ich einen privaten Anruf erledigen«, sagte Kate.

»Natürlich«, stimmte Miss Abbott zu. »Tun Sie es hier.« Sie verließ den Raum, um Kate allein zu lassen.

Kate wählte. Doch als der Hörer abgenommen wurde, teilte ihr Howards Sekretärin mit, dass er gerade telefoniere und im Anschluss daran sofort zum Gericht müsse. Kate wollte dennoch am Apparat warten. Kurz darauf hörte sie seine Stimme, die fröhlicher und begeisterter klang als sonst. »Schatz? Großartige Neuigkeiten! Mein Prozess ist zu Ende. Ich bin eben angerufen worden. Die andere Seite ist zu einem Vergleich bereit. Also, sag mir, wann dein Flugzeug landet, und ich bin da.«

»Howard ...«, begann sie, »Howard, Schatz, bitte versuch, mich zu verstehen ...«

»Was gibt es denn zu verstehen?«, fragte er und seine Begeisterung verwandelte sich in Ungeduld.

»Wir haben hier einen Notfall. Es ist etwas passiert. Sie brauchen mich.«

»Erzähl bloß nicht, dass du später kommst! Ich habe schon Pläne für ein Wahnsinnsosterwochenende geschmiedet.«

»Ich rede nicht von einem Wochenende oder einer Woche.«

»Kate?«, sagte er ernüchtert.

»Es handelt sich um Wochen, womöglich Monate.« – »Monate! Aber gestern …«

»Howard, Schatz, ich habe dir doch gesagt, es ist ein Notfall.«

»Ein Notfall dauert doch nicht monatelang!«, wandte er wütend ein.

»Aber es ist eine Ausnahmesituation …«

Scharf unterbrach er sie: »Das ganze letzte Jahr über hast du in einer Ausnahmesituation gelebt. Ich habe dich gebeten, nicht da runterzugehen. Aber du wolltest nichts davon hören!« Plötzlich sagte er zornig: »Und wenn ich nun sagen würde, dass du dich entscheiden musst? Dass du entweder jetzt heimkommst oder das Ganze vergessen kannst?«

Kate hielt inne, ehe sie erwiderte: »In diesem Falle würde ich wohl sagen müssen: Lassen wir es.«

Sie schaute in der Apotheke im Keller des Krankenhauses vorbei. Dort wartete schon ein großer Karton mit Medikamenten auf sie. Insulin für die Diabetiker, Inderal für mehrere Herzfälle, Schilddrüsenhormone und Vorräte all der anderen Arzeimittel, die manche Patienten regelmäßig einnehmen mussten, um einigermaßen gesund weiterzuleben.

Sobald sie in Wildwood ankam, musste sie sämtliche Bestände der Grundausstattung überprüfen, um zu sehen, was an Verbänden, Antiseptika, Nähfaden, Antivenin sowie zahlreichen anderen Medikamenten fehlte, bevor der nächste Patient mit einem von Aberhunderten von möglichen Symptomen, Krankheiten oder Verletzungen auftauchte.

Sie lud ihre Packtaschen und Vorräte in den Jeep und machte sich auf den Weg.

Je weiter sie in die Berge hinauffuhr, umso wärmer wurde ihr. Das war merkwürdig. Im letzten Jahr um diese Zeit, als sie hier angekommen war, war das Wetter kalt, fast winterlich gewesen. Trotzdem – der Kragen ihres Flanellhemdes war feucht. Sie lockerte ihn ein wenig, damit die frische Luft sie kühlen konnte. Es half nichts.

Bald merkte sie, dass sie buchstäblich in Schweiß gebadet war. Dem Schweiß der Angst. Kaum war sie endlich mit der all die Jahre herbeigewünschten Freiheit, Verantwortung und beruflichen Herausforderung konfrontiert, fand sie sie vor allem beängstigend.

Sie versuchte sich zu erinnern, welcher Schriftsteller gesagt hatte: »Nur eins ist schlimmer als Wünsche, die nicht in Erfüllung gehen: Wünsche, die sich erfüllen.«

Nun wusste Kate Kincaid, was er damit gemeint hatte.

Sie begann zu ahnen, mit wie vielen Notfällen sie in Wildwood zu jeder Tages- und Nachtstunde zu rechnen hatte. Niemand konnte voraussagen, was das nächste Klingeln der kleinen Glocke über der Eingangstür ankündigen mochte, den Routinebesuch einer Schwangeren in ihrem völlig normal verlaufenden vierten Monat oder den eines Mannes, der wegen eines Unfalls mit der Kreissäge entsetzlich blutete.

Als man ihr zum ersten Mal die Wöchnerinnenabteilung der Uniklinik anvertraut hatte, war das bei Weitem nicht so beängstigend gewesen. Dort hatte sie nur den Hörer abnehmen müssen, und einer der Ärzte befand sich binnen weniger Minuten auf der Station.

Jetzt aber würde die Hilfe erst nach Stunden eintreffen. Wenn das Wetter gegen sie arbeitete, vielleicht auch erst nach einem Tag oder noch später. So ähnlich, als befände man sich auf einer einsamen Insel, hisse eine provisorische Flagge und hoffe, dass irgendein vorüberfahrendes Schiff einen entdecken werde.

Als sie in Wildwood eintraf, standen bereits fünf Fahrzeuge auf dem Parkplatz. Eines davon mochte Eva, der Sekretärin der Außenstelle, gehören. Die anderen vier mussten Patientenwagen sein. Sie hatte keine Zeit, weiter ihren Fantasien und Ängsten nachzuhängen. Sie wischte sich das feuchte Gesicht ab, packte ihre Taschen, warf sie über die Schulter und steuerte auf die Eingangstür zu.

Kate Kincaid, staatlich geprüfte Krankenschwester, Familienpflegerin und Hebamme, war sie jetzt. Und bereit zu allem, was dieser Tag und die folgenden ihr bringen mochten.

Als sie die Tür aufdrückte, schlug die darüber angebrachte Glocke an. Die Patienten im winzigen Wartezimmer wandten sich zu ihr um und begrüßten sie. Sie las die Enttäuschung in ihren Gesichtern. Sie hatten Miss Owens erwartet. Solange die Leute sich nicht an sie gewöhnt hatten, wäre es unklug gewesen, ihr Unbehagen noch zu verstärken, indem sie ihnen eröffnete, dass Miss Owens lange nicht mehr zurückkehren würde – wenn überhaupt.

»Guten Morgen. Miss Owens ... Leona ... schickt mich, um sie eine Weile zu vertreten. Sie ist in der Stadt im Krankenhaus. Muss sich dort, glaube ich, einigen Behandlungen unterziehen.«

Sie hoffte, dass ihre Erklärung beruhigend wirkte, konnte es aber nicht beurteilen, da die Leute sie lediglich anstarrten, sodass sie sich gleich noch fremder fühlte.

»Tja, dann fangen wir mal an«, verkündete Kate. »Wer ist als Erster dran?«

Eine junge Mutter mit einem lebhaften Zweijährigen, der einfach nicht stillhalten konnte, erhob sich von ihrem Platz. Sie brachte den Kleinen zu einem allgemeinen kinderärztlichen Check. Sie folgten Kate in den winzigen Behandlungsraum, wo diese eine komplette Untersuchung durchführte. Das Kind interessierte sich allerdings mehr für die glänzenden Metallinstrumente im Glasschrank als für das, was sie mit ihm anstellte. Es war nicht leicht, es gleichzeitig festzuhalten und zu untersuchen.

Der Junge zeigte keinerlei Abweichungen von der normalen körperlichen Entwicklung. Sie testete ihn auch mit Bauklötzen und Spielsachen. Sowohl neurologisch wie geistig war alles in Ordnung, wie Kate seiner Mutter erfreut versichern konnte.

Dieser erste Fall gab ihr das Selbstvertrauen, das sie gebraucht hatte.

Auch die zweite Patientin kam zu einem Check-up. Es war eine Frau im zweiten Schwangerschaftsdrittel. Kate schaute in ihren Mutterschaftspass, ehe sie mit der eigentlichen Untersuchung begann. Es handelte sich um eine Mehrgebärende von sechsundzwanzig Jahren, die bereits zwei gesunde Kinder zur Welt gebracht hatte. Sie litt unter leichter Schilddrüsenüberfunktion, was jedoch offenbar kein Problem darstellte.

Kate kontrollierte Herz, Lungen, Pulsfrequenz und Blutdruck. Sie führte eine vollständige gynäkologische Untersuchung durch und fand nichts, das auf künftige Schwierigkeiten hingewiesen hätte. Sie prüfte den Herzschlag des Fötus, der schnell und regelmäßig war, genau wie es sein sollte. Hundertvierzig Schläge pro Minute. Erleichtert erklärte Kate der Mutter, dass sie und ihr Kind sich in einem ausgezeichneten Zustand befanden.

Der dritte Fall aber war anders – und beunruhigend. Es handelte sich um ein kleines Mädchen von neun Jahren, das die feuchten, müden Augen eines heftig fiebernden Kindes hatte; dass es tatsächlich erhöhte Temperatur hatte, stellte Kate schon bei der ersten Berührung fest. Die Mutter, eine schlanke Frau, von der das Kind das glatte Haar und die dunklen Augen hatte, stand ängstlich daneben.

»Wie lange geht das schon so?«, fragte Kate, als sie die Temperatur der Kleinen maß.

»Vier Tage.«

»Sie hätten sie früher bringen sollen.«

»Das war nich möglich«, erklärte die Mutter. »Ich hab noch andere, um die ich mich kümmern muss, und ich hatte niemand für sie, bis heut Morgn meine Mutter gekommen is.«

Kate untersuchte den Rachen des Kindes. Das Problem war auf Anhieb zu erkennen. Eine üble Entzündung. Kate benutzte einen Holzspatel, um einen Abstrich des weißen Belags zu machen, den die entzündeten Mandeln des Kindes absonderten. Denn solche Anzeichen konnten Vorboten ernsterer und lebensbedrohlicher Komplikationen sein. Kate palpierte die geschwollenen Lymphknoten des Kindes, die sehr weich waren.

Kate spürte, wie Wut gegen die Mutter in ihr aufstieg. Vier Tage! Kapierte die Frau denn nicht, dass sich eine solche Rachenentzündung, wenn man sie nicht schnell genug behandelte, zu einem rheumatischen Fieber auswachsen konnte, das letztendlich das Leben ihres Kindes verkürzen würde? Vier Tage! Kate musste diese Bakterienkultur sofort analysieren lassen. Wenn sich die Erreger als beta-hämolytische Streptokokken des Typs A entpuppten, konnte Lebensgefahr drohen. Es gab natürlich auch noch andere mögliche Ursachen für einen so roten, entzündeten Hals und derart hohe Temperaturen: Pfeiffer-Drüsenfieber, Scharlach, oder auch Gonorrhö, also Tripper. Aber der Hauptfeind, gegen den man sich wappnen musste, waren die Streptokokken.

Kate bat das Kind, mehrere Male den Mund aufzumachen und wieder zu schließen. Die Kleine gehorchte. Keine Spur von Kieferklemme. Sie untersuchte den weichen, fleischigen Teil des Gaumens und konnte keine Deviation der Uvula feststellen. Ein Mandelabszess war also ausgeschlossen.

Ihre Befürchtungen konzentrierten sich immer stärker auf eine durch Streptokokken verursachte Mandelentzündung und auf die vier verstrichenen Tage, die sich womöglich als entscheidend erwiesen. Sie musste auf die schlimmste Indikation hin behandeln.

»Hat Marcy schon mal Penicillin bekommen?«, fragte Kate.

»Penicillin? Weiß nich«, sagte die Frau. »Die Leona täts

wissn. Die wusste alles«, meinte die Frau, und der Tadel angesichts von Kates Ahnungslosigkeit war unüberhörbar.

Kate warf einen Blick in die Krankenakte des Kindes. Dort waren keine früheren Penicillin-Injektionen vermerkt. Kate musste ihre Entscheidung sofort treffen. Entweder verschrieb sie Erythromycin oral oder aber Penicillin, das intramuskulär gespritzt wurde. Penicillin war zwar wirksamer, stellte jedoch ein ernsthaftes Risiko dar, falls die kleine Patientin allergisch darauf reagierte. Möglicherweise erlitt sie eine schwere anaphylaktische Reaktion darauf, was zu akuten, durch das Anschwellen des Kehlkopfs bewirkten Atembeschwerden führen oder wegen des Schocks sogar einen Kreislaufzusammenbruch bewirken konnte.

Andererseits durfte Kate bei einer Mutter, die angesichts eines heftig fiebernden Kindes vier Tage untätig geblieben war, nicht davon ausgehen, dass ein oral zu verabreichendes Medikament in den nächsten zehn Tagen auch gewissenhaft eingenommen wurde.

Der extreme Zustand des Kindes zwang Kate zu der Entscheidung für intramuskulär zu spritzendes Penicillin. Sie musste auf jede erdenkliche gefährliche Reaktion gefasst sein. Sie legte das Medikament und die Spritze, Mullkissen und Alkohol bereit. Sie zog die Spritze auf, desinfizierte den Arm des Kindes, schob die Nadel unter die Haut und verabreichte die Injektion. Sobald sie die Spritze beiseitegelegt hatte, befahl sie: »Und nun leg dich hin und ruh dich eine Weile aus. Jetzt kommt alles wieder in Ordnung. Alles wird gut. Schlaf ruhig ein.«

Sie signalisierte der Mutter, ihr vor die Türe zu folgen. »Bleiben Sie hier und beobachten Sie sie. Und falls Sie Schmerzen hat oder Atemprobleme, verständigen Sie mich auf der Stelle. Verstehen Sie? Auf der Stelle.«

»Jawohl«, erwiderte die Mutter.

»Beim allergeringsten Anzeichen!«, schärfte Kate ihr noch einmal ein.

Ihren nächsten Patienten empfing Kate im zweiten kleinen Untersuchungsraum. Es war ein älterer Mann mit Schmerzen im unteren Rücken. Sie bat ihn, seine Hose auszuziehen. Ein Ansinnen, über das er sich entrüstete.

»Soll ich Leona erzählen, dass Sie meinen Anweisungen nicht gehorcht haben?«, fragte Kate. Vielleicht – dachte Kate – widersetzte der Mann sich ja ihr, einer Fremden. Aber er würde doch sicher alles tun, wenn Leona Owens ihn darum bat. Und es funktionierte. Schimpfend schlüpfte er aus seiner Hose.

»So ein junges Ding von auswärts, kommt daher und verlangt Sachn von mir, wo ich mich vor der eignen Enkelin schämen tät.«

Der heikelste Teil der Prozedur aber kam erst noch und war, vermutete Kate, für ihn die schlimmste Demütigung, denn es ging um die Prostata. Vielleicht lag sogar eine bösartige Geschwulst vor. Sie zog sich einen Gummihandschuh über und begann mit der rektalen Untersuchung.

»Was machn Se denn da? Is doch wahrscheinlich eh nur der Rheumatismus.«

Obwohl er nun einige Flüche losließ, fuhr sie mit ihrer Untersuchung fort. Ihre behandschuhten Finger tasteten eine kleine, harte Masse – was ihren Verdacht bestätigte. Eine Biopsie war nun unumgänglich.

Doch noch ehe sie ihm alles erklären konnte, musste sie einer weiteren dringenden Pflicht nachkommen, bei der jede Minute zählte. Sie riss sich den Handschuh von den Fingern, desinfizierte sich die Hände und eilte zurück zu ihrer kleinen Patientin im Nebenzimmer. Das Fieber war immer noch heftig. Doch zum Glück hatte das Kind keine Atembeschwerden. Acht Minuten waren ohne negative Reaktion verstrichen. Marcy versuchte Kate zuzulächeln, ehe sie eindöste. Kate allerdings konnte sich nicht entspannen. Noch zwanzig Minuten, dachte Kate, vorher gab es keine Gewissheit.

Sie kehrte zu ihrem älteren Patienten zurück und überraschte ihn beim Versuch, sich die Hose über die abgetragenen, aufgerissenen Arbeitsschuhe zu ziehen.

»Früher hat man die Hose anziehn können, ohne dass eim ein Frauenzimmer auf die Wäsche schaut.«

»Mr Rutledge, ich fürchte, Sie müssen in die Klinik. Es müssen einige Tests gemacht werden.«

»Tests, soso? Und wegn was?«, wollte er wissen.

Da sie ihn für den Fall, dass ihre Vermutungen sich als unbegründet erwiesen, vorerst lieber nicht beunruhigen wollte, sagte Kate: »Wegen gewisser Dinge, die sich bei einer solchen Routine-Untersuchung, wie ich sie eben durchgeführt habe, nicht feststellen lassen.«

»Routine? Das also nennen Sie Routine?«, protestierte er. Doch der Ernst der Situation verwandelte seinen Ärger in besorgte Neugier. »Klinik, sagen Sie? Was für eine Klinik?«

Inzwischen hatte Kate genug Erfahrung mit den Bergbewohnern, um zu wissen, dass er sie um eine Gefahreneinschätzung bat. Sagte sie Mountain Hospital, so durfte er sicher sein, dass es nicht allzu schlimm war. Verwies sie ihn aber an die Klinik drüben in der Stadt, so konnte es sich nur um etwas Schwerwiegendes handeln.

»Wenn Sie schon runtermüssen von ihrem Berg, können Sie ebenso gut in die Stadt fahren. Dort hat man einfach bessere Möglichkeiten«, sagte sie.

Der Ausdruck seiner stahlblauen Augen verriet ihr, dass ihr Versuch, die Gefahr herunterzuspielen, nicht erfolgreich gewesen war. Er blinzelte und sah dann an ihr vorbei, als wolle er sich bei der ganzen Welt beklagen.

»Heutztage muss man nur eine Schwester, eine gewöhnliche Krankenschwester aufsuchn, oder? Und wie die ein dann anschaut, das is schon genug, um marod zu werdn. Und man geht kränker fort, wie man gekommen is. Und wegn der Stadtklinik – ohne Geld und ohne Krankenkarte braucht man da gar nich hingehn.«

»Ich bin mir sicher, am Geld wird es nicht scheitern. Sie haben doch eine Krankenversicherung, oder?«

Er brummte und nickte widerwillig.

»Ich sorge dafür, dass der nächste Klinikbote, der in die Stadt fährt, Sie mitnimmt«, versprach Kate.

Er war ihr dankbar für ihre Sorge, versuchte es jedoch zu verbergen, indem er brummte: »Hab schon gemerkt, als Se die ganzn Tests gemacht ham, dass da nix Gutes dabei rauskommen kann.«

Während er sich zum Gehen wandte, sagte Kate noch: »Ich gebe Ihnen Bescheid, sobald ich etwas arrangiert habe.«

»Bis dahin werd ich mit der Bibel unterm Kopfkissn schlafen«, erwiderte er, womit er offen eingestand, dass er den Ernst der Lage begriffen hatte.

Kate kehrte zu ihrer kleinen Patientin zurück, die schlummerte und gleichmäßig und flach atmete. Dreißig Minuten waren vergangen. Damit war die Gefahr einer anaphylaktischen Reaktion auf das Penicillin gebannt. Bis der Laborbericht eine Infekion mit Beta-Streptokokken A ausschloss, wäre es im Grunde am besten, das Kind dazubehalten und ihm täglich vier Penicillin-Injektionen zu verabreichen, statt es der Mutter anzuvertrauen, die vielleicht die Medikamente absetzte, kaum dass es dem Kind ein wenig besser ging.

Kate warf einen Blick in die Familienakte, um den Vornamen der Frau zu suchen.

»Ellie«, begann Kate, »ich kann mich hier um Marcy kümmern. Aber Sie müssen auch etwas für mich tun. Sie müssen jetzt nach Hause gehen und jedem in den Hals gucken.«

»Auch der Nani?«

Kate war verwirrt, bis sie sich erinnerte, den Ausdruck in der Klinik schon einmal gehört zu haben. Ein Junge war mit einem entzündeten Fuß, in dem noch der Fischhaken steckte, in die Klinik gebracht worden. Die Hand seiner Großmutter umklammernd hatte er unter Tränen geflüstert: »Nani … Nani.« Es war das Wort der Bergbewohner für Großmutter.

»Ja«, erwiderte Kate, »auch der Nani. Allen. Ihren Kindern, Ihrem Mann. Und falls irgendeiner einen roten Hals hat, müssen Sie ihn herbringen. *Sofort!*«

Die Frau nickte, und ihre Miene war nun noch grimmiger als zuvor, denn Kates Besorgtheit brachte ihr die Gefahr, in der ihre kleine Tochter schwebte, erst richtig zu Bewusstsein.

»Seien Se gut zu ihr. Sie hat Angst vor Fremdn.«

»Ich werde mich gut um sie kümmern«, versicherte ihr Kate.

»Und wie heißn Sie? Sie ham mir Ihrn Namen nich gesagt.«

»Kate. Kate Kincaid.«

Die Frau nickte. »Ich tu, was Sie gesagt ham, Kate.«

Sie warf einen letzten Blick auf ihr schlafendes Kind, küsste es vorsichtig, um es nicht aufzuwecken, und ging hinaus.

24

Der Rest des Tages verging mit ähnlichen Dingen. Alle möglichen Beschwerden, manche geringfügig, manche Vorboten ernsterer Gefahren, zogen in ununterbrochener Folge an ihr vorüber. Säuglinge, schwangere Frauen, die zu Routine-Untersuchungen kamen; betagte Menschen, die von den Beschwerden und Gebrechen des Alters geplagt wurden.

So ging es den ganzen Tag bis in den frühen Abend weiter. Als der Ansturm der Patienten schließlich verebbt war, verabreichte Kate ihrer kleinen Patientin Marcy, die immer noch fieberte – wenn auch zum Glück nicht mehr so heftig –, die dritte Penicillinspritze.

Schließlich konnte Kate sich zurücklehnen und die Tasse Kaffee trinken, die Eva ihr aufdrängte. Nun, da sie eine Minute für sich hatte, merkte Kate, dass der Rücken ihrer Bluse durchnässt war. Auch zwischen ihren Brüsten sammelte sich die Feuchtigkeit, die sie schon den ganzen Tag lang spürte. Sie hatte permanent geschwitzt.

Jeder Patient hatte sie mit neuen Ängsten konfrontiert. Hatte sie ein Problem falsch diagnostiziert? Oder vielleicht richtig diagnostiziert, aber falsch behandelt? Hatte sie ein wichtiges Zeichen übersehen, das entscheidende Symptom nicht bemerkt, das später womöglich zu einer schweren Erkrankung oder gar zum Tod führen würde? Hatte sie einem Kind bei der Verabreichung eines Medikaments vielleicht wehgetan? Und immer, jedes Mal, wenn die kleine Glocke über der Eingangstür aufs Neue ertönte, schwappte eine neue Welle der Angst über sie hinweg.

Ganze Familien, manchmal drei Generationen, waren auf sie angewiesen. Von der Geburt bis zum letzten Atemzug verließen sich die Menschen nun auf Kate Kincaid. Die Last der Verantwortung übertraf ihre schlimmsten Befürchtungen.

Erschöpft atmete sie ein paar Mal durch, nippte an ihrem Kaffee und tröstete sich damit, dass es wenigstens für diesen Tag geschafft war. Doch sie gönnte sich keine lange Erholungspause. Miss Abbotts Warnung in einer ihrer ersten Vorlesungen über Familienpflege fiel ihr ein: »Alle die, die zu Ihnen kommen, sind nur ein Teil des Problems. Die, die nicht kommen, obwohl sie sollten, sind wohl der schwierigere Part.«

»Eva!«, rief Kate. »Bringen Sie mir die Akten von all den Patienten, die einen Termin hatten, aber nicht erschienen sind!«

Neben einem Armvoll Ordner brachte ihr Eva auch ein Sandwich und frischen Kaffee mit. Kate knabberte an der Schnitte, während sie die Unterlagen überflog. Bei den meisten waren routinemäßige Folgeuntersuchungen angesetzt wegen bereits diagnostizierter, aber nicht akuter Krankheitsbilder. Ein Tag früher oder später spielte da keine Rolle.

Ein Fall aber erwies sich als kritisch und womöglich lebensgefährlich. Auf dem Dokument stand in großen Lettern: Longley, Marcus.

Marcus Longley war, wie die Akte verriet, Witwer und lebte allein an einem Ort, der Five Mile Holler hieß. In seiner Jugend war er Bergmann gewesen. Er litt schon seit Langem an einer Staublunge. Eine vor Kurzem durchgeführte Röntgenuntersuchung hatte gezeigt, dass sein Zustand chronisch, aber nicht akut war.

Longley hatte keine schwereren Krankheiten gehabt, bis man vor mehreren Jahren Diabetes bei ihm festgestellt hatte. Man hatte ihn auf Insulin gesetzt; er hatte gelernt, es sich selbst zu spritzen, und während der letzten drei Jahre war er regelmäßig gratis damit versorgt worden. Longley fand sich alle zwei Wochen in Wildwood ein, um die Ampullen abzuholen, die er in dem hinter seinem Haus vorbeifließenden Bach kühlte. Kontrolluntersuchungen in gewissen Zeitabständen bewiesen, dass er seinen Diabetes auf diese Weise im Griff behielt.

In dieser Woche war er jedoch nicht aufgetaucht. Erschrocken registrierte Kate, dass ihm vor zwei Tagen das Insulin ausgegangen sein musste! In der Vergangenheit war er mit solcher Regelmäßigkeit erschienen, dass sein Wegbleiben unheilvolle Vorstellungen heraufbeschwor. Falls Longley durch einen Unfall oder irgendeine Erkrankung gehindert wurde, nach Wildwood herunterzukommen, so brauchte er jetzt dringend Insulin, wenn er nicht schon im diabetischen Koma lag. Sie hatte keine Zeit zu verlieren.

Kate legte die übrige Hälfte ihres Sandwichs beiseite, wusch rasch das Geschirr ab und verabreichte ihrer fiebernden kleinen Patientin ihre vierte und letzte Penicillin-Spritze für diesen Tag. Gleichzeitig rief sie Eva ihre Anweisungen zu.

»Eva, holen Sie mir ein Insulin-Paket aus dem Kühlschrank! Und packen Sie einen Zweiwochenvorrat von Spritzen und Nadeln in meine Satteltasche.«

»In die Satteltasche? Wo wollen Sie denn um diese Zeit noch hin?«

»Zum Five Mile Holler. Wie kommt man da hin?«, fragte Kate, die gerade aus dem Zimmer des Kindes trat.

»Sie können da jetzt nicht mehr hochfahren«, protestierte Eva.

»Eva, Sie haben sicher noch nie einen Patienten im diabetischen Koma gesehen. Ich schon. Das kann ganz schnell gehen. Ich muss fahren!«

»Es wird dunkel, ehe Sie dort sind!«, warnte Eva.

»Ich geht aber nicht anders! Nun sagen Sie schon!«

Widerstrebend beschrieb ihr Eva den Weg. Als die Taschen mit der Ausrüstung gepackt waren und gerade die Dämmerung einsetzte, brach Kate auf.

Als sie endlich den schmalen, unbefestigten Pfad erreicht hatte, der sich, nachdem er von der zweispurigen Teerstraße abgezweigt war, eine Zeit lang durch den dichten Forst wand, war es schon fast dunkel. Sie schaltete ihr Fernlicht ein und steuerte den Jeep den Waldweg hinauf, bis der so steil wurde, dass sie auf Vierradantrieb umschalten musste. Sie spürte, wie die Reifen hier über einen Steinbrocken, dort in ein Loch holperten. Schließlich trafen ihre Scheinwerfer auf ein großes Objekt, das direkt vor ihr aufragte. Es entpuppte sich als mindestens dreißig Jahre altes, aber gut gepflegtes Automobil. Dahinter konnte sie das völlig unbeleuchtete Holzhaus ausmachen. Kate erkannte, dass sich ihre schlimmsten Befürchtungen bestätigen sollten.

Sie hielt neben dem uralten Wagen und tastete in der Satteltasche nach ihrer Taschenlampe. Nachdem sie sie über den Boden geschwenkt und kontrolliert hatte, ob keine Klapperschlangen herumlagen, wagte sie sich ins Freie. Ehe sie sich dem Haus näherte, rief sie: »Mr Longley! Marcus? Marcus! Ich bin Kate Kincaid aus Wildwood. Ich bin die Familienpflegerin! Leonas Vertretung. Marcus, hören Sie mich?«

Keine Antwort. Kein Licht in den Fenstern. Was immer sie in diesem Haus auch vorfinden mochte, die Gefahr, dass auf sie geschossen wurde, bestand wohl nicht. Sie ging auf die Veranda zu. Die Scheinwerfer des Jeeps beleuchteten die ganze Umgebung, sodass sie das Haus problemlos erreichte. Das Einzige, was sie zögern ließ, war das Widerstreben vor dem, was sie in seinem Innern erwarten mochte.

Nicht einmal ihre Schritte auf der knarrenden Veranda lösten eine Reaktion oder einen Warnruf aus. In diesen Bergen war das ein sicheres Zeichen dafür, dass es in der Hütte kein Leben mehr gab. Sie schaltete ihre Taschenlampe ein und stieß vorsichtig die Türe auf. Sie öffnete sich geräuschvoll, und quietschte derartig in den Angeln, dass man meinte, sie förmlich nach Öl jaulen zu hören. Langsam schwenkte Kate ihre Lampe herum, um den ganzen Raum zu beleuchten.

Der alte Herd war verblichen schwarz und kalt. Vielleicht waren ihre Ängste ja unbegründet – so hoffte sie –, und Longley war zu einem Besuch aufgebrochen und seit Tagen nicht mehr nach Hause gekommen. Doch wenn es so war, warum stand dann sein alter Wagen da draußen?

Sie trat ein. Auf dem Tisch stand Geschirr, in einem Teller befanden sich Essensreste. Sie richtete den Lichtkegel darauf. Es war Maisgrütze. Longleys letzte Mahlzeit? Die Bergbewohner waren reinlich, sie hielten etwas auf sich und ihre Häuser. Wenn Longley weggegangen wäre, hätte er vorher aufgeräumt. Nun deuteten tatsächlich alle Zeichen auf ein Unglück hin.

Sie leuchtete mit ihrer Taschenlampe noch einmal durch das Zimmer, bis sie die in einen zweiten Raum führende alte handgezimmerte Tür entdeckte. Wenn er hier irgendwo war, dann da drinnen. Ganz langsam näherte sich Kate der Tür, und die uralten Dielen knarrten bei jedem Schritt. Die Tür besaß keinen Riegel. Sie drückte dagegen. Langsam schwang sie zurück und gab den Blick auf ein schlichtes Holzbett frei.

Im Bett lag eine Gestalt. Sie richtet ihre Lampe darauf. Reglos, teilweise von einem alten selbst gefertigten Patchwork-Quilt bedeckt, den seine Frau vor mehr als einem halben Jahrhundert genäht haben musste, lag Longley da. Das hagere Gesicht schien ihre schlimmsten Befürchtungen zu bestätigen. Dann aber registrierte sie einen winzigen Hinweis auf Leben, als seine Brust sich fast unmerklich hob und langsam wieder senkte.

Sie glitt neben ihm auf die Knie, versuchte, seinen Puls zu ertasten, und fand ihn schließlich tatsächlich. Ihr erster Gedanke war, einen neurologischen Test zu machen, um die Tiefe des Komas festzustellen. Doch bei der Krankengeschichte des Mannes war die sofortige Verabreichung einer Insulin-Dosis erforderlich. Sie bereitete die Spritze vor. Er regte sich nicht, als sie ihm die Nadel in den Arm stieß. Sobald sie ihm das Insulin in die Vene gejagt hatte, begann sie mit ihrer Untersuchung.

Sie testete seine Fußsohlen, indem sie ihn mit einer Nadel piekste. Doch sie bekam kein Feedback. Sie fuhr fort, bis er kaum merklich zurückzuckte – ein erstes hoffnungsvolles Zeichen. Sie schob ihm die Lider auseinander und leuchtete ihm mit der Lampe in die Augen. Eine gewisse Resonanz war erkennbar. Sie maß den Blutdruck. Niedrig, gefährlich niedrig. Wieder nahm sie seinen Puls. Er schien an Tempo und Kraft ein wenig zugelegt zu haben.

Sie konnte nun nichts mehr für ihn tun, außer die allmählich einsetzende Wirkung des Insulins abzuwarten. Sie verließ sein Bett, um nach den Öllampen zu suchen, die in diesem Haus als Lichtquellen dienen mussten. Eine befand sich im Zimmer, zwei in der Küche. Sie zündete alle an. Mit etwas Anmachholz und ein paar dicken Scheiten machte sie in dem alten gußeisernen Ofen Feuer. Alle paar Minuten ging sie zu Longley hinein, um nachzuschauen, wie es ihm ging. Das Pieksen mit der Nadel rief nun bereits stärkere Reaktionen hervor. Wenn sie ihn in die Fußsohlen kniff, zuckte er heftiger zurück. Und wenn sie ihm die Lampe vor die Augen hielt, versuchte er den Kopf abzuwenden.

Als das Feuer schon ordentlich prasselte, begann Longley zu murmeln und zu brummen. Kate konnte zwar kein Wort verstehen, war aber dankbar, dass er überhaupt Laute von sich gab. Sie setzte den alten Kessel auf den Ofen, um etwas Wasser zu erhitzen und suchte in dem alten Holzschrank nach etwas Essbarem. Wenn er erwachte, würde er wegen der Insulin-Spritze Hunger verspüren.

Sie fand ein paar Kartoffeln, die sie kochte, und ein wenig altbackenes Brot, das man, wenn man die Ringe aus dem Herd entfernte, über dem Feuer rösten konnte. Sie entdeckte Kaffeepulver. Und im Eisschrank draußen auf der Veranda, der nur von der Bergluft gekühlt wurde, gab es etwas

Butter und Milch. Die Milch war gestockt. Aber die Butter roch noch süß und genießbar.

Sie deckte den Tisch mit schlichten Steinguttellern und einem Besteck, das einst ein schönes Beispiel für die Silberarbeiten des siebzehnten Jahrhunderts gewesen sein mochte, jetzt aber – nach jahrelangem Scheuern mit Laugenseife – abgenutzt, zerkratzt und verbogen war.

Sie hörte ihren Patienten tief einatmen, hörte, wie er bei jedem Ausatmen seufzte. Sie trat ins Schlafzimmer.

»Mr Longley … Marcus?«

Jäh riss er die Augen auf. »Wer sin Sie?«

»Kate Kincaid. Ich bin hier, um Leona für eine Weile zu vertreten.«

»Die Leona, ja, ja«, sagte er.

»Wahrscheinlich sind Sie jetzt sehr hungrig. Kommen Sie raus und essen Sie was«, forderte Kate ihn auf.

Er drehte den Kopf und brummte: »Ich brauch nix.«

»Sie müssen aber hungrig sein.«

»Nein«, beharrte er.

Kate wusste, dass er seit mindestens einem Tag, wenn nicht länger, nichts mehr zu sich genommen hatte, und nun, da er das Insulin im Körper hatte, nicht nur hungrig sein musste, sondern sogar dringend der Nahrung bedurfte. Warum leugnete er das ab? Und plötzlich wusste sie warum. Weil er es sich in den letzten Jahren angewöhnt hatte, vor jedem Essen sein Insulin zu nehmen. Statt dass er zugab, dass er sich noch nicht gespritzt hatte, schaltete er lieber auf stur und tat, als habe er keinen Hunger.

Kate befreite ihn aus seinem Dilemma. »Schon gut, Marcus, ich habe Ihnen die Spritze gegeben, während Sie … während Sie schliefen.«

»Ohne dass ich was davon gemerkt hab?«, meinte er zweifelnd.

»Ich habe es so behutsam gemacht, dass es nicht wehgetan hat«, sagte Kate.

»Und Sie machn sich nich lustig über mich, oder?« Kate lächelte. »Nein, ich mach mich nich lustig. Sie haben Ihre Spritze gekriegt.«

»Also, dann kann ich ja essn, obwohl ich gar nich richtig Hunger hab«, lenkte er ein.

Die Art allerdings, wie er über die gekochten Kartoffeln und den gebutterten Toast herfiel und den Kaffee hinunterstürzte, räumte alle Zweifel an seinen Hungergefühlen restlos aus. Schließlich kam er wieder zu sich und fragte verlegen: »Ham Sie kein Hunger? Greifn Se doch zu.«

Doch da es kaum für ihn reichte, sagte Kate: »Ich hab schon gegessn, bevor ich gekommen bin. Aber ich tät gern ein Kaffee mit Ihnen trinkn.«

Longley lächelte sie an. »Sie redn ja fast wie eine von hier. Sin Se aus den Bergn?«

»Nein«, gestand Kate.

»Tja, dann ham Se schnell gelernt.« Er wandte sich wieder seiner Mahlzeit zu.

Kate betrachtete sein Gesicht im Licht der Öllampe. Er hatte wieder Farbe in den Wangen, die hager und von tiefen Falten durchzogen waren. Mit seiner kräftigen Nase hatte er etwas von einem Patrizier. Die grauen Augen waren nun wieder klar und glänzend. Mit Anfang siebzig war Longley noch immer ein attraktiver Mann, dem das Alter sogar einen gewissen Adel zu verleihen schien. Wahrscheinlich, dachte Kate, besaß er auch jede Menge Stolz. Einen Stolz, mit dem sie jetzt, da sie ihm wichtige Fragen stellen musste, zu rechnen hatte.

»Marcus ... vor zwei Tagen hätten Sie einen Termin in Wildwood gehabt ...« Sie merkte, dass er unmerklich zurückzuckte und nicht mehr so offen und freundlich war wie zuvor.

»Ja?«, erwiderte er, doch es war keine Zustimmung, sondern lediglich seine Art, ihr zu signalisieren, dass sie fortfahren sollte.

»Sie sind nicht gekommen. Sie haben Ihr Insulin nicht abgeholt. Deswegen sind Sie ins Koma gefallen und wären fast gestorben. Ist Ihnen das eigentlich klar?«

»Ich bin aber nich gestorbn, oder?«, konterte er.

»Wenn ich heute Abend nicht vorbeigekommen wäre, wären Sie gestorben«, erklärte Kate.

»Aber Sie sin gekommen, is schließlich Ihre Aufgabe, und es is ja auch nix weiter passiert, oder?«

Er wich aus, was Kate veranlasste, sich zu fragen, ob er wohl ganz bewusst auf das Insulin verzichtet hatte, um vielleicht auf nicht so beschämende, nicht so gewaltsame Art zu sterben wie viele andere Selbstmörder? Andererseits passte Suizid nicht so recht in das Bild, das sie von den Leuten hier hatte. Dazu waren sie einfach zu stur, zu stolz.

Sie versuchte es noch einmal: »Marcus, Sie sind nicht gekommen, um sich Ihr Insulin abzuholen. Warum?«

Er wandte sich ab. Sie griff nach seiner mageren, knochigen Hand, die vor Kurzem noch eiskalt gewesen war, sich aber inzwischen wieder erwärmt hatte.

Er mied ihren Blick. Doch schließlich begann er zu sprechen.

»Früher bin ich ins Auto gestiegn und gemütlich nach Wildwood runtergegondelt. Hab die Leona und die Evy besucht. Nette, sympathische Mädchen. Wir ham ein bisschen geschäkert, Witze gemacht und so weiter.«

»Aber Leona ist doch erst einen Tag weg. Sie hätten aber schon vorgestern kommen müssen«, wandte Kate ein.

»Jetzt unterbrechn Se mich doch nich andauernd!«, erwiderte er verärgert. »Ich versuch Ihnen was zu erklärn. Früher war das so. Aber heute … tja, wenn einer übel dran is, kann er nich so einfach ins Auto steign. Also, ich mein … bei den Benzinpreisen«, gestand er. »Außerdem leb ich von Sozialhilfe. Ich kann nich mehr als ein Dollar die Gallone für Benzin ausgebn …« Traurig schüttelte er den Kopf. »Kann ich mir einfach nich leistn.«

Jetzt war es also draußen. Er konnte sich den Sprit nicht mehr leisten, den er brauchte, um hinunter nach Wildwood zu fahren und wieder nach Hause. Doch das auch zu sagen, dazu war er zu stolz, und er wäre lieber gestorben, als es zuzugeben. Um seine Gefühle zu schonen, improvisierte Kate: »Sie haben wohl noch nichts davon gehört. Aber wir haben jetzt einen neuen Service in Wildwood. Wer Medikamente benötigt, kann sie sich jetzt auch liefern lassen. Von jetzt an werde ich sie Ihnen also vorbeibringen.«

Er wandte sich zu ihr um und musterte sie misstrauisch. Doch ihr Nicken wirkte überzeugend. Und schließlich glaubte er ihr.

»Die letztn paar Wochn sin so schlimm gewesn, dass ich kaum ein Auge zubekommen hab.« Er führte das noch weiter aus: »Hab kaum geschlafn vor lauter Sorge.« Er lächelte. »Und Sie wolln mir das jetzt selber bringen. Das is nett von Ihnen. Noch eine Tasse Kaffee?«

Während sie ihre zweite Tasse trank, betrachtete Longley sie im Schein der auf dem Tisch stehenden Öllampe.

»Sie sin hübsch. Erinnern mich an Lizabeth, meine Älteste. Das war vielleicht eine Schönheit! Is dem Bergbauingenieur gleich aufgefalln, als hier bei uns zum erstn Mal von Tagebau die Rede war. Is gleich dagebliebn und hat se umworben. Und eh ich mich umgeschaut hab, ham se schon Pläne gemacht. Für die Hochzeit, nich wahr? Und heut lebt se in Kalifornien. Und ich hab Enkel, die ich noch nie gesehn hab.«

Er rührte in seiner fast leeren Tasse, ehe er aufblickte und gestand: »Wenn Sie nich gekommen wärn ...« Er brachte seinen Gedanken nicht zu Ende.

»Sie dürfen nie wieder so lange warten, ohne sich zu spritzen, Marcus, ist Ihnen das klar?« Er nickte, wollte sie aber immer noch nicht ansehen. Um ihren Worten Nachdruck zu verleihen, sagte sie: »Sie könntn mal ganz übel dran sein, wenn Se das noch mal einreißn lassn.«

Angesichts ihres Versuchs, Dialekt zu sprechen, musste er lächeln, und sprach dann das denkbar größte Kompliment aus. »Sie sin wie eine von hier.« Er hatte sie als »eine der Ihrigen« akzeptiert.

Es war schon nach Mitternacht, als Kate wieder in Wildwood eintraf. Ehe sie Feierabend machte, sah sie aber noch einmal nach ihrer kleinen Patientin und stellte erleichtert fest, dass das Fieber völlig zurückgegangen war.

Kate machte sich eine Tasse Kaffee und ein Sandwich; doch bevor sie zu essen begann, wollte sie sich noch kurz an ihren überfüllten kleinen Schreibtisch setzen und Howard schreiben, dem gegenüber sie sich bei ihrem letzten Telefongespräch so unnachgiebig gezeigt hatte.

In allen erdenklichen Formulierungen versuchte sie sich zu entschuldigen, zerriss aber jeden ihrer Entwürfe. Zuletzt beschloss sie, dass es nur eine Möglichkeit gab. Sie würde ihm so einfach wie möglich von all den Fällen berichten, die sie allein an diesem ersten Tag hatte behandeln müssen.

Du siehst also, Liebling, die Leute brauchen mich. Ob jung, alt, schwer krank oder nur verzweifelt, sie verlassen sich auf mich.

Und auf gewisse Weise gilt das auch für mich, auch ich brauche sie und verlasse mich auf sie. Denn sie werden mir zeigen, ob ich für diese Arbeit, die ich mir ausgesucht habe, geeignet bin. Ob ich genug Wissen habe, geschickt, geduldig, selbstbewusst genug bin. Denn offen gestanden habe ich seit heute Morgen, als ich den Außenposten übernommen habe, nicht mehr aufgehört zu schwitzen. Das ist die Angst, Schatz, die pure Angst.

Und es sind die Selbstzweifel. Ja, ich, deine Kate, leide jetzt unter Selbstzweifeln. Denn die haben sie mir hier beigebracht. Aber ich sage mir einfach immer wieder, dass es morgen besser wird.

Der nächste Tag wurde nicht besser. Und die darauf folgenden ebenso wenig. Es waren Tage ständiger Anspannung und permanenten Schwitzens, bis sich Kate schließlich am vierten Morgen ein Halstuch umzubinden begann, um den in endlosen Rinnsalen an ihr hinunterzulaufenden Schweiß aufzufangen.

In den Momenten, in denen der Stress besonders drückend wurde, fühlte sie sich einige Male versucht, Miss Abbott anzurufen und ihr zu gestehen: »Ich schaffe es nicht! Schicken Sie mir eine Ablösung.«

Jedes Mal aber musste sie das Gespräch verschieben, weil ein neuer Notfall eingetroffen war. Manche waren zu bewältigen. Bei anderen kam jede Hilfe zu spät. Und wieder andere waren eher spiritueller oder psychologischer Natur. Wie der, der am Samstagmorgen in Wildwood eingeliefert wurde.

Als man die Woodsons ins Untersuchungszimmer führte, hielt Kate sie für Mutter und Sohn, denn die Frau war hager und gebrechlich und wirkte um Jahre älter als der Mann, der sie stützte. Doch als Eva ihr die Familienakte brachte, sah Kate sofort, was los war. Leonas Notizen waren zwar etwas kryptisch, aber eindeutig.

»Gebärmutterkarzinom, postoperative Chemotherapie. Familie besteht darauf, dass Patientin nicht informiert wird.«

Auch wenn man die Warnung nicht so ausdrücklich in den Unterlagen vermerkt hätte, der Blick des Ehemanns, der seine Frau so eifrig umsorgte, sprach Bände.

»Sie meint, es is bald vorbei mit ihr«, informierte er Kate.

»Kann ich sie mir mal ansehen?«, fragte Kate und bedeutete ihm, sie allein zu lassen. Ehe er ging, signalisierte er Kate mit den Augen, sie möge mit ihm hinauskommen. Sobald die Tür hinter ihnen geschlossen war, meinte er leise: »Ich habs ihr nie gesagt. Ich will ihr das einfach ersparn.«

»Verstehe. Aber es wäre vielleicht besser, wenn sie Bescheid wüsste. Denn dann würde sie ihre Schmerzen begreifen und könnte sie akzeptieren.«

»Ich habs den Kindern versprochn.«

»Aber sie hat doch ein Recht darauf, sich auf ihr Ende vorzubereiten«, versuchte Kate ihm klarzumachen.

»Wir sagens nich«, beharrte Woodson und brach das Gespräch ab.

»Wie Sie meinen«, sagte Kate. »Und jetzt entschuldigen Sie mich bitte.«

Mrs Woodson hatte sich schon ausgezogen und lag resigniert auf dem Untersuchungstisch. Allein der schlichte Akt deprimierte Kate, denn sie erkannte, dass sich die unglückliche Frau während der letzten paar Jahre so daran gewöhnt hatte, dass sie sich so gewohnheitsmäßig auskleidete, wie eine Kuh jeden Abend von der Weide nach Hause kommt, um sich melken zu lassen.

Kate vollzog die sinnlose Scharade der Palpierung des Unterleibs. Sie spürte die harten Metastasen des Krebses, der sich im ganzen Körper ausgebreitet hatte. Man konnte nichts mehr für sie tun, außer ihr stärkere Mittel zu verschreiben, um die zunehmenden Schmerzen zu bekämpfen. Die würden ihr helfen, aber nur geringfügig. Die Schmerzen würden sich zum Ende hin verschlimmern.

Kate beendete ihre Untersuchung. Mrs Woodson fragte: »Es is schlimmer gewordn, oder?«

»Na ja, es bessert sich nicht so schnell, wie es eigentlich sollte«, meinte Kate und versuchte, dem durchdringenden Blick der Frau auszuweichen.

»Sie könn mir ruhig die Wahrheit sagn«, meinte die Frau. »Mein Mann tut es nich, die Kinder auch nich. Aber Sie könnten mirs sagn. Mir gehts nich gut. Ich sterb, oder? Ich hab Krebs, und keiner kann mehr was machn.«

Jetzt konnte Kate nicht mehr ausweichen. Die Frau hatte das Wort ausgesprochen, das sie hatten verheimlichen wollen. Offenbar vermutete sie es schon eine ganze Weile.

»Ja, Mrs Woodson.« Sie griff nach der schmalen, kalten Hand der Frau. »Wir können nichts mehr dagegen unternehmen.«

»Dauerts noch lang?«

Kate schüttelte den Kopf.

Anstatt Tränen zu vergießen, schnaufte die Frau nur leise. »Gott sei Dank. Ich kann die Schmerzn nimmer aushaltn. Und das Rumliegen auch nich. Tom hat mich nie belogen. Die Schmerzn warn zwar schlimm, aber dass er mich hat anlügen wolln, das is noch schlimmer.«

»Er bildet sich immer noch ein, dass es ihm gelungen ist«, erinnerte Kate sie vorsichtig.

»Trotzdem, ich muss mich doch verabschiedn. Von ihm und den Kindern. Wie soll denn das gehn, wenn ich von nix weiß?«, fragte sie. Und schloss ganz resolut: »Ich werd schon ein Weg findn und ihnen zeign, dass ich Bescheid weiß.«

Kate musste die Stärke der Frau bewundern, die völlig unvorbereitet mit einem so tragischen Ende konfrontiert wurde und die mehr Mut aufbrachte, sich damit auseinanderzusetzen, als ihre ganze Familie.

Kate fand keine Zeit, länger darüber nachzudenken, denn sie hörte Eva rufen: »Kate! Kate! Komm schnell!«

Sie rannte durchs Vorzimmer und entdeckte Eva auf der Veranda. Mit einem einzigen Blick hatte sie die Situation erfasst. Auf dem Beifahrersitz einer alten Rostlaube am Fuße der Treppe saß ein Mann Anfang sechzig, der die Arme um die Brust geschlungen hielt und nach Atem rang. Sein bleiches, verzerrtes Gesicht ließ auf starke Schmerzen schließen. Zu oft hatte Kate die Anzeichen schon gesehen: Der Mann erlitt einen Herzinfarkt.

Zwei Dinge, diktierte Kates Verstand sofort, *zwei Dinge! Sauerstoff verabreichen, damit es zu keinem Hirnschaden kommt. Dann in die Klinik bringen.* Sie stürzte an der entsetzten Ehefrau, die hilflos neben ihrem Mann stand, vorbei zum Wagen.

»Schauen Sie mir genau zu!«, befahl Kate. Sie bog seinen Kopf nach hinten, um sicherzustellen, dass die Atemwege frei waren und begann mit der Mund-zu-Mund-Beatmung und der gleichzeitigen kardiopulmonalen Reanimation. Zwischen den Atemzügen befahl sie Eva, ihr eine Spritze und Medikamente zu bringen, um die Schmerzen des Mannes zu lindern. In der Zwischenzeit hielt sie sich an den Zählrhythmus, atmete ein und dann – in seinen Mund hinein – aus.

Sobald sie ihm das Präparat verabreicht hatte, befahl sie der Ehefrau: »Und nun machen Sie das!« Sie sah zu, wie die Frau das Wiederbelebungsverfahren durchzuführen versuchte, korrigierte sie, wenn sie einen Fehler machte, bis diese die Prozedur schließlich mit verzweifeltem Durchhaltewillen fortsetzte. Sobald die Frau die Sache begriffen hatte, bat Kate Eva, den Jeep an den Wagen heranzufahren. Unter Aufbietung all ihrer Kräfte hievte Kate den Mann aus dem Fahrzeug auf ihren Rücksitz.

»Lassen Sie nicht locker, machen Sie weiter!«, trieb Kate die Ehefrau an, während sie sich selbst hinter das Steuer klemmte. »Ruf die Klinik an«, instruierte sie Eva. »Sag Ihnen, dass ich mit einem Herzpatienten komme. Dr. Boyd soll sich bereithalten!«

Kate legte den Gang ein und wendete so schnell, dass beim Losfahren der Kies hinter dem Wagen wegspritzte.

25

Nach zwei Wochen ohne Regen war die ungeteerte Straße völlig ausgedörrt. Die dicke Staubschicht machte sie so tückisch wie ein Eisbelag im Winter. Bei jedem Höcker oder Schlagloch geriet der Jeep ins Rutschen. Mühsam versuchte Kate, den Wagen auf der Straße zu halten, und bekam vor allem Schwierigkeiten, als ein riesiger Kohlelaster auf sie zuraste und sie zum Ausweichen zwang. Sie wollte ihn warnen, indem sie die Hand auf der Hupe ließ, doch der Lkw schien nur noch mehr in die Straßenmitte zu steuern.

Während Kate versuchte, das Fahrzeug bei Höchstgeschwindigkeit in der Spur und unter Kontrolle zu behalten, warf sie gelegentlich einen Blick nach hinten, um sich zu vergewissern, dass die Frau des Infarktpatienten die Wiederbelebungsmaßnahmen auch fortsetzte. Allmählich war ihr die Erschöpfung anzusehen.

Doch Kate konnte sie erst ablösen, wenn sie sich auf der zweispurigen Teerstraße befanden. So schmal sie auch war, immerhin war sie sicherer als die Straße, auf der sie sich jetzt befanden. Sie warf einen Blick nach hinten.

»Können Sie Auto fahren?« rief sie der Frau zu. »Richtig schnell?« Die Frau hielt gerade so lange in ihren Bemühungen inne, um zu nicken. »Dann übernehmen Sie das Steuer. Und ich mache die Reanimation.«

Kate brachte den Jeep am Straßenrand zum Stehen. Sie glitt hinter dem Lenkrad hervor, schwang sich auf den Rücksitz und tippte der Frau auf die Schulter. Vorsichtig nahm Kate ihren Platz ein und begann mit der rhythmischen Beatmung des Patienten. Die Ehefrau startete den Jeep und fuhr weiter in Richtung Adelphi.

Auf dem Parkplatz warteten schon ein Krankenbett und eine Schwester auf sie. Als Kate den Mann darauflegte, kam Boyd aus der Klinik geeilt. Während Kate die Bahre auf den Eingang der Notaufnahme zurollte, lief Boyd neben ihr her und begann den Patienten auf seine Vitalfunktionen hin zu untersuchen.

Kate wollte sie in die Intensivstation begleiten, doch Boyd meinte: »Sie haben genug geleistet. Ruhen Sie sich aus.«

Miss Abbott brachte sie in ihr Büro und schickte eine der neuen Schülerinnen zum Kaffeeholen. Noch ehe Kate an dem heißen, belebenden Getränk zu nippen begann, sagte Miss Abbott: »Nun wissen Sie, wie es läuft.«

Kate nickte erschöpft. »Ich sollte wirklich noch mal los und nach ihm sehen.«

»Er ist in guten Händen, und es hilft ihm nicht, wenn Sie sich weiter verausgaben«, erklärte Miss Abbott. »Aber ich habe jetzt zu tun«, verabschiedete sie sich und verschwand.

Fast eine halbe Stunde später kam Boyd, um ihr Bericht zu erstatten. »Er wird mit Sauerstoff beatmet und hängt am Tropf. Wird permanent überwacht.«

»Wie schlimm war es denn?«

»Ohne dich wäre das Ganze tödlich verlaufen.«, sagte Boyd. »Aber so wie es jetzt aussieht, müsste er, wenn er nicht noch einen Infarkt erleidet, in drei bis vier Wochen wieder auf den Beinen sein.«

»Danke«, flüsterte Kate.

»Und, wie geht es seiner Krankenschwester?«

»Was soll denn mit ihr sein?«, wehrte Kate ab.

Boyd ergriff ihre Hand, zog sie vom Stuhl zu sich herauf, blickte ihr in die Augen, wobei er ihr sanft über die Fältchen unter den Augen strich und mit dem Zeigefinger über ihre gefurchte Stirn fuhr.

»Ich registriere sämtliche Anzeichen einer extremen Erschöpfung. Sie sind müde, junge Frau, ganz schön müde«, stellte Boyd fest.

»Ich … ich konnte einfach nicht schlafen«, sagte sie. »Die Verantwortung, der Druck, die dauernde Ungewissheit, was der nächsten Augenblick bringen mag. Seit ich da oben bin, schwitze ich permanent.«

Kate wandte den Blick ab, als sie ihm gestand: »Ich habe noch nie in meinem Leben aufgegeben. Aber ich war nah dran, Miss Abbott um meine Entlassung zu bitten. Ich will diese Last, in jeder Situation die richtige Antwort wissen zu müssen, nur noch loswerden. Ich will weg.«

Als sie sich Boyd wieder zuwandte, standen ihr Tränen in den Augen. Er nahm sie in den Arm, nicht wie ein Liebhaber, sondern wie ein Vater.

»Kate, Kate, jede Familienpflegerin, der man zum ersten Mal die Außenstelle anvertraut, hat mit schrecklichen Ängsten zu kämpfen. Genauso wie jeder junge Arzt – sogar den selbstgefälligsten Angebern unter ihnen geht es so. Eben deshalb sind sie ja so unausstehlich. Sie müssen zu Beginn ihrer Laufbahn, wo sie noch am wenigsten Ahnung haben, den Eindruck erwecken, als wüssten sie alles.«

»Aber was mache ich bloß gegen diese Schweißausbrüche, die permanenten Stresssymptome?«, fragte Kate.

»Du wirst merken, dass die Schweißausbrüche von jetzt an allmählich nachlassen. Das war es, was dir noch gefehlt hat: zum ersten Mal ins kalte Wasser zu springen, wenn ein Menschenleben allein von dir abhängt. Und du hast es getan.«

Miss Abbott kehrte mit gewohnt forschem Schritt zurück. »Miss Kincaid, Eva hat schon mehrere Male angerufen und war ganz aufgeregt. In Wildwood wissen sie vor lauter Patienten nicht mehr, wohin. Sie sollten sich wohl besser auf den Weg machen!«

Kate bog in den gekiesten Parkplatz vor Wildwood ein. Sie sah mehrere Patienten auf den Verandastufen sitzen, was hieß, dass sämtliche Plätze im Wartezimmer besetzt waren.

Der ganze hektische Tag schien noch einmal von vorn zu beginnen.

Es dämmerte, als ihr dreiunddreißigster und letzter Patient aufbrach. Kate war froh, sich endlich einmal hinsetzen zu können, ohne den Druck, sofort wieder etwas tun zu müssen. Einfach nur dasitzen und verschnaufen. Als Eva ihr einen Kaffee und ein Sandwich brachte, merkte sie erst, dass sie nichts zu Mittag gegessen hatte. Doch es war ihr gar nicht aufgefallen. Erst als sie nun anfing zu essen, merkte sie, wie hungrig sie war.

Nach dem kleinen Imbiss begann sie ihre Patientenberichte in den Recorder zu diktieren. Tat sie es jetzt nicht, würde sie keine Zeit mehr dafür finden. Morgen würde es neue Notizen geben, die sie Eva zum Abtippen geben musste.

Es war bereits nach neun. Die Sorge und die Hast des Tages hatten nachgelassen. Abgesehen vom Rascheln der Laubs und einem bellenden Hund herrschte nächtliche Stille.

Kate wollte nur noch schlafen. Sie ging in ihr kleines Zimmer, löste das Halstuch, das zu tragen sie sich angewöhnt hatte. Es war feucht, noch immer feucht. Die magische Heilung, die Boyd ihr vorausgesagt hatte, hatte noch nicht stattgefunden. Hoffentlich schaffte sie es wenigstens, bald wieder ruhig durchzuschlafen.

Es wurde eine unruhige Nacht. Immer wieder wurde sie in ihren Träumen zu Notfällen gerufen, und nie – so sehr sie sich auch abmühte – konnte sie ihre Patienten rechtzeitig erreichen. Plötzlich schreckte sie auf. Draußen war es noch dunkel. Sie knipste das Licht an – es war erst zwanzig nach zwei. Sie hatte nur wenige Stunden gedöst.

Sie versuchte, wieder einzuschlafen, aber es ging nicht. Sie trat in das kleine Büro hinaus, nahm sich einige Akten vor und kontrollierte, welche Patienten – und vor allem Schwangere – eigentlich zu Folgeuntersuchungen hätten erscheinen sollen, es aber nicht getan hatten. Wenn sie von Schmerzen und Blutungen verschont blieben, neigten manche Frauen dazu, die Vorsorge als unnötig abzutun. Sie fertigte sich eine Liste mit ihren Namen an.

Mittendrin schlief sie, den Kopf auf dem Schreibtisch, auf ihrem Stuhl sitzend ein. Im Morgengrauen weckte sie das Geräusch eines Rechens, mit dem vor dem Fenster der Kies geharkt wurde. Ein junger Mann, nicht älter als achtzehn, besserte die tiefen Reifenspuren, die sie bei ihrem hastigen Start am Vortag auf dem Parkplatz hinterlassen hatte, aus. Kate zog den Morgenmantel etwas fester um sich und trat auf die Veranda hinaus. Auch hier war gefegt worden. Sie blickte hinüber zum Jeep. Jemand hatte ihn gründlich gereinigt und die Fenster frisch geputzt. Der junge Mann beachtete sie gar nicht weiter, sondern fuhr fort, den Kies zu harken und zu glätten.

»Entschuldigen Sie?«, rief sie ihn an.

Langsam drehte er sich nach ihr um. »Ja?«

»Wer sind Sie? Und was machen Sie hier?«, fragte Kate.

»Jethro Haislip«, antwortete der junge Mann und rechte weiter.

»Wir haben kein Geld für solche Arbeiten. Ich kann Sie nicht bezahlen«, sagte Kate.

»Das will ich auch gar nich«, sagte er. »Nachdem Sie gestern meinen Großvater gerettet ham, isses nur recht und billig, dass ich Ihnen ein Gefallen tu«, sagte er und fuhr mit seiner Arbeit fort.

»Aha«, meinte Kate, da ihr dämmerte, dass nach dem hiesigen Verhaltenskodex eine gute Tat eine Gegenleistung verlangte. Diese stolzen Menschen blieben einem nicht gern etwas schuldig.

Sie trat wieder ins Haus und begann sich auf ihren Tag vorzubereiten. Schnell duschen, dann die übliche Kluft anlegen: keine Schwesternuniform, nur Hose und Bluse, weil das einfach praktischer war.

Sie band sich die langen, blonden Haare zusammen, trug ein wenig Make-up auf und war bereit für diesen Tag und alles, was er bringen mochte. In einem Anfall kühner Zuversicht entschied sie sich, das Halstuch zur Abwechslung einmal wegzulassen. Sie hatte genug von den nervösen Schweißausbrüchen. Heute würde sie mit neuem Mut und Selbstvertrauen von vorn beginnen.

Der Tag war noch nicht zur Hälfte vorbei, als eine Mutter vor ihr stand, in den Armen ein asthmatisches achtjähriges Mädchen, das nach Luft schnappte und zyanotisch blau anlief.

Kate hatte keine Wahl. Um das Leben des Kindes zu retten, musste sie einen Luftröhrenschnitt machen.

Zwischen den Atemzügen, mit denen sie das Kind beatmete, rief sie Eva ihre Anweisungen zu. Sobald Eva alle Instrumente beisammen hatte, überließ ihr Kate die Mund-zu-Mund-Beatmung, während sie selbst sich sterile Handschuhe überstreifte und nach der Spritze griff, um ein Lokalanästhetikum zu injizieren. Sie hatte die Prozedur zwar schon öfter beobachtet, aber noch nie selbst durchgeführt. Ja, sie hatte überhaupt noch nie einen Einschnitt bei einem Patienten vorgenommen.

Sie spritzte das Betäubungsmittel knapp unter die Luftröhre, und wartete, bis es zu wirken begann. Dann, als sie nach dem Skalpell griff, begann ihr der Schweiß heftiger auszubrechen als jemals zuvor. Sie zwang sich, stumm die Regeln zu wiederholen.

Den Patienten auf den Rücken legen. Hals strecken. Den Ringknorpel am Kehlkopf ertasten. Sie näherte das Skalpell der Stelle am Hals der Patientin und machte vorsichtig einen etwa ein bis eineinhalb Zentimeter langen horizontalen Einschnitt unter dem unteren Rand des Ringknorpels. Sie öffnete die Luftröhre und führte den Beatmungsschlauch ein.

Er verschaffte dem um Atem ringenden Mädchen die Luft, die es so dringend benötigte. Kate spürte, wie sich der Körper des Kindes ein wenig entspannte, als sich seine Lungen füllten. Die Atmung wurde fast regelmäßig, die blassen Wangen bekamen wieder Farbe und die blauen Lippen wurden wieder rosig. Nachdem der Kampf uns Überleben gewonnen war, schloss die Kleine die Augen und atmete ruhig. Kate versorgte die kleine Wundstelle, befestigte den Tubus mit Klebeband und achtete darauf, ihn von Zeit zu Zeit durch Absaugen zu reinigen, damit der Luftkanal offen blieb.

Sie trug das Kind zum Bett des kleinen Behandlungsraums, zeigte der Mutter, wie man mithilfe der Spritze den Tubus säuberte, und ließ die Kleine schlafen. Dann kehrte sie ins Untersuchungszimmer zurück und empfing die nächste Patientin, eine ältere Frau, die sich über Probleme mit ihren Füßen beklagte, die, wie Kate diagnostizierte, auf schlechte Durchblutung zurückzuführen waren.

Aber sie schwitzte immer noch. Würde das denn nie aufhören? Diese Angst, einen Fehler zu machen? Nicht schnell genug zu reagieren? Einen unglücklichen Patienten ums Leben zu bringen, weil sie in der Notfallsituation nicht klar genug denken konnte?

Mit diesem Gedanken band sie sich nun doch ein Halstuch um und machte weiter.

26

Wieder ein langer Tag in einer Reihe weiterer, mit zahlreichen Besuchern, aber Gott sei Dank ohne lebensbedrohliche Notfälle. Kate ging die Liste der Patienten durch, die nicht zu ihren Nachuntersuchungen erschienen waren.

Da war etwa die ältere Frau, die keinen Vornamen angegeben hatte und nur Oma Johnston genannt wurde. Sie hatte mit den üblichen Schmerzen, Beschwerden und Unpässlichkeiten des Alters zu kämpfen. Jedoch wies ihre Akte darauf hin, dass sie in letzter Zeit an einer Verhärtung der Hirnarterien zu leiden begann. Wenn sie auch nicht akut war, so musste man die Sache doch im Auge behalten und vermutlich auch medikamentös behandeln.

Kate entschloss sich zu einem Besuch. Da aber nicht einmal Eva den genauen Weg in das entlegene Tal kannte, wollte sie sich beim Gemischtwarenhändler danach erkundigen, der in dem winzigen an Wildwood grenzenden Städtchen auch die kleine Tankstelle mit der einen Zapfsäule betrieb.

Sie fuhr vor dem Laden vor. Drei ältere Männer saßen auf der Veranda und tauschten Klatschgeschichten aus. Bei Kates Anblick verstummten sie. Sie registrierte, wie sie sie anstarrten und einer von ihnen sagte: »Hab gehört, unten in Wildwood ham se ne Neue.«

»Soll ein hübsches Mädchen sein«, meinte der zweite.

»Weiß nich«, sagte der dritte. »Hab gehört, sie soll verschroben sein, irgendwie komisch.«

»Braucht halt nen Mann. Gehört sich nich, dass eine Frau ganz allein lebt«, meinte der zweite. »Wie sagt der Pfarrer Willis immer? ›Eine Scheußlichkeit vor dem Herrn‹.«

»Ganz recht«, bekräftigte der erste. Der zweite spie eine braune Tabaksaftfontäne übers Verandageländer.

»Wahrscheinlich kriegt se keinen ab, weil se so ne halbe Portion und so dürr is. Ein Mann will was in der Hand ham.«

Sie funkelte sie an, als sie an ihnen vorbeiging, was jedoch nur mit einem Grinsen quittiert wurde. Sie traf Cleve Brigham hinter seinem Ladentisch an, wo er ein altes zerschlissenes Kassenbuch durchging, in dem er die Schulden seiner Kunden anschrieb. Am Ende einer Seite angekommen, blätterte er um und fragte sie, ohne aufzublicken: »Ja, Ma'am?«

»Ich würde gern volltanken.«

»Hält sie einer davon ab?«

»Nein, aber ich dachte –«, begann Kate.

»Sagn Se mir einfach wie viel es war, wenn Se so weit sin!«, meinte Brigham, ohne von seinen Einträgen aufzublicken.

Solches Vertrauen war in der Stadt praktisch ausgestorben. In den schlimmsten Zeiten der Ölkrise hatte Kate sich daran gewöhnt, dass sie bar zahlen musste, ehe sie auch nur einen Tropfen bekam. Hier dachte keiner daran, argwöhnte keiner, dass sie ihn womöglich übers Ohr hauen könnte.

Sie ging hinaus, um zu tanken, stellte jedoch fest, dass ihr jemand zuvorgekommen war. Will Spencer, der Professor für Sprache, Liedgut und Brauchtum, füllte ihr den Tank. Aber auch die drei Hinterwäldler hatten noch nicht aufgegeben.

»Was glaubst du, Randy, warum der Alte so um das Mädchen rumscharwenzelt?«

»Weiß nich, vielleicht steckt ja mehr dahinter«, meinte der zweite mit einen Lächeln, das man eher als anzügliches Grinsen war bezeichnen musste.

Entschlossen, sie zu ignorieren und jeden weiteren Kommentar zu unterbinden, ging Kate um den Jeep herum auf die andere Seite, wo Spencer gerade wieder den Deckel auf den Tank schraubte. Ihr Ärger entging ihm nicht.

»Ganz ruhig, Mädchen«, meinte er lächelnd. »Die witzeln nur ein bisschen über Sie. Das heißt, dass sie Gutes von Ihnen gehört haben. Nicht viele von uns ›Auswärtigen‹ genießen diese Vorzugsbehandlung. Das heißt, man erkennt Sie an, erweist Ihnen quasi eine Ehre.«

»Komische Art, jemandem eine Ehre zu erweisen«, sagte Kate. »Aber etwas anderes – könnten Sie mir vielleicht einen Weg erklären? Ich will eine alte Dame namens Oma Johnston besuchen. In der Krankenakte steht nur, dass sie in Two Pines Holler wohnt.«

Noch ehe Spencer ihr darauf antworten konnte, traten die drei Männer, die mitgehört hatten, zu ihnen und begannen alle gleichzeitig zu reden.

»Wissn Sie, Ma'am …«

Der zweite aber wies die Straße hinunter und meinte: »Zweimal so weit, wie Se sehn können.«

Und der dritte sagte, »Ich glaub, es is noch weiter.«

»Zweimal so weit, wie Se sehn können«, beharrte der zweite. »Und dann ganz nach oben.«

Kate blickte zu Spencer hinüber, der ihr erklärte: »Falls das für Ihre Ohren verwirrend klingen sollte, es ist völlig logisch: ›Zweimal so weit, wie Se sehn können‹ heißt, dass Sie nach zwei Kurven rechts auf die unbefestigte Straße abbiegen und ihr dann bis zum Ende folgen müssen. Und da werden Sie Oma Johnston finden. Ich hab sie auch schon besucht. In hellen Momenten ist sie, was alte Überlieferungen und lokale Bräuche in dieser Bergkette angeht, eine der besten Quellen.« Dann senkte er die Stimme: »Und nun bedanken Sie sich recht freundlich und fahren Sie los. Es ist schon spät. Und das Wetter gefällt mir gar nicht.«

Kate dankte den drei Müßiggängern für ihre Wegbeschreibung und startete gerade den Motor, als einer ihr noch zum Abschied nachrief: »Wir ham hier ein Gesetz, nach dem braucht ein Mann zwei oder drei Frauen. Vielleicht wird aus der ja auch noch mal eine.« Die zwei anderen Männer lachten und einer von ihnen bespie die Straße mit seinem Tabaksaft.

Statt sich zu ärgern, rief Kate nur lachend zurück: »Wir ham auch ein Gesetz, nach dem nehm ich euch alle drei – vielleicht kommt dann ja wenigstens ein Brauchbarer dabei raus!«

Die drei brüllten vor Begeisterung, und einer von ihnen meinte: »Bei Gott, die Frau redet, als wär se eine von uns!«

Kate fuhr davon, während Spencer ihr nachsah und dachte: *Hat wirklich dazugelernt, das Mädchen.*

Es war schon beinahe dunkel, als Kate den Fuß des Hügels – »zweimal so weit, wie Se sehn können« – erreicht hatte. Sie betrachtete den steilen Aufstieg und die staubige Erde der unbefestigten Straße und beschloss, den Jeep stehen zu lassen und den restlichen Weg zu Fuß zurückzulegen. Nachdem sie ein Stück hinaufgestiegen war, rief sie: »Hier ist Kate Kincaid. Aus Wildwood. Ist jemand zu Hause?« Sie sah, dass sich jemand im Haus aufhielt, da die beiden kleinen Fenster vom Licht einer Kerosinlampe erleuchtet waren. Doch sie wollte nicht ohne Erlaubnis weitergehen – damit ihr nicht plötzlich die Kugeln um die Ohren pfiffen.

»Kommen Se rauf«, antwortete ihr eine Frau aus dem Innern der Hütte.

Als Kate die Veranda erreicht hatte, stand die Frau im Freien und erwartete sie. Sie wischte sich die Hände an der verblichenen Schürze ab und starrte Kate im trüben Abendlicht entgegen.

»Sie sin aber arg jung, oder?«

»Alt genug«, versetzte Kate. »Und Sie sind Mrs Johnston?«

»Jawohl. Kommen Se jetzt zu mir oder zu der Oma?«, fragte die Frau. Im schwachen Licht konnte Kate das Gesicht der Frau ausmachen. In jüngeren Jahren musste sie eine Schönheit gewesen sein, obwohl sie kaum mehr als vierzig

Jahre zählen konnte. Schwere Arbeit, Opfer und Verluste hatten sie vor der Zeit altern lassen.

»Die Oma, wenn's geht«, erwiderte Kate, immer darauf bedacht, den hiesigen Gepflogenheiten folgend um Erlaubnis zu bitten und nichts als selbstverständlich vorauszusetzen. Obwohl die Bergbewohner in mancherlei Hinsicht einfache Leute waren, pflegten sie ihren althergebrachten Sinn für Anstand und Etikette.

»Tretn Se ein, aber ich muss Ihnen gleich sagn, dass se furchtbar marod is. Die Augn lassn se im Stich. Die Brille hilft nich mehr. Und sie starrt nur noch vor sich hin. Außer, wenn se sich selber was vorsingt. Manchmal kann se sich an nix mehr erinnern. Dann wieder erzählt se aus ihrer Kindheit, und zuweilen isse auch gar nich mehr wirklich da. Wenn Se noch irgendwas tun könn …«

»Ich werd sie mir mal anschauen.«

Obwohl der Abend nicht kalt war, kauerte die alte Frau nah beim Holzfeuer, gierte nach jedem Fünkchen Wärme, das sie abbekommen konnte. Das flackernde Licht fiel über ihr Gesicht und beschien die rosige Haut und das weiße Haar. Die blauen Adern an ihren Schläfen traten deutlich hervor, und die Haut spannte sich so fest über die kräftigen Knochen, dass ihr Nasenrücken einen weißen Kontrast zu Farbe des übrigen Gesichts bildete. Körperlich schien sie sich in hervorragendem Zustand zu befinden. Die Augen aber starrten blicklos ins Leere, auch als Kate zu ihr sprach.

»Oma Johnston? Ich bin Kate, Kate Kincaid. Aus Wildwood.«

Die Frau reagierte nicht. Kate betrachtete sie eine Weile. Eines war unübersehbar, sie wurde mit großer Sorgfalt gepflegt. Zwar bestand ihr Kleid aus billiger Baumwolle, doch es war nicht nur frisch gewaschen, sondern auch ordentlich gebügelt. Und das weiße Haar, das im Alter so dünn geworden war, dass die rosige Kopfhaut hindurchschimmerte, war sorgfältig gebürstet und zurechtgemacht. Da sie sich selbst nicht mehr versorgen konnte, hatte man sie zum Abendessen offenbar gebadet und umgezogen.

Neben ihr stand ihre Schwiegertochter mit ihren Kindern – zwei Jungen, die nicht älter als zwölf und vierzehn sein konnten, und ein etwa zehnjähriges Mädchen – und beobachtete Kate.

»Ich würde sie gern in ihrem Schlafzimmer untersuchen, wenn es Ihnen recht ist««, sagte Kate.

»Rafe, hilf der Oma ins Zimmer.«

Der ältere Junge nahm seine Großmutter vorsichtig in die Arme und hob sie hoch. »Oma, jetzt kommst du mit dem Rafe mit. Immer schön langsam.« Er trug sie in den kleinen Raum, dessen Wände, wie Kate wegen seiner merkwürdigen Lage zum Rest der Hütte vermutete, erst kürzlich und ohne fachmännischen Rat eingezogen worden waren. Alles daran war Eigenbau, sehr schlicht, aber nagelneu. Offenbar hatte man das Zimmer für die alte Frau gebaut, als sie mit dem Alter gebrechlich wurde.

Oma Johnston ließ sich widerstandslos untersuchen. Sie schien es gar nicht wahrzunehmen. Auffällige Veränderungen stellte Kate nicht fest. Der Blutdruck war hoch, aber das war für ihr Alter nicht außergewöhnlich. Ihr Puls war im Großen und Ganzen regelmäßig, wobei bei etwa sieben Schlägen einer ausfiel – ein durchaus nicht ungewöhnliches Phänomen.

Rein körperlich befand sie sich für eine Frau, die auf die achtzig zuging, in guter Verfassung. Dennoch war der Schaden, den die Arteriosklerose in ihrem Gehirn angerichtet hatte, unverkennbar und jenseits der Möglichkeiten medizinischer Hilfe. Ihr Zustand würde sich zunehmend verschlechtern, ihr Bewusstsein immer mehr schrumpfen, obwohl sie durchaus noch einige Jahre weiterleben konnte. In medizinischer Hinsicht war ihr Fall irreversibel. Trotzdem fühlte Kate sich verpflichtet, auch etwas zu den anderen Aspekten zu sagen. Es wäre besser gewesen, wenn der Hausherr da gewesen wäre, nicht nur, weil seine Stimme am meisten zählte, sondern auch, weil Oma Johnston seine Mutter war.

Kate ging hinaus, um sich mit der Schwiegertochter zu unterhalten.

»Kommt Ihr Mann denn bald nach Hause?«, fragte Kate.

»Er fährt nen Kohlelaster untn in Suffolk, vor Dienstag isser sicher nich da«, sagte sie. »Aber Sie können mit mir drüber redn. Es geht ihr doch nich schlechter, oder?«

Bei diesen Worten rückten die Kinder näher an ihre Mutter heran.

»Der Krankenakte nach zu urteilen«, sagte Kate, »hat sich nicht viel verändert.«

»Gut«, sagte die Frau.

»Aber ich hätte gern etwas mit Ihnen und Ihrem Mann besprochen …« Sie blickte auf die Kinder, um ihnen zu signalisieren, dass ihre Anwesenheit weder nötig noch erwünscht war. Die Frau aber streckte die Hand aus und zog das Mädchen noch enger an sich heran, womit sie deutlich machte, dass die Kinder durchaus alles hören durften.

»Es ist nicht zu verkennen«, fuhr Kate fort, »dass die Pflege ihrer Schwiegermutter die ganze Familie belastet. Dieses Zimmer zu bauen, muss eine Menge Zeit und Geld verschlungen haben. Und man sieht auch sofort, welche Opfer es Sie kostet. Die Stunden, die Sie damit verbringen, sie zu pflegen, zu waschen, ihre Kleidung sauber zu halten, ihr die Haare zu bürsten und zu kämmen …«

»Es is nur recht und billig«, sagte die Frau, »eine Frau in ihrem Alter verdient Respekt.«

»Aber welchen Preis bezahlt der Rest der Familie dafür?«, fragte Kate. »Sie könnten mehr Zeit für Ihre Kinder, Ihren Mann und andere Dinge haben.«

Die Mutter blickte ihre drei Kinder an, zog das kleine Mädchen noch enger an sich und fragte: »Wo soll se denn sonst hin?«

»Es gibt Pflegeheime für alte Menschen. Wo sie angemessen umsorgt und gesund ernährt werden und immer ein Arzt in der Nähe ist. Und ich glaube, über die Klinik könnten wir es arrangieren, dass sie auf Regierungskosten in einem solchen Pflegeheim untergebracht wird«, erklärte Kate.

Der ältere Junge fragte dazwischen: »Was für ein Heim, ham Sie gesagt?«

»Ein Pflegeheim«, wiederholte Kate.

Der Junge wandte sich erstaunt an seine Mutter. »Hab noch nie gehört, dass es außer daheim noch ein anderes Heim gibt. Stimmt das, Mama?«

»Davon hab ich auch noch nix gehört«, meinte seine Mutter. »Kann mir nich vorstelln, dass der Papa die Oma zu Fremden abschiebt. Es is einfach nich recht.«

»Aber überlegen Sie doch mal, was es für Sie alle bedeuten würde«, drängte Kate leise. »All die Zeit, die Sie dann für Ihre Kinder hätten.«

»Es fehlt ihnen an nix«, erwiderte die Frau stur. »Fragn Se se doch selbst.«

Kate hatte keinen Grund, sie zu fragen. Unerschütterlich und treu ergeben standen die drei neben ihrer Mutter und signalisierten ihre volle Unterstützung.

»Die Oma gehört zu uns und bleibt bei uns. Bis zu dem Tag, wo se für immer einschläft. Und dann rufn wir den Pfarrer Willis und begrabn sie hinterm Haus neben dem Opa. Weil es sich so und nich anders gehört«, erklärte Mrs Johnston.

»Ich dachte nur, ich sollte erwähnen, dass es auch andere Möglichkeiten gibt«, sagte Kate.

»Das mag wohl sein, aber nich für uns!«

Der ältere Junge begleitete Kate den dunklen Pfad hinunter, leuchtete ihr mit der Kerosinlampe voran. Zweimal wäre sie fast ausgerutscht, und er packte sie am Arm und stützte sie. Er war jung, aber kräftig, und seine Muskeln waren bereits gut entwickelt. Wahrscheinlich ging ein beträchtlicher Teil der Bauarbeiten an dem Extrazimmer für Oma Johnston auf sein Konto.

Er wartete, bis Kate den Jeep gewendet hatte und auf der Teerstraße davonfuhr. Sie sah das Licht seiner Lampe in ihrem Rückspiegel.

Auf dem Heimweg, als sie die zwei Kurven durchfuhr, dachte Kate, dass die Außenwelt diese Bergbewohner ja primitiv nennen und sie im Fernsehen lächerlich machen mochte. Aber in Sachen Familie und Loyalität konnten diese aufrechten Menschen dem Rest des Landes einige Lektionen erteilen.

Heftiger Regen setzte ein. Sie hörte das ferne Donnergrollen. Anfang April war eigentlich zu früh dafür. Es war klug gewesen, ihre heutigen Abendbesuche bei den anderen Patienten zu verschieben. Jetzt wollte sie nur noch zurück nach Wildwood und ins Bett – nach diesem Tag, der wieder einmal viel zu hektisch gewesen war, um ihr auch nur eine ruhige Mahlzeit oder ein winziges Päuschen zu gestatten. Trotzdem hatte sie nicht ganz so heftig geschwitzt wie sonst. Nach und nach bekam sie die Angst in den Griff.

Zurück in Wildwood sank sie mit der Erinnerung an die weißhaarige, rotwangige alte Frau ins Bett, die sich trotz ihrer Senilität noch immer der Liebe und Verehrung ihrer Angehörigen erfreuen konnte. Woanders wäre sie längst in irgendein Heim abgeschoben worden.

Das Letzte, was in ihr Bewusstsein drang, war das Geräusch des auf das Schindeldach herabprasselnden Regens. Dies war offensichtlich kein rasch vorübergehender Aprilschauer. Morgen würde man auf den unbefestigten Straßen im Morast versinken.

27

Kate erwachte beim gleichförmigen Geräusch des aufs Dach trommelnden Regens. Sie schlüpfte aus dem Bett, drückte den Fensterladen auf und spähte ins Freie. Im Garten hinter der Klinik standen tiefe Pfützen. Die ganze Nacht hindurch hatte es geregnet. Ob das dem heutigen Patientenandrang wohl ein wenig Einhalt gebot? Sie erinnerte sich, dass im letzten Januar schwere Regenfälle zusammen mit einem Tauwettereinbruch viele Flüsse und Bäche über die Ufer hatten treten lassen und mitunter sogar unpassierbar gemacht hatten.

Kate ging in die kleine Küche und setzte Kaffeewasser auf. Sie duschte, zog sich an und beschloss, es erneut ohne Halstuch zu versuchen. Sie nahm ihr aus Grapefruitsaft und Kaffee bestehendes Frühstück ein. Einem Patienten hätte sie Eier mit Speck oder einen warmen Getreidebrei verordnet. Heute würde sie die noch verbliebenen Akten durchsehen, falls es tatsächlich ein lockerer Tag in der Sprechstunde werden sollte. Diese junge Schwangere zu besuchen, war bei diesem Wetter sowieso nicht möglich. Außerdem wollte sie Miss Abbott anrufen und sich nach Miss Owens' Befinden erkundigen.

Sie hatte eben einen Stoß Ordner herausgezerrt und wollte gerade mit der Durchsicht beginnen, als sie es an der Türe läuten hörte.

»Eva?«

»Ja, ich bin's. Was für ein Wetter!«

Eva trat in den Eingang des kleinen Büros, und das Wasser lief an ihrem glänzenden schwarzen Regenmantel herab. »Hab es kaum über den Fluss geschafft. Das Wasser ist fast bis zur Brücke gestiegen.« Sie deutete das, was zwischen Fluss und Brücke noch fehlte, an, indem sie Daumen und Zeigefinger etwa zwei Zentimeter auseinander hielt. »Heute kommt sicher keiner. Ich werde mich daranmachen, all die Notizen abzutippen, die Sie mir auf Band diktiert haben.«

Kate saß über ihren Akten und legte sich die Unterlagen all jener Patienten beiseite, die sie als Nächstes besuchen musste. Sie warf einen Blick auf ihre Armbanduhr. Fast neun. Gute Zeit, um Miss Abbott anzurufen.

Miss Abbott meldete sich mit gewohnter Knappheit: »Abbott!« Die Frau redete sogar so, als habe sie nie Zeit.

»Hier Kincaid.«

»Gibt es Probleme?«, fragte Miss Abbott sofort. »Für Notfälle ist heute ein schlechter Tag.«

»Ich wollte mich nur nach Leona erkundigen.«

»Es geht ihr den Umständen entsprechend«, versetzte Miss Abbott.

Dies war eine sehr vorsichtige Auskunft, darüber war Kate sich im Klaren.

»Und wie sieht es in Wildwood aus?«, frage Miss Abbott.

»Das Gleiche. Den Umständen entsprechend. Natürlich gibt es Probleme, aber sie sind zu bewältigen.«

»Gut«, meinte Miss Abbott. »Ich versuche noch immer, eine Vertretung zu finden. Ich habe schon einige unserer früheren Absolventinnen angerufen. Aber momentan ist keine von ihnen frei.«

Plötzlich war die Verbindung unterbrochen. Kate rüttelte ein paar Mal an der Gabel, bis Eva meinte: »Das passiert hier andauernd. Bei Sturm sind unsere Leitungen immer tot. Und nicht nur dann. Die Hälfte der Zeit können wir uns nicht ordentlich voneinander verabschieden. Das erledigt sich dank der Telefongesellschaft von selbst.«

Kate antwortete nicht, da sie gehofft hatte, Miss Abbott habe irgendwelche Neuigkeiten über eine Nachfolgerin, sodass sie Howard schreiben konnte, wann sie nach Hause kam. Vielleicht würde ihm das ja eine nettere Reaktion entlocken als den letzten Brief, den er ihr geschrieben hatte.

Eva trat ans Fenster und sah zu, wie der Regen das leicht geneigte Verandadach herabstürzte. »Schlimm«, sagte sie. »Sieht aus wie Buttermilk Falls, unser Wasserfall. Waren Sie schon mal an den Buttermilk Falls, Kate?«

Stotternd machte sich das Telefon bemerkbar und brachte keinen einzigen Klingelton vollständig zu Ende. Eva nahm ab und verkündete dann: »Ja, Miss Abbott, jawohl.« Sie hielt Kate den Hörer hin.

»Miss Abbott?«

»Wir wurden getrennt, ehe ich Ihnen von Ihrem kleinen Schützling berichten konnte.«

» Schützling?« Das Wort verwirrte Kate, bis Miss Abbott erklärte: »Sie hat gewonnen! Eloise hat den Gedichtwettbewerb gewonnen!«

»Das ist ja wunderbar!«, rief Kate aus. »Das müssen wir unbedingt mit ihr feiern.«

»Es gibt sogar noch mehr zu feiern als nur die Auszeichnung. Gleichzeitig kam nämlich ein Angebot. Die Fremont Family Foundation, die das Preisgeld stiftet, hat Eloise ein Stipendium für eine Privatschule in der Stadt angeboten.«

»Wunderbar!«, wiederholte Kate. »Was hat denn ihr Vater dazu gesagt?«

»Wir konnten ihn noch nicht verständigen, sie haben kein Telefon.«

»Natürlich«, erinnerte sich Kate. »Sobald der Regen ein bisschen nachlässt, würde ich gern bei ihnen vorbeischauen und es ihnen sagen.«

»Dann können Sie es auch gleich Eloise erzählen, während der Schulferien ist sie ja oben bei der Familie.«

»Gut. Das wird sie sicher wahnsinnig freuen. Und ich«, wollte Kate hinzufügen, doch da war die Leitung schon wieder tot. »Verdammt!«

»Sie werden sich schon noch dran gewöhnen«, meinte Eva und fuhr fort, Kates Notizen zu tippen.

Der Morgen verging entspannt. Lediglich zwei Fälle. Einer aus einer kleinen Nachbarstadt. Der andere von der nach Wildwood hin liegenden Seite des Flusses. Eine Mutter brachte ihr Baby, das unter einer Kolik litt. Kate vergewisserte sich, dass keine ernsthafte Erkrankung vorlag, und verordnete eine Umstellung der Ernährung. Sie verabreichte ein schmerzstillendes Mittel, und noch ehe sich die Mutter mit dem Säugling auf den Heimweg machte, hatten die Beschwerden schon nachgelassen.

Der zweite Fall war eine junge Frau, nicht älter als sechzehn, wie Kate vermutete. Sie kam ohne Begleitung, war völlig durchnässt, feuchte Haarsträhnen klebten ihr im Gesicht. Und offensichtlich hatte sie schreckliche Angst. Sogar Eva erschrak über ihr Aussehen. Kate führte sie ins Untersuchungszimmer und wies sie an, die nassen Kleider auszuziehen. Noch ehe Kate sie untersuchen konnte, verriet ihr das getrocknete Blut an der Innenseite ihrer Schenkel den Grund ihrer Furcht. Offenbar hatte sie versucht abzutreiben, dann aber plötzlich Angst bekommen und das Ganze abgebrochen. Kate zog sich Chirurgenhandschuhe über und wollte eine Scheidenuntersuchung vornehmen. Das Mädchen zuckte zusammen und krümmte sich wohl mehr aus Schuldgefühlen als aus Angst. Kate zwang sie, die Beine auszustrecken. »Was hast du dafür benutzt?«, fragte Kate.

»Was schon? Ein Stiel, sonst hatt ich ja nix«, gestand das Mädchen und begann zu schluchzen. »Muss ich jetz sterbn?«

»Was für einen Stiel?«, fragte Kate und fuhr vorsichtig mit ihrer Untersuchung fort. Obwohl das Mädchen sich verletzt hatte und blutete, hatte es den Abort wahrscheinlich nicht vollendet. Was es jetzt benötigte, war eine Behandlung zur

Verhinderung einer Infektion sowie einen chirurgischen Eingriff, um die entstandenen Schäden zu beheben.

Doch zuallererst einmal, rief Kate sich in Erinnerung, ging es darum, die Regeln einzuhalten: Feststellen, in welchem Ausmaß das Gewebe in Mitleidenschaft gezogen wurde. Sicherstellen, dass keine Fremdkörper mehr im Körper vorhanden waren. Den ganzen Bereich mit Salzlösung ausspülen, um allen Schmutz, alle Verunreinigungen abzuwaschen. Und als prophylaktische Maßnahme mit der Gabe von Erythromycin beginnen.

Nachdem Kate das alles erledigt hatte, versuchte sie, dem Mädchen vorsichtig seine Geschichte zu entlocken. Der Mann war einer der Lkw-Fahrer von der Kohlenroute gewesen. Sie hatten sich im winzigen Gemischtwarenladen und Billardraum des Städtchens kennengelernt. Sie spielten ein paar Runden. Bestellten ein paar Drinks. Was danach kam, war unvermeidlich. Aber er war ein Fremder in den Bergen und war weitergezogen zu einem anderen Job bei einer anderen Mine. Sie hörte nie wieder von ihm.

Erst Wochen später stellte sie fest, dass sie schwanger war. Sie hielt es geheim, bis sie sich dann zu ihrer Tat entschloss. Mitten in der Nacht, als der Rest der Familie schlief, machte sie ihren Versuch. Sie begann zu bluten. Sie rannte weg, damit sie es nicht erfuhren. Nun konnte sie nicht mehr nach Hause. Es ging einfach nicht.

Was Außenstehende auch über die lose Moral der Bergbewohner verbreiten mochten, diese Menschen waren tief religiös. Vielleicht blickten sie ja zuweilen zu tief ins Glas oder griffen zu Gewehr und Revolver, um Auseinandersetzungen zu klären, aber im Hinblick auf die Moral ihrer Frauen und den Ruf ihrer Familien kannten sie keinen Pardon.

Kate legte das Mädchen zu ihrer kleinen Patientin ins Zimmer und gab ihm ein Beruhigungsmittel, damit es endlich den so dringend benötigten Schlaf bekam.

»Wir müssen sie so rasch wie möglich von Dr. Boyd untersuchen lassen«, sagte Kate zu Eva. »Was aber machen wir danach?«

»Es kommt nicht oft vor, dass ein Mädchen von hier so etwas tut«, meinte Eva. »Darüber wird sich ihre Familie noch mehr aufregen als über die Schwangerschaft. Aber wenn das Kind erst einmal da ist, kümmern sie sich drum. Es ist ein Familienmitglied und wird auch so behandelt. Und sein ganzes Leben lang wird niemand es wagen, ein Wort gegen es zu äußern.«

Eine halbe Stunde später schaute Kate zu dem Mädchen hinein. Es schlief tief und fest. Kate beschloss, Ray anzurufen, um wegen der bereits unternommenen und noch notwendigen Schritte seinen Rat einzuholen. Hätte es nicht so stark geregnet, hätte sie das Mädchen noch am selben Nachmittag nach Adelphi gefahren.

In Erwartung des Brummens der funktionierenden Leitung nahm sie den Hörer ab, vernahm aber stattdessen die aufgeregte Stimme eines Mannes. »Hallo, hallo, bin ich mit Wildwood verbundn?«

»Ja«, erwiderte Kate.

»Leona? Sin Sie das?«

»Nein, hier ist Kate, Kate Kincaid.«

»Eine Kate kenn ich nich. Ich brauch die Leona! Es is sehr ernst. Sie liegt schon in den Wehen.«

»Von wem sprechen Sie denn? Und wer sind Sie selber?«

»Nate Teller«, erwiderte der Anrufer. »Meine Frau kommt bald nieder.«

Kate legte ihre Hand auf das Muschel und rief Eva zu: »Haben wir eine Akte über eine Frau namens Teller?«

Ohne ihr Tippen zu unterbrechen, erwiderte Eva: »Das ist die Mappe, dich ich Ihnen gestern auf den Schreibtisch gelegt habe.«

»Das war aber Taylor«, korrigierte sie Kate.

»Schreibt sich zwar Taylor, aber hier in den Bergen wird es ›Teller‹ ausgesprochen«, erklärte Eva.

Kate griff nach den Unterlagen, die auf ihrem Schreibtisch lagen.

»Bleiben Sie dran, Mr Teller.« Sie blätterte in der Akte, um sich mit den Einzelheiten des Falles seiner Frau vertraut zu machen.

Vera Taylor war eine Mehrgebärende, die erneut schwanger war – inzwischen in der achtunddreißigsten Woche.

Sie hatte ohne Komplikationen zwei Kinder zur Welt gebracht, einen Jungen und ein Mädchen.

Aus den Erfahrungen der Vergangenheit und der klinischen Beurteilung zu Beginn ihrer Schwangerschaft zu schließen, besaß sie ein gynäkoides Becken und damit die ideale Voraussetzung für eine normale, gesunde Entbindung.

Ihrer Akte zufolge hatte Owens sie während der ersten dreißig Schwangerschaftswochen einmal im Monat gesehen. Zwischen der dreißigsten und vierunddreißigsten Woche dann einmal in vierzehn Tagen.

Und schließlich …

Doch was Kate in Vera Taylors Karte zu finden erwartete, war nicht vorhanden.

Während der letzten vier Wochen war Mrs Taylor nicht zu ihren wöchentlichen Terminen erschienen.

Und das war die einzige besorgniserregende Tatsache in der Patientengeschichte dieser Frau.

Denn in den letzten vier Schwangerschaftswochen hätte man vielleicht alle Schwierigkeiten, die bei der Geburt auftauchen mochten, entdecken können.

Was nicht hieß, dass es welche gab, beruhigte sich Kate; sondern lediglich, dass es welche geben konnte.

Mrs Taylor litt weder an Diabetes noch an Herz- oder Atembeschwerden.

Mrs Taylors Fall warf also keine besonderen Probleme auf. Und die beiden vorausgehenden normalen Geburten waren ein sehr ermutigendes Zeichen.

Kate behielt die Hand auf dem Hörer, als sie Eva fragte: »Was meint er wohl mit ›Sie kommt bald nieder‹?«

»Dass die Entbindung unmittelbar bevorsteht. Und dass sie sich dann niederhockt, um in dieser Stellung, nach der alten Methode, zu gebären.«

»Sie kommt bald …«, begann Kate und unterbrach sich, um Taylor zu fragen: »Können Sie sie sofort herbringen? Sie gehört eigentlich in ein Krankenhaus. Da können wir sie zwar nicht hinschaffen, aber hier haben wir zumindest bessere Möglichkeiten.«

»Ich habs selber gerade so über die Brücke geschafft, zum Telefoniern. Der Fluss tobt. Jetzt muss ich erst mal zurück«, sagte Taylor. »Also, Leona tät versuchen herzukommen.«

Durch diesen Satz fühlte sich Kate herausgefordert, sodass sie erwiderte: »In Ordnung! Ich komme!« Sie hängte auf und merkte erst in diesem Moment, auf welche Mission sie sich da eingelassen hatte.

Die Gefährlichkeit des ganzen Abenteuers wurde ihr noch bewusster, als Eva ihr Tippen unterbrach, zu ihr aufblickte und meinte: »Sie kennen die Brücke zum Taylor-Haus nicht. Schon in normalen Zeiten liegt sie nicht mehr als sechzig Zentimeter über dem Wasser. Bis Sie dort sind, ist sie vielleicht überschwemmt, oder das Wasser hat sie schon weggerissen. Das hättn Se nich versprechn solln«, sagte Eva. Und ihr Rückfall in ihr angestammtes Sprachmuster verriet ihre Angst. »Und ich sollt Se nich fahrn lassn.«

»Zeichnen Sie mir einen Plan, erklären Sie mir, wie ich zu der Brücke komme!«, wies Kate sie an.

Während Eva eine ungefähre Karte anfertigte, legte sich Kate alle Instrumente, Medikamente und Materialien zurecht, die sie für die voraussichtliche Routine-Entbindung brauchen würde.

Klistier, Nabelschnurklemmen, Verbandsmaterial, Schere, Spritzen, Lidocain, sterile Tücher, Zubehör für die Laparotomie, Skalpelle.

Als die Arzttaschen gepackt waren, erläuterte ihr Eva die Karte, in die sie jede kleine Windung und Kurve der Strecke eingezeichnet hatte, und natürlich die beiden Abzweigungen.

An der ersten Weggabelung würde sie die rechte, an der zweiten die linke Straße nehmen müssen.

Der Plan nahm fast die ganze Seite ein.

Ganz an den Rand hatte Eva zwei gewellte parallele Linien gemalt, neben denen in Druckbuchstaben zu lesen stand: *Die Brücke, falls noch ecksistent.*

28

Kate trat hinaus in den peitschenden Regen. Sie warf die Taschen auf den Rücksitz, ließ den Motor an, schaltete die Scheibenwischer ein, wendete den Jeep, überquerte langsam den in Pfützen versinkenden Parkplatz und bog auf die Teerstraße ab. Der Regen prasselte so heftig, dass die Scheibenwischer nicht schnell genug arbeiteten, um einen vernünftigen Blick auf die Straße zu gestatten.

Die Scheinwerfer ihres Wagens schafften es kaum, durch den Nebel zu dringen. Am Ende war sie gezwungen, langsamer zu fahren. Sie folgte Evas Wegbeschreibung und hielt nach Orientierungspunkten Ausschau. Bei der zweiten Gabelung bog sie, wie angegeben, von der schlüpfrigen Teerstraße auf die schlammige Nebenstraße ab, die sie zur Brücke bringen sollte. Mit weniger als zehn Kilometern pro Stunde kroch sie dahin, spähte hinaus in die Dunkelheit und versuchte, eine Brücke zu entdecken. Doch sie sah keine. Dann, auf einmal, schien die Straße abzufallen. Sie trat auf die Bremse und brachte den Jeep schlitternd zum Stehen. Sie kletterte hinaus, stapfte langsam durch den Matsch, die Taschenlampe fortwährend auf den Boden gerichtet. Im Licht der Scheinwerfer konnte sie die Umrisse der rostenden Pfeiler der alten Brücke erkennen. Aber die Brücke selbst schien nicht mehr da zu sein. Sie ging näher heran und leuchtete mit der Taschenlampe nach unten. Der Fluss war so stark gestiegen, dass die hölzerne Fahrbahn fast dreißig Zentimeter unter Wasser stand.

Mit einem schweren Fahrzeug über eine so unsichere Brückenkonstruktion zu fahren, war zu gefährlich. Sie kehrte zum Jeep zurück, zog die Schuhe aus, schälte sich die

Strümpfe von den Füßen und rollte die Hosenbeine auf. Die Packtaschen über die rechte Schulter geworfen, sodass sie die rechte Hand frei hatte und sich damit am Brückengeländer festhalten konnte, in der Linken die Taschenlampe, begann sie sich im peitschenden Regen über die überschwemmte Brücke zu tasten. Das Wasser war zwar nicht so kalt, wie sie erwartet hatte, aber sehr viel reißender. All die Geschichten über Bergbäche, die sich bei starkem Regen plötzlich so ungeheuer beschleunigen konnten, erwiesen sich als wahr. Dreimal wurde sie brutal an die flussabwärts gelegene Seite der Brücke geschleudert und musste sich daran festklammern. Jedes Mal musste sie die Schulter hochziehen, damit ihr die Taschen nicht in die tosenden Fluten glitten.

Das erste Hoffnungszeichen war ein heller Schein, der vom gegenüberliegenden Ufer auf sie zuglitt. Das Licht einer Kerosinlampe. Beim Näherkommen konnte sie die Gestalt eines Mannes ausmachen. »Sin Sie das, Schwester?«, rief er ihr durch die Dunkelheit zu.

»Ja, ich bin's«, schrie Kate zurück.

»Ich komm und hol Sie«, brüllte Taylor.

»Nein! Bleiben Sie, wo Sie sind! Ich schaff es schon!«

Mit Taylors Lampe als Orientierungshilfe erreichte sie schließlich die andere Seite.

»Gebn Sie her«, sagte er und nahm ihr die schwere Last der durchweichten Ledertaschen von der Schulter. Das aus den Hausfenstern dringende Licht wies Kate des Rest ihres Wegs. Erleichtert und erschöpft stapfte sie zur Veranda hinauf und kam endlich ins Trockene. Sie ließ das Wasser von ihrem durchnässten Regenmantel laufen, ehe sie das Haus betrat.

Drinnen zog Kate den Mantel aus und wrang sich das Wasser aus den Hosenbeinen. Nachdem sie sich mit Ärzteseife und heißem Wasser aus dem Kessel vom Kohleofen sorgfältig die Hände gewaschen hatte, war sie bereit.

Taylor, ein hagerer, ledriger Typ, der nicht älter als dreißig sein konnte, führte sie ins Schlafzimmer. Als Kate an einem der anderen Räume vorbeikam, öffnete sich die Tür einen Spalt, und zwei kleine Gesichter spitzten heraus, neugierig und auch ein wenig ängstlich angesichts der ungewohnten Geschäftigkeit in ihrem Haus.

»Die Schwester besucht die Mama«, sagte Taylor. »Aber jetzt marsch, zurück ins Bett!«

Da Kate die strenge Disziplin in den hiesigen Familien kannte, beobachtete sie erstaunt, wie der kleine Junge eigensinnig stehen blieb, obwohl seine Schwester sich sofort hinter die Tür zurückgezogen hatte. Ängstlich und trotzig zugleich starrte der Kleine zu seinem Vater empor. Dann näherte er sich Kate, packte ihre freie Hand und drückte sein Gesicht dagegen.

»Bitte, lassen Sie die Mama nich sterbn!«, flehte er sie an. »Bitte!«

Kate sank auf die Knie und blickte ihm in die Augen. »Ich tu für deine Mama, was ich nur kann. Und jetzt mach, was dein Papa gesagt hat.«

Tränen schimmerten in seinen Augen, als er sagte: »Ja. Aber Sie müssn auf die Mama aufpassn.«

Er sah seinen Vater um Vergebung heischend an und verschwand wieder im Zimmer. Ehe sich aber die Tür hinter ihm schloss, fing Kate noch einen Blick aus den aufgerissenen Augen seiner Schwester auf, die sie stumm und inständig bittend anstarrten.

Kate dachte an all die Male, da Miss Abbott und die anderen Ausbilder ihnen eingeschärft hatten: »Bei unserer Arbeit behandeln wir ganze Familien. Was Sie tun, wirkt sich auf alle Generationen einer Familie aus.«

Dann wandte sie sich an Nate Taylor. »Bringen Sie mich zu ihr.«

Taylor öffnete die Tür zum zweiten Schlafzimmer. Es war ein kleiner Raum, der ganz von dem großen geschnitzten alten Bett beherrscht wurde. Ein Familienerbstück, vermutete Kate.

Vera Taylor schwitzte heftig, von Wehen war jedoch nichts zu erkennen. Kate blickte zu Taylor, der erklärte: »Als ich Sie angerufn hab, hatte sie grad ein Wehenanfall. Aber als ich zurückgekomm bin, wars wieder vorbei.«

Offensichtlich würde die Frau nicht in den nächsten Minuten entbinden.

»Ist die Fruchtblase schon geplatzt?«, fragte Kate. Die Frau schüttelte den Kopf. Das war ein gutes Zeichen. Denn je länger sich die Entbindung nach dem Platzen der Fruchtblase noch hinzog, umso größer war die Gefahr einer Infektion.

Immer mit der Ruhe, ermahnte sich Kate. Lage und Zustand des Fötus ermitteln, sie konnten sich seit ihrem letzten Besuch in der Sprechstunde verändert haben.

»Sie hätte schon vor Wochen zur Untersuchung kommen sollen«, sagte Kate.

»Ich konnt nich«, sagte Vera Taylor. »Erst hatte Nate Grippe, dann die Kinder. Das hat mich vollkommen geschafft.«

Kate führte das Stethoskop über Mrs Taylors Bauch und fand den Herzschlag des Fötus, der hundertvierzig Schläge pro Minute betrug und damit normal war. Doch dann registrierte sie etwas wirklich Beunruhigendes: Sie lokalisierte den fötalen Herzschlag im oberen linken Quadranten. Kate legte das Stethoskop beiseite und tastete mit den Fingern Mrs Taylors Bauch ab, bis sie gefunden hatte, was sie für den Kopf des Babys hielt. Er befand sich genau da, wo sie befürchtet hatte. Das Kind hatte sich nicht in die normale Position mit dem Kopf nach unten eingestellt, sondern mit dem Kopf nach oben und dem Po nach unten. Grimmig realisierte sie: Es war eine Beckenendlage.

Als Nächstes galt es festzustellen, ob es sich um eine Fußlage mit ein oder zwei ausgestreckten Beinchen handelte oder aber um eine reine Steißlage, bei der nur der Po eingestellt war, weil beide Beine klappmesserartig an den Körper angezogen waren. Eine reine Steißlage konnte, so gefährlich sie war, trotzdem sicher entbunden werden, sofern es nur schnell genug ging. Doch wenn es sich um eine Fußlage handelte …

Statt über die furchtbarste aller Möglichkeiten zu spekulieren, fuhr Kate fort, sanft den Bauch der Mutter abzutasten. Zum Glück war die Bauchdecke dünn genug, um genaues Palpieren zu erlauben. Kate spürte den Kopf am oberen Ende und den Po am unteren. Sie suchte nach den Gliedern und fand einen Arm. Die Beine aber konnte sie nicht entdecken. Schließlich musste sie sich eingestehen, dass es sich tatsächlich um eine reine Beckenendlage mit angezogenen Beinen handelte, bei der der Steiß direkt nach unten zeigte.

In jedem Krankenhaus – und in der Uniklinik sowieso – hätte sich der zuständige Arzt zu einem sofortigen Kaiserschnitt entschieden. Denn bei einer Steißgeburt, vor allem wenn es sich um eine reine Steißlage handelte, konnte der Kopf des Kindes bei zu langsamer Entbindung geschädigt werden. Weil die Nabelschnur beim Durchtritt des Kopfes durch das Becken gequetscht wird, ist die Sauerstoffversorgung behindert; es kommt zu Hypoxie, was – wenn es zu lange dauert – zu einem Gehirnschaden oder gar zum Tod führt.

Versuchte man aber, um diese Gefahr zu vermeiden, die Entbindung zu beschleunigen, so konnte das wiederum andere Schwierigkeiten nach sich ziehen. Jeder Versuch, den Geburtsvorgang von außen zu beeinflussen, konnte Gehirn, Rückenmark, Skelett und innere Organe des Kindes in Mitleidenschaft ziehen.

Mrs Taylor spürte Kates Bestürzung und Unentschlossenheit, denn sie blickte zu ihr auf und fragte: »Und … was ham Sie jetz vor?«

Da ein Kaiserschnitt nicht infrage kam, das Zurateziehen eines Arztes und der Transport der Mutter ins Krankenhaus unmöglich war, erlebte Kate wie niemals zuvor die schreckliche Last der Verantwortung – zumal nicht nur ein Leben, sondern gleich zwei in ihren Händen lagen.

Plötzlich plagten sie Selbstzweifel und Angst. Nackte Angst. Angst, wie sie sie noch nie erlebt hatte. Irgendetwas in ihr schrie: Es ist nicht fair, mir diese Aufgabe aufzubürden! Wenn ich nur irgendwo anders wäre, überall, nur nicht in dieser primitiven Hütte, ohne Hilfe, ohne medizinische Infrastruktur, ohne Arzt, an den ich mich wenden kann, mit nur einer Tasche, den nötigsten Medikamenten und Instrumenten und nicht genug Erfahrung für das, was mir hier abverlangt wird. Ich kann, ich werde das Leben dieser Frau nicht in meine Hände nehmen!

Panisch wandte sie sich vom Bett ab und wäre geflüchtet, hätte Nate Taylor nicht mit so flehentlichem Blick in der Tür gestanden – während sie selbst mit den Tränen kämpfte.

»Ma'am?«, sagte Taylor nur, aber so wie er es sagte, bedeutete es: Sie können uns nicht verlassen, Sie können sie doch nicht sterben lassen, wir brauchen Sie.

Langsam drehte sich Kate wieder zum Bett und ihrer Patientin um.

Nun sah man, dass Vera Taylor Schmerzen hatte. Die Wehen hatten eingesetzt. Ein Kind wartete darauf, geboren zu werden oder aber zu sterben.

»Es tut weh, Schwester«, sagte die Frau. »Was machn wir denn jetzt?«

»Machen?«, echote Kate und beschloss schweigend und gegen die eigene Panik ankämpfend: Jedenfalls werden wir nichts Überstürztes tun. Ich weiß, wo unsere Grenzen liegen. Versuchen wir es mit dem, was wir beherrschen.

Sie begann sich alles in Erinnerung zu rufen, was sie je über Beckenendlagen gelesen und gelernt hatte. Was sie im Unterricht gehört hatte. Was sie sich in all den langen Nächten eingehämmert hatte, als sie an Mrs Russells Küchentisch saß und Kaffee trank, um über den medizinischen Lehrbüchern und Abhandlungen nicht einzuschlafen.

Denk nach. Denk nach und erinnere dich.

Das erste Wort, das ihr wieder einfiel, war *Dystokie. Dystokie: Schwierigkeiten bei der Entbindung. Durch Abnormitäten des Fötus verursachte Dystokie.* So lautete der Titel einer medizinischen Abhandlung, in der ausführlich beschrieben wurde, wie man unter den entsprechenden Umständen die gefährliche Lage eines Fötus, die die Normalgeburt unmöglich machte, korrigieren konnte. *Wendung* lautete der Begriff, *äußere Wendung*. Im Unterricht hatten sie das Thema nur einmal kurz gestreift. Doch das hatte sie angeregt, mehr über das Thema zu lesen. Die äußere Wendung war ein Verfahren, mit dessen Hilfe man die Position eines ungeborenen Fötus durch Druck von außen, auf den Körper der Mutter, verändern konnte.

Und nun musste sie sich exakt an das Gelesene erinnern. Vier Voraussetzungen mussten gegeben sein, um das Manöver zu ermöglichen.

Erstens: Der Uterus musste genug Fruchtwasser enthalten, um die mühelose Bewegung des Fötus zu gestatten. Mrs Taylors Fruchtblase was bisher nicht geplatzt. Die erste Bedingung war also erfüllt.

Zweitens: Bauchdecke und Gebärmutterwand durften nicht gereizt sein. Beim Abtasten hatte Kate festgestellt, dass dies tatsächlich nicht der Fall war.

Drittens: Die Bauchdecke der Mutter musste dünn genug sein, um ein genaues Palpieren zu gestatten. Kate war dies bereits aufgefallen, als sie die Kindslage ermittelte.

Viertens: Der führende Teil des Kindes durfte nicht so tief ins Becken der Mutter eingetreten sein, dass er nicht mehr beweglich war.

Dies würde Kate nun eruieren müssen. Denn wenn der Fötus schon zu tief eingetreten war, spielte keiner der anderen drei Faktoren noch eine Rolle. Genau in dem Moment, als Kate vorsichtig nach dem Po des Babys suchte, wurde Mrs Taylor von einer weiteren und heftigeren Wehe überrollt.

Kate musste das Tasten nach dem Baby vorerst aufgeben, um seinen Herzschlag zu überwachen. Denn sie musste wissen, ob sich dieser nach einer Kontraktion verzögerte. Normalerweise sollte die fötale Pulsfrequenz mit der Wehe abfallen, um danach wieder anzusteigen. Falls der Abfall des Pulsschlags jedoch erst nach der Wehe erfolgte, war dies ein Gefahrenzeichen und konnte alle ihre Bemühungen um eine erfolgreiche Entbindung hinfällig werden lassen.

Sie fand den fötalen Herzschlag, hielt ihr Stethoskop darauf und wartete auf die nächste Kontraktion. Als sie kam, horchte sie gespannt. Wehe, Anstieg der Herzfrequenz. Noch eine Wehe, doch diesmal beschleunigte sich der Pulsschlag nicht so rasch. Bradykardie – ein abfallender, sich nicht erholender fötaler Herzschlag – konnte tödlich sein.

Kate musste entscheiden, was zu tun war, und zwar rasch.

Sie begann erneut, den Po des Kindes zu suchen. Sobald sie ihn im Bereich des Beckens ertastete, versuchte sie ihn sanft aus seiner Ruhelage zu bewegen. Er reagierte auf ihren Druck. Das war ein ermutigendes Zeichen. Da sie jetzt wusste, dass alle vier Vorbedingungen zur Durchführung einer äußeren Wendung erfüllt waren, musste sie die Prozedur beenden, ehe die Fruchtblase platzte und sie unmöglich machte. Sie musste riskieren, es entweder auf der Stelle zu tun oder aber das Kind zu verlieren – und die Mutter vielleicht obendrein.

Sie wandte sich an Taylor, der wie ein Mensch gewordenes schlechtes Gewissen neben ihr stand.

»Und?«, meinte er drängend.

»Ich möchte, dass sie rausgehen und sich die Hände waschen.«

»Die Hände waschn?« fragte er verwirrt.

»Die Hände waschn! Und zwar so heiß, wie Sie es nur aushalten können, und mit einer starken Seife.«

»Wozu?«, fragte er, ohne sich vom Fleck zu rühren.

»Weil ich vielleicht Ihre Hilfe brauche. Also waschen Sie sich die Hände!«, befahl sie – und diesmal in einem so autoritären Ton, dass er ihr sofort gehorchte.

In der Zwischenzeit suchte sie in ihrer Ausrüstung nach einem Muskel-Relaxans für die Mutter, das den bevorstehenden Versuch überhaupt erst möglich und zudem sicherer machen würde.

In der Uniklinik hätten sie in dieser Situation – wo übliche Anästhetika nicht ratsam waren – vielleicht Terbutalin oder Ritodrin verwendet. Kate hatte keines dieser Mittel zur Hand. Sie ermahnte sich innerlich, dass sie spätestens jetzt aufhören musste, darüber zu sinnieren, was sie daheim in der Uniklinik getan hätten. In der Klinik hättest du gar nichts zu melden gehabt. Du wärst nur die Botin oder im besten Falle Assistentin gewesen, der man gesagt hätte, was sie und wie sie etwas zu tun hat.

Genau das hier hast du dir doch gewünscht, die Verantwortung, das Recht, selbst zu bestimmen. Nun, jetzt hast du es. Und nun bist du hier, in den Bergen, und kein Arzt, kein Kreißsaal, keinerlei Hilfe steht dir zur Verfügung. Nur dein Wissen, deine Geschicklichkeit können dir jetzt noch helfen – und was immer dein fixer Verstand dir eingibt.

Eingedenk all dessen und sich der drohenden Gefahren voll bewusst, begann Kate mit einem Experiment, das in der Katastrophe enden konnte, zu dem es aber keine Alternative gab. Sie würde versuchen, auf der Grundlage ihrer Erinnerung an die Theorie eine äußere Wendung vorzunehmen.

Eine solche Wendung musste langsam und behutsam vonstatten gehen, und es durfte nur gerade so viel Druck ausgeübt werden, dass man das Kind allmählich in der Gebärmutter umdrehen konnte, aber nicht so viel, dass die zarten, weichen Hüft- oder Schulterknochen des Babys gebrochen wurden. Nicht so viel Druck, dass womöglich die Gebärmutter zerrissen wurde und damit Mutter und Kind dem Untergang geweiht waren. Nicht so viel Druck, dass man eine Ablösung der Plazenta von der Gebärmutterwand verursachte und damit die Sauerstoffversorgung des Säuglings unterbrach.

Und die ganze Zeit musste sie hoffen, dass die Bewegung nicht unversehens bewirkte, dass sich die Nabelschnur um den Hals des Kindes schlang und es erdrosselte.

Es war einer jener Momente in einem medizinischen Fall, wo es keine sicheren Alternativen mehr gab. Und – was noch schlimmer war – durch die Verzögerungen der kindlichen Herzfrequenz war inzwischen auch die Zeit zu einem Faktor geworden. Sie musste nicht nur rasch, sondern dabei auch geschickt und überlegt vorgehen.

Um Vera Taylor ausreichend zu entspannen und ihren Körper für die Prozedur empfänglicher zu machen, injizierte Kate eine kleine Dosis Demerol. Während das Mittel wirkte, lokalisierte sie den Kopf des Kindes am oberen Ende der Gebärmutter. Sie legte die linke Hand darauf. Dann suchte sie, mit der rechten Hand tastend, den unteren Teil des Fötus und fand ihn im unteren Beckenbereich.

Langsam begann Kate nun, den winzigen, im Fruchtwasser seiner Mutter schwimmenden Körper zu drehen, sodass sich sein Kopf allmählich gegen den Uhrzeigersinn auf die rechte Seite seiner Mutter bewegte, während sich der Steiß nach links drehte.

Es war ein langsamer, behutsamer Prozess. Kate spürte, wie ihr der Schweiß über Gesicht und Nacken strömte. Einige Tropfen fielen auf Vera Taylors Bauch. Doch allmählich, in mehreren langsamen vorsichtigen Schritten, gelang es Kate, den Fötus so weit zu drehen, dass Kopf und Füße horizontal im Bauch der Mutter lagen.

Kate hielt inne, atmete einige Male durch und nahm dann vorsichtig die Arbeit wieder auf. Nun schien es ein wenig leichter zu werden, als ob der Fötus sich zur Mitarbeit durchgerungen, sich damit abgefunden hätte, dass er in Normallage zur Welt kommen sollte. Schließlich hatte Kate ihn so weit gedreht, dass sein Kopf tiefer lag als der Po. Vorsichtig versuchte sie, den Kopf ins Becken einzuführen und dort einzustellen.

Geschafft! Sie lehnte sich zurück, atmete tief durch und wischte sich mit dem Handgelenk den Schweiß vom Gesicht, da sie ihre Chirurgenhandschuhe nicht verunreinigen wollte.

Sie warf einen Blick auf ihre Armbanduhr. Lediglich fünf Minuten waren vergangen, doch sie erschienen ihr wie eine Stunde.

Nachdem der Kopf in das Becken eingetreten war, konnte sie nun beginnen, die Entbindung vorzubereiten. Sie wandte sich zu ihren Taschen um, um die erforderlichen Instrumente und Materialen bereitzulegen. Doch als sie sich wieder umdrehte, sah sie entsetzt, wie sich der Fötus langsam und gegen jede Vernunft im Uhrzeigersinn aufs Neue in seine Steißlage zurückdrehte. Und sie konnte ihm nur hilflos zusehen, wenn sie ihm keinen Schaden zufügen wollte. In kürzerer Zeit, als sie für die Prozedur benötigt hatte, war der Fötus in seine gefährliche ursprüngliche Position zurückgekehrt.

Als Erstes musste sie seinen Zustand überprüfen und sich vergewissern, dass die Wendung in die Ausgangslage ihn nicht beeinträchtigt hatte. Sie setzte das Stethoskop auf, drückte die Metallscheibe an den Bauch der Mutter, suchte erneut den fötalen Herzschlag und lauschte. Sie starrte auf ihre Armbanduhr, verglich den Sekundenzeiger mit den Schlägen in ihren Ohren. Die Frequenz lag nun deutlich unter den normalen hundertvierzig Schlägen pro Minute.

Solange die Herzfrequenz auf Schwierigkeiten hinwies, konnte sie keinen weiteren Wendungsversuch wagen. Sie führte nun einen verzweifelten Kampf gegen die Zeit. Sie wartete einige Minuten und maß erneut den Puls. Immer noch unter hundertvierzig. Wenn er nicht zur normalen oder beinahe normalen Frequenz zurückkehrte, würde sie keine Wahl haben und versuchen müssen, eine Steißentbindung der gefährlichsten Art herbeizuführen. Schon bald musste sie vielleicht entscheiden, ob sie das Kind sterben ließ, um die Mutter zu retten.

Als sie das vierte Mal den Puls nahm, war er auf fast hundertvierzig gestiegen. Hätte sie eine Wahl gehabt, hätte sie die Wendung kein zweites Mal probiert. Die reine Notwendigkeit zwang sie dazu. Dieses Mal musste sie sicherstellen, dass der Kopf tief ins Becken eingetreten war, ehe sie ihn losließ.

Diesmal ging es noch viel, viel langsamer. Entweder weil sie vorsichtiger geworden war oder weil sich der Fötus auf eigensinnige Weise stärker zu sperren schien. Doch Kate ließ die linke Hand fest auf dem Kopf und die rechte auf dem Po und drehte den winzigen Körper langsam, Zentimeter für Zentimeter und hielt ihn vor jeder neuen Bewegung fest. Schließlich hatte sie ihn wieder in der Querlage, hatte ihn horizontal im Leib der Mutter liegen. Sie stoppte kurz, atmete schwer und schwitzte heftiger denn je.

Dann machte sie weiter und schob den Kopf des Fötus allmählich hinab ins Becken. Sie hatte es ein zweites Mal geschafft. Vorsichtig führte sie den Kopf ins Becken hinein. Kate hielt ihn an Ort und Stelle und hoffte, dass er so fest eintrat, dass das Kind sich kein zweites Mal selbstständig zurückdrehen konnte. Sie nahm die Hände vom Fötus und beobachtete ihn genau. Als er sich erneut zu bewegen schien, legte sie sie sofort wieder zurück, die linke auf den Kopf, die rechte auf den Po und ließ sie dort liegen. Der Fötus schien es nun zufrieden zu sein und in seiner neuen Lage im Becken zu verharren. Doch sie wagte es nicht, ihn loszulassen.

Sie rief nach Taylor, der in der Türe stand und sie verwirrt und ängstlich ansah.

»Haben Sie nach dem Waschen etwas angefasst?«, fragte sie ihn.

»Nein.«

»Dann kommen Sie her«, befahl Kate. Der schlaksige Mann trat neben das Bett.

»Legen Sie Ihre Hände dahin, wo jetzt meine sind.«

Unbeholfen, weil er es kaum wagte, den Bauch seiner Frau zu berühren, tat er, wie geheißen.

»Halten Sie das Kind fest! Aber nicht drücken!«, wies Kate ihn an.

Momentan entlastet, konnte Kate sich sammeln und ihre weitere Strategie planen. Da das Baby sich nun in der günstigsten Position befand, musste sie versuchen, so rasch wie möglich eine normale Entbindung herbeizuführen. Denn dies hatte zwei Vorteile: Sobald die Wehen einsetzten, konnte der Kopf des Fötus sich nicht mehr aus dem Becken lösen. Und für das Kind, dessen Verfassung sich nicht mit letzter Gewissheit ermitteln ließ, war eine rasche Entbindung das Sicherste.

Nachdem über die Vorgehensweise entschieden war, goss Kate Alkohol über ihre Handschuhe und brachte Mrs Taylors Fruchtblase zum Platzen. Das Fruchtwasser rann heraus. Und nun gingen die Wehen erst so richtig los. Kate schob Nate Taylor vom Bett zurück, winkelte die Knie der Schwangeren an, schob ihr ein Kissen unter den Rücken und drängte sie leise: »Pressen, pressen, pressen!«

Nach einer Weile sah Kate den Scheitel in der Scheidenöffnung auftauchen. Und nun begann das Kind herauszugleiten. Es war feucht und mit jener gallertartigen Substanz bedeckt, die das Schmiermittel des Geburtsprozesses war. Kate schob die Hand unter das Kleine, um ihm seinen Eintritt in die Welt zu erleichtern. Ganz allmählich schob es sich ins Freie, um schließlich auf ihren behandschuhten Händen zu ruhen: ein kleines rotes Geschöpf mit fest zusammengekniffenen Augen, das sich wand und krümmte. Sofort griff Kate nach ihrer Klistierspritze, um sein Näschen von allem zu befreien, was die Atmung behindern konnte. Denn da die Mutter es nun nicht mehr mit Sauerstoff versorgte, musste es selber atmen, wie es das für den Rest seines Lebens würde tun müssen.

Kate legte das Kind auf das Bett. Sie nahm zwei Nabelschnurklemmen, fixierte sie einige Zentimeter voneinander entfernt, kappte mit ihrer Verbandsschere die Schnur und trennte so das Kind von der Mutter. Dann wickelte sie ein breites Band um die Schnur am Nabel des Kindes und schnitt sie ab. Sie nahm etwas Nabelschnurblut für die Laboruntersuchung ab, verabreichte dem Säugling die üblichen Augentropfen und säuberte ihn.

Um festzustellen, ob die Prozedur dem Kind Schaden zugefügt hatte, begann sie sofort mit dem ersten Apgar-Test. Das Trauma der Geburt und die ihr vorausgehenden Ereignisse schienen jedoch keine neurologische Beeinträchtigungen verursacht zu haben.

Es war ein in jeder Hinsicht normaler, gesunder kleiner Junge.

Sie reichte den Neugeborenen seiner Mutter, die ihn entgegennahm und in den Armen hielt. Als seine Lippen die erste Saugbewegung machten, schob die ihm ihre Brustwarze in den Mund. Zwar hatte sie so kurz nach der Geburt noch keine Milch, doch das Kind schien vorerst zufrieden.

Da Mrs Taylor die Plazenta und die Nabelschnur problemlos entbunden hatte, war Kates Arbeit fürs Erste erledigt. Natürlich waren da noch die übliche postpartale Betreuung und die regelmäßigen Nachuntersuchungen von Mutter und Kind.

Kate stand neben dem Bett und blickte auf die beiden hinunter. Letztlich hatte sich all die Aufregung doch gelohnt. Sie empfand ein Triumphgefühl, wie sie es in ihrer gesamten Schwesternlaufbahn noch nicht erlebt hatte. Dies, dachte sie, wird immer einer der großen Augenblicke meines Lebens bleiben.

Sie ging in die Küche hinaus, wo Nate Taylor Kaffee für sie gekocht hatte. Den konnte sie jetzt gebrauchen. Doch ehe sie ihn trank, trat Kate an die Tür des zweiten Zimmers, schob sie auf und wurde von zwei Augenpaaren empfangen, die aus dem Dunkel des Raumes zu ihr emporstrahlten.

»Der Mama?«, fragte der Junge. »Geht es ihr gut?«

»Bestens. Ihr habt ein Brüderchen bekommen. Kommt, seht es euch an.«

In ihren schlichten selbst genähten Nachthemden hüpften die beiden Kleinen auf bloßen Füßen ins Zimmer ihrer Mutter. Ihre überraschten und entzückten Schreie verrieten Kate sofort, wie sie das Wunder der Geburt aufnahmen – was ihren Stolz und ihre Befriedigung noch steigerte.

Die ganze Nacht hindurch überwachte Kate die Vitalfunktionen von Mutter und Kind. Sei entdeckte keinen Hinweis auf ein Problem, kein Anzeichen von Abnormalität, keinerlei negative Auswirkung der durchgeführten Wendung.

Es dämmerte. Und es regnete immer noch – heftiger als zuvor. Nate Taylor lief zur Brücke hinunter, um sich zu vergewissern, dass sie noch intakt war. Zwar war das Wasser gestiegen, doch die Brücke war passierbar.

Taylor begleitete Kate hinunter. Als er ihr die Taschen reichte, ermahnte sie ihn: »Sorgen Sie dafür, dass die beiden noch diese Woche zur Nachuntersuchung kommen.«

Sie musste auf Vierradantrieb umschalten, um den Jeep aus dem schlammigen Untergrund zu befreien. Sie wendete und machte sich in Richtung Wildwood auf.

Erst als sie auf die Hauptstraße abbog, bekam sie die volle Wucht des Sturmes zu spüren. Auf dem unbefestigten Weg war sie trotz der tiefen Furchen und Rinnsale durch die Bäume vor seiner Gewalt geschützt gewesen. Draußen auf der offenen Teerstraße jedoch schlugen ihr die dicken Tropfen mit ungebremster Kraft entgegen. Die Scheibenwischer wurden der Flut nicht Herr. Ihr wurde klar, wie viel Glück sie gehabt hatte, als es ihr gelungen war, die Brücke zu den Taylors zu überqueren.

Sie fuhr weiter nach Wildwood, das ihr nun wie eine Zuflucht erschien – und nicht wie eine Prüfung, die es tagtäglich, stündlich, ja fast minütlich zu bestehen galt. Sie hatte ihren bisher schwersten Fall erlebt und hatte den Test erfolgreich bestanden. Sie hatte einen gesunden kleinen Jungen, eine glückliche Mutter und die zwei zufriedensten Kinder zurückgelassen, die sie jemals erlebt hatte. Und bei dem peitschenden Regen würde sie heute wohl endlich Gelegenheit finden, all den versäumten Schlaf nachzuholen.

Sie fuhr langsam, vorsichtig, aber auch schon viel entspannter. Bis sie weit hinter sich ein tiefes Donnergrollen vernahm, das länger als üblich anzuhalten schien. Das Grollen war von einem Geräusch begleitet, das sie niemals mit Donner in Verbindung gebracht hatte. Sogar aus der Entfernung konnte sie das scharfe, laute, mündungsfeuerähnliche Knattern wahrnehmen. Es hatte keinen rechten Rhythmus, sondern erfolgte erst in einzelnen Explosionen und dann mit dem Stakkato eines Maschinengewehrs. Es war so merkwürdig, dass sie anhielt, um es deutlicher hören zu können. Immer noch setzte das Grummeln und Rattern sich fort. Schließlich verstummte beides.

Da sie keine Ahnung hatte, was das alles zu bedeuten hatte, wartete sie, bis sie nur noch den prasselnden Regen hörte. Noch immer verwundert, startete sie aufs Neue den Jeep und fuhr Richtung Wildwood. Sie versuchte es sich als einen dieser Frühlingsstürme zu erklären, die ja die erstaunlichsten Phänomene hervorbringen konnten, unzeitigen Schnee, schwere Gewitter und alles Mögliche andere. Aber – zugegeben – nicht dieses knatternde Geräusch.

Kate war noch ein gutes Stück von Wildwood entfernt, als etwas vor ihr auftauchte, das sie für ein Trugbild hielt und für ein besonders bedrohliches obendrein. Rote und weiße kreisende Lichter, wie sie sie seit ihrer Kindheit immer erschreckt hatten, glitten ihr aus der Schwärze des Sturms entgegen. Sie hielt an. Die Lichter kamen immer näher. Nun hörte sie schon das Geräusch der plärrenden Sirenen.

Schließlich konnte sie durch den Nebel und den heftigen Niederschlag ein vertrautes Fahrzeug ausmachen – den Streifenwagen der Polizei, die in Adelphi ihr Revier hatte. Mit diesem Wagen war so mancher Fall eingeliefert worden, als sie in der Notaufnahme Dienst getan hatte. Und trotz des Unwetters schien er sich mit einer ziemlichen Geschwindigkeit zu nähern. Doch dann verlangsamte er sein Tempo und hielt an. Der Polizeibeamte Helms kurbelte sein Fenster herunter und signalisierte Kate, seinem Beispiel zu folgen.

Er beugte sich ein Stück hinaus, um Kate durch den Regen und die Dunkelheit genauer in Augenschein zu nehmen.

»Miss Kincaid? Aus dem Krankenhaus?«, fragte er.

»Ja.«

»Wenden Sie mal lieber und folgen Sie uns. Die werden Hilfe brauchen können«, sagte Helms.

»Hilfe? Warum denn um Himmels willen?«

»Haben Sie nichts gehört?«

»Was denn?«, fragte Kate völlig baff.

»Von dem Erdrutsch. Sie kommen doch von da.«

»Ich hab etwas gehört, das so ähnlich wie ein lang gezogenes Donnergrollen klang, aber auch irgendwie anders. So ein knatterndes Geräusch. Wie Maschinengewehrfeuer. Was war das denn?«

»Er hat sich bewegt. Der ganze verdammte regendurchweichte Berg hat sich bewegt. Ist einfach ins Tal gerutscht. Hat riesige Bäume geknickt wie Streichhölzer. Hat auch ein paar Siedlungen erwischt, soweit bekannt ist. Hat sie unter sich begraben, fürchten wir«, sagte Helms.

»Welcher Berg denn?«, fragte Kate.

»Der Teufelsberg.«

»Der von Big Betsy?«, dämmerte es Kate.

»Genau«, sagte Helms. »Harlan hat sie ja immer wieder gewarnt. Pflanzt gleich an, solange wir noch graben. Aber sie haben nicht auf ihn gehört. Und jetzt ist er runtergekommen, der ganze Berg und die verdammte Maschine mit ihm«, sagte Helms. Inzwischen empfing er über sein Funkgerät knisternde hektische Befehle aus dem Revier. »Drehen Sie also um und folgen Sie uns. Die werden jede Hilfe brauchen können. Wir versuchen so schnell wie möglich, Dr. Boyd und ein Rettungsteam raufzuschaffen.«

So erschöpft sie auch war, Kate wendete rasch ihren Jeep. Und als Helms' Wagen losfuhr, schloss sie sich ihm an.

Schon nach kurzer Zeit sah sie in ihrem Rückspiegel weitere kreisende Lichter. Wahrscheinlich ein zusätzlicher Patrouillenwagen. Die mussten Verstärkung aus der ganzen Gegend, aus dem gesamten Bezirk mobilisiert haben. Helms' Rücklichter leuchteten plötzlich auf. Der Wagen blieb stehen. Statt das Pedal durchzutreten und zu riskieren, dass sie ins Schleudern geriet, bremste Kate behutsam ab. Helms und sein Kollege Henson sprangen aus ihrem Wagen in den Regen hinaus. Kate stieg ebenfalls aus und stellte fest, dass sie in tiefem, zähem Morast stand. Zu dritt starrten sie in die Dunkelheit.

Vor ihnen ragte ein Berg aus schwarzer, feuchter, dampfender Erde auf, so hoch, wie früher die Bäume standen, und in der Erde waren zerfetzte helle Teile zu erkennen, die Kate an menschliche Knochen erinnerten, wie man sie bei komplizierten Brüchen antraf. Doch dies waren zerborstene, verdrehte Baumstämme, die von der Schlammlawine zerschmettert worden waren. Auch jede Menge Unterholz war dabei sowie große Stücke der Teerstraße, die der Schlamm aufgerissen und verschlungen hatte, als er mit unaufhaltsamer Gewalt dahinschoss.

Als die Erdmassen aufs Neue ins Rutschen gerieten, packte Helms Kate bei der Hand und riss sie zurück.

»Los, wir müssen hier raus!«

Sie rannten zu ihren Fahrzeugen und fuhren im Rückwärtsgang die Straße zurück, ehe die Lawine sie verschlingen konnte, die sich weiter vorwärtsbewegte. Zwar war sie langsamer geworden, aber immer noch riss sie einige gigantische Bäume mit sich, die mit erschütterndem, in der Dämmerung widerhallendem Geräusch zerbarsten.

Sobald sie sich in sicherer Entfernung befanden, sprang Kate aus ihrem Jeep und trat zu Helms und Henson. Sie starrten auf das Werk der Zerstörung.

»Ich kanns überhaupt nich fassn«, meinte Henson.

»Wenn es so schlimm is, wies aussieht, dann is da mehr als ein Fluss und ein Tal betroffen, dann hat es auch ein paar Hütten mitgerissen«, sagte Helms.

»Und Menschen«, sagte Kate. »Wir müssen etwas unternehmen!«

»Die müssen wir erstmal finden«, meinte Helms.

»Ich hab da oben Patienten. Die Clintons. Mrs Persons. Mr Spencer. Und die Familie Torrence … mein Gott, Eloise und ihre Familie!«

Einem plötzlichen Impuls folgend lief Kate auf die Wand aus grober, feuchter Erde und zerborstenen Baumstämmen zu, doch Helms packte sie am Arm.

»Sie können da oben nichts ausrichten, Sie bringen sich nur noch selber um. Das Rettungsteam ist schon unterwegs. Warten Sie lieber und helfen Sie denen, die überlebt haben.«

»Aber die Torrences…«, widersprach Kate.

»Sie warten hier! In Ihrem Wagen!«, befahl Helms.

Als sie sich umdrehte, fiel ihr Blick auf ein Trümmerteil, das sie als einstigen Dachgiebel identifizieren konnte. Er ragte ein Stück aus all dem geborstenen Holz, zerfetztem Straßenpflaster und den Felsbrocken hervor. Noch vor einer Stunde hatte hier ein Haus gestanden, die schlichte, ordentliche, saubere Heimstätte irgendeines Menschen – bis die Schlammlawine es wie Abfall hinweggefegt hatte. Vielleicht war es ja das Haus der Torrence'. Kates Drang, über den

Schlamm hinaufzuklettern und nach den Leuten zu suchen, wurde von Helms starker Hand gewaltsam gestoppt. Wieder hörte sie das knackende Geräusch, diesmal klang es wie ein Schnellfeuergewehr.

»Die Lawine rutscht weiter«, sagte Helms. »Hat nur noch ein paar Bäume mitgenommen. Und Sie wollen da rauf? Los, gehen Sie endlich zurück in Ihren Wagen!«

Als Kate sich zu dem Jeep umwandte, erblickte sie eine ganze Autokarawane, die sich dahinter zu stauen begann. Durch die Dunkelheit drang eine erregte Stimme an ihr Ohr, die – angespannt und seltsam vertraut klingend – Befehle schrie und nach Grabgerät verlangte. Sie erkannte Harlan Jessup. Er kommandierte einen freiwilligen Arbeitertrupp, der ihm zum Ort der Verwüstung folgte.

Im Näherkommen erkannte er sie.

»Ich hab es ihnen gesagt, hab ihnen ins Gewissen geredet«, sagte er. »Pflanzt jetzt schon an, während wir die Kohle abbauen. Aber nein. Und nun sehen Sie sich das an! Dafür sollte man mich hängen. Hängen!« Er ging an ihr vorbei, gefolgt von Männern mit Schaufeln und Hacken, starken Sicherheitslampen und Tragbahren.

Sie hörte die Rotorblätter eines Hubschraubers über sich lärmen, blickte hinauf und sah seinen Suchschweinwerfer näher kommen, ein durchdringendes weißes Leuchten. Trotz des gefährlichen Wetters hatten sie den Rettungshubschrauber der Polizei losgeschickt. Er kam auf die Schlammlawine zu, und sein mächtiger Lichtstrahl drang forschend durch Regen, Nebel und Dunkelheit.

Sie werden nichts finden, dachte Kate bang. *Sie werden niemanden finden.*

Und ihr nächster Gedanke war: *Aber wenn doch* … Sie wusste, was von ihr erwartet wurde. Sie war die einzige unmittelbar anwesende medizinisch geschulte Person. Sie musste einen Ort vorbereiten und ihn, so gut es ging, für die Aufnahme möglicher Überlebender ausstatten.

Sie suchte nach Helms und sagte zu ihm: »Geben Sie mir einen Mann als Helfer! Ich fahre zurück nach Wildwood, um die nötige medizinische Ausrüstung zu holen. Dann richte ich mich im nächsten sicheren Gebäude ein …«

»Das nächste sichere Gebäude«, überlegte Helms, der die Gegend wie seine Westentasche kannte, »das wäre Redeemer's«.

»Redeemer's?«

»Die Erlöserkirche der Pfingstgemeinde. Jemals davon gehört?«

O ja, dachte Kate und erinnerte sich an den Gottesdienst der Schlangenbeschwörer, *von der habe ich allerdings schon gehört.*

Laut sagte sie: »In Ordnung, dann werde ich dort mein Lager aufschlagen. Schicken Sie mir sämtliche Überlebenden!«

29

Mit der Unterstützung von Polizeimeister Henson hatte Kate den Jeep mit so viel Notfallausrüstung beladen, wie nur hineinging: Verbände, Mullbinden, Nähfäden, die wichtigsten Instrumente, Antibiotika, Infusionsbesteck, Flaschen mit Kochsalzlösung, Betäubungsmittel. Schnell bis verwegen brauste sie zur Pfingstlerkirche zurück. Als sie ankam, stellte sie fest, dass man bereits einen Überlebenden eingeliefert hatte. Sie wies Henson an, mit dem Abladen zu beginnen. Nachdem sie sich in der winzigen Kirche mit den sieben Bankreihen umgesehen hatte, befand sie, dass der Altar sich am besten zum Behandeln eignete, und die Kirchenbänke konnten als Betten dienen.

Sie ließ Henson den Patienten zum Altar bringen, denselben Altar, vor dem einst – wie Kate sich erinnerte – der Mann seinen Sack mit den Klapperschlangen hatte fallen lassen. Sie begann, den Verletzten zu untersuchen und musste feststellen, dass die nackte Glühbirne für diesen Zweck nicht ausreichte.

»Bringen Sie mir eine tragbare Lampe! Aber eine starke. Und sagen Sie Ihren Leuten über Funk, dass sie mehr Lampen herbeischaffen sollen!«, befahl sie Henson.

»Hoffentlich kann die Leitung die auch versorgen und explodiert uns nicht vorher«, wandte Henson ein.

»Lassen Sie sie holen«, ordnete Kate an. »Und organisieren Sie mir inzwischen den stärksten Scheinwerfer, den sie finden können. Ich kann bei diesem Licht nicht arbeiten!« Sie fuhr fort, den Mann so sorgfältig zu untersuchen, wie es die schwache Beleuchtung erlaubte.

Er war bewusstlos, und sein Gesicht zeigte eine hässliche

blutende Schnittwunde, die durch Haut und Fleisch bis auf den Wangenknochen ging. Ob der Knochen gebrochen war, konnte sie nicht feststellen; sie reinigte die Wunde und entfernte allen Schmutz und alle Fremdkörper. Da das Antiseptikum brannte, kam der Mann wieder zu Bewusstsein und spürte auf einmal seine Schmerzen.

»Was is passiert …?«, fragte er, benommen und unter Schock.

»Sagen Sie nichts. Und halten Sie still«, sagte Kate, während sie die gesäuberte Wunde zu schließen begann.

Während sie nähte, hörte sie, wie ein großer Lkw neben der kleinen Kirche zum Stehen kam. Henson trat ein, um seine Ankunft zu melden.

»Vorräte aus dem Krankenhaus. Alles, was sie dahatten. Aus der Stadt kommt auch noch was. Die Hubschrauber bringen Nachschub, so schnell es geht.«

»Licht!«, beharrte Kate. »Ich brauche mehr Licht!«

»Schon unterwegs«, ließ sich Henson vernehmen. »Is auch im Hubschrauber.«

Kate war gerade dabei, den letzten Faden zu verknoten und griff nach einem Schutzpflaster, um die Wunde abzudecken, als vier weitere Überlebende eingeliefert wurden. Eine Frau, zwei Kinder und ein Mann. Kate musterte sie rasch von Kopf bis Fuß, um zu sehen, wer ihre Hilfe am dringendsten benötigte. Aber auch, weil sie nach Eloise, Benjy und den anderen beiden Torrences Ausschau hielt. Sie befanden sich jedoch nicht unter ihnen.

Sie trug den kleinen Jungen zum Altar und wies Henson an, die anderen auf den Bänken unterzubringen. Dann versuchte sie, die Verletzungen des Jungen einzuschätzen.

Ab diesem Zeitpunkt arbeitete Kate Stunde um Stunde ohne jede Unterbrechung. Kaum hatte sie einen Patienten behandelt, schob ihr Henson schon den nächsten hin. Während sie unter dem Strahl des starken Scheinwerfers ihrer Arbeit nachging, wurden neue Lampen hereingebracht, tragbare, starke, die als Notbeleuchtung benutzt wurden, wenn im Mountain Hospital die Lichter ausgingen.

»Alles is angeschlossn!«, hörte sie einen Mann rufen, »Probiern Sie's! Hoffen wir, dass es nich explodiert!«

Einen Moment lang unterbrach Kate ihre Arbeit, um zu sehen, was da geschah. Die Lichter flammten auf, flackerten ein wenig, stabilisierten sich dann jedoch. Als ob die Sonne plötzlich hinter einer Wolke hervorgekommen wäre, war ihr Arbeitsplatz nun hell beleuchtet, und sie hatte endlich angemessene Sichtverhältnisse.

»Danke«, schnaufte sie leise. »Danke, Jungs«, und fuhr fort mit der Untersuchung des kleinen Mädchens, das vor ihr auf dem Altar lag. Sie tastete es nach inneren Verletzungen ab, konnte aber nichts feststellen. Was lediglich besagte, dass sie nach so kurzer Zeit noch nicht wahrnehmbar waren. Doch als sie die Arme und Beine des Kindes zu untersuchen begann, fand sie ihre Befürchtungen bestätigt: ein Oberschenkelknochen war gebrochen.

Mit großer Sorgfalt und unter Aufbietung des Minimums an nötigem Druck richtete sie den Knochen und legte einen strammen Verband an, den sie mit Klebeband befestigte, um ihn vorerst an Ort und Stelle zu halten. Schonen, röntgen und in der Klinik so rasch wie möglich neu einrichten, merkte sie sich vor. Vorsichtshalber verordnete sie auch ein Antibiotikum und ein Beruhigungsmittel, damit sich das Kind ohne Schmerzen ausschlafen konnte. Sie trug die Kleine selbst zu einer der Kirchenbänke und setzte sie vorsichtig ab.

Als sie sich wieder dem Altar zuwandte, hielt Henson schon den nächsten Patienten für sie bereit. Danach konnte Kate ihren Posten nicht mehr verlassen, denn es folgte ein wahrer Strom an Überlebenden, sie wurden in allen möglichen Fahrzeugen gebracht oder kamen allein zu Fuß, während wieder andere auf Verwandte oder Freunde gestützt hereinhumpelten.

Sie arbeitete weiter, säuberte Wunden, bandagierte, nähte, tastete nach inneren Verletzungen, verabreichte Medikamente, Beruhigungsmittel, befestigte Infusionsschläuche, tat all die Dinge, die man ihr – wie sie sich in Erinnerung rief – in der Uniklinik niemals erlaubt hätte.

Jedes Mal, wenn sie glaubte zusammenzubrechen – weil sie schon seit dem Vortag, als sie zur Entbindung des Taylor-Babys gerufen worden war, nicht mehr geschlafen hatte –, forderte ein weiterer Fall, dass sie noch einmal all ihre Kräfte zusammennahm. Was sie dann auch tat.

Als es in den Kirchenbänken keinen Platz mehr für die Hilfesuchenden und die bereits Verarzteten mehr gab, befahl sie Henson, einen Lkw zu requirieren und ihn in einen provisorischen Krankenwagen zu verwandeln, indem er ein paar Decken hineinlegte und so viele der behandelten Patienten wie möglich zum Mountain Hospital brachte.

Immer noch wurden weitere Opfer gefunden und ausgegraben oder sie schleppten sich selbst zu der kleinen Kirche. Kate setzte die Notfallbehandlung fort und fragte sich, wo Ray und sein Rettungsteam blieben. Doch zum Nachdenken fand sie kaum Zeit, denn nun brachte ihr Henson eine ältere weißhaarige Frau, auf deren Stirn ein scharfer Gegenstand – ein gesplitterter Ast, ein Stein oder ein anderes Trümmerstück – eine schartige, hässlich klaffende Verletzung hinterlassen hatte.

Die Frau war zwar fast bewusstlos, aber empfindlich genug, um den Schmerz zu spüren, den ihr Kate bei der Wundreinigung zufügte. Sie versuchte, ihre Pein zu verbergen, bebte jedoch unter Kates Händen.

»Schon in Ordnung, meine Liebe, weinen Sie ruhig, lassen Sie los«, sagte Kate leise. Und die Tränen rannen über die runzligen Wangen der Frau, die aber weiterhin keinen Laut von sich gab, während Kate die Wunde versorgte, sorgfältig nähte und dann das bereits getrocknete Blut abwischte. Sie signalisierte Henson, die Frau zu einer der Bänke zu bringen.

Sofort brachte ihr ein anderer Mann ein weiteres Opfer, und Kate fuhr mit ihrer Arbeit fort.

Sie untersuchte eine tiefe Schnittwunde in der Kopfhaut einer jungen Frau. Um sicherzugehen, dass die Verletzung nicht ernster war, als sie aussah, führte sie die neurologischen Basistests durch. Offenbar war das Hirn nicht geschädigt. Während sie die Wunde säuberte und verschloss, hoffte sie, der Zustand der Frau werde sich nicht verschlechtern, wozu Schädeltraumata neigten.

Sie dachte es, verknotete den letzten Faden, sank vornüber und schlief erschöpft ein. Erst als sie sich in die Höhe gehoben fühlte, schreckte sie jäh auf. Sie hob den Kopf und starrte in Miss Abbotts Gesicht.

»Ich lasse Sie zurückbringen«, sagte Miss Abbott. »Jemand anders soll hier weitermachen.«

»Ich brauche nur einen Kaffee, dann geht es wieder«, wehrte Kate ab. »Ich habe mich nie besser gefühlt.«

»Das ist ein Befehl, Miss Kincaid! Für heute ist es genug.«

Ein weiterer Protestversuch, ein weiterer strenger Blick von Miss Abbott, und Kate wandte dem Altar widerstrebend den Rücken, hielt dann inne, drehte sich noch einmal um und fragte: »Und Dr. Boyd? Was ist mit Dr. Boyd?«

»Nachdem wir gehört haben, was für gute Arbeit Sie hier leisten, hat er eine Station in der Baptistenkirche eingerichtet. Und wir haben auch noch zwei andere Notfallstationen, eine davon in Wildwood. Aber Sie haben genug geleistet. Steigen Sie jetzt in eins der Autos und dann nichts wie zurück in die Klinik. Schlafen Sie sich mal ordentlich aus!«

Kate ging den kurzen schmalen Mittelgang zwischen den mit Verletzten und Davongekommenen gefüllten Kirchenbänken hinab.

Als sie ins Freie trat, sah sie, dass – während sie mit ihren Patienten beschäftigt war – eine gewaltige Rettungsaktion angelaufen war. Ein Hilfslaster mit Kaffee und Essen für die Überlebenden und Rettungsarbeiter war eingetroffen.

Schweres Räumgerät stand bereit, mit dem man gegen die Schlammlawine vorrücken und nach weiteren Opfern suchen wollte. Zwei Hubschrauber mit wirbelnden Rotorblättern waren abflugbereit. Harlan Jessup, der das Kommando über einen davon innehatte, wollte sich einen Überblick über das Ausmaß der Zerstörung verschaffen.

Der riesige Generatoren-Lkw erzeugte mächtige Lichtstrahlen – und zwecks landesweiter Berichterstattung über die Katastrophe waren drei Fernsehteams angerückt und hatten ihre eigene Beleuchtung, Fahrzeuge, Kameras, Kabel und Tonausrüstungen mitgebracht. Das ganze Gebiet sah aus, als befände man sich im Krieg und als werde für eine bevorstehende Schlacht mobil gemacht.

Da sie dringend einen Kaffee brauchte, steuerte Kate auf den Lkw zu, wo eine Freiwillige aus einem dampfenden Kessel welchen ausschenkte. Als die Frau sich umdrehte, um einem der Rettungsarbeiter eine Tasse zu reichen, sah Kate, dass es Mrs Persons war.

»Hildy! Gott sei Dank. Sie haben es geschafft!«, rief Kate.

»Jawohl«, versetzte Hildy Persons und fügte hinzu: »Dann warn das also Sie?«

»Was denn?«, fragte Kate verwirrt.

»Die komm alle aus der Kirche raus und redn von dem hübschn jungn Mädchen, das so gute Arbeit leistet«, sagte Mrs Persons. »Das warn dann Sie, oder? Sie nehm doch einen Kaffee?«

Als die Frau ihr die Tasse reichte, fiel es Kate auf: »Sie kauen ja gar nicht mehr. Das ist ja großartig!«

»Großartig, Sie sin gut!«, rief Hildy verärgert aus. »Ich musst so schnell abhaun, dass ich nix mitnehmen hab können. Da drobm im Haus liegn drei Päckchen feinster Kautabak. Die seh ich wahrscheinlich nie wieder.«

»War es denn so schlimm, Hildy?«

»Es war genau so, wie Pfarrer Willis uns immer den Jüngsten Tag geschildert hat. Die ganze Welt hat gezittert und gebebt. Ein furchtbar lautes Donnern. Und die Bäume sin wie Streichhölzer abgeknickt. Mein Haus hats nich erwischt, wenigstens bis jetzt.«

Irgendjemand musste Kate erkannt und die Nachricht weitergegeben haben, denn kurz darauf war sie von Fernsehkameras umringt. Interviewer hielten ihr Mikrofone unter die Nase und stellten Fragen.

»Sind Sie der barmherzige Engel, über den alle hier reden?«

»Was war der schlimmste Fall, den Sie heute behandelt haben?«

»Hatten Sie Todesfälle?«

Sie versuchte, ihnen zu entkommen, doch sie hatten sie umzingelt und ließen nicht locker. Schließlich hatte sie das Gefühl, antworten zu müssen.

»Es war schlimm, sogar sehr. Ich habe getan, was ich tun musste. Jede Krankenschwester hätte dasselbe getan.«

Obwohl sie nicht antworten wollte, fragten die Journalisten immer weiter; sie gaben erst auf, als ein weiterer Hubschrauber über ihnen auftauchte und langsam zur Landung ansetzte. Sie stürzten hin und kreisten ihn ein.

Endlich allein, wollte sie sich abwenden und bemerkte erst jetzt, dass eine große Fläche neben den Kirchenstufen von einer riesigen Armeeplane bedeckt war. Darunter konnte sie eine gleichmäßige Reihe von Erhebungen ausmachen. Ihr wurde klar, dass es sich um die Körper toter Menschen handelte; einige davon waren groß genug, um Erwachsenen gehört zu haben, andere waren jedoch viel kleiner. Sie näherte sich beklommen und sah, dass die Leiche am äußersten Rand nicht ganz von der Plane bedeckt war. Ein Schopf weißer Haare ragte darunter hervor und veranlasste sie, niederzuknien und die Abdeckung zurückzuschlagen.

Sie blickte ins Gesicht des alten Will Spencer, dessen Wangen nun nicht mehr blühend waren, sondern im Tod eine aschgraue Färbung angenommen hatten. Mit den geschlossenen Augen und dem friedlichen Ausdruck schien er zu schlafen.

Allein, dachte Kate traurig. *Allein ist er gestorben. Aber wenigstens ist er jetzt bei seiner geliebten Claire.*

Sie küsste ihn auf die Wange, deckte ihn wieder zu und schob sein weißes Haar unter die Plane. Sie stand auf und starrte hinab auf die Gestalten, die so reglos dalagen, vor allem auf die kleineren. Sie versuchte, den Gedanken abzuschütteln, doch es gelang ihr nicht. Eloise. Eine dieser kleinen Gestalten konnte Eloise sein. Sie wollte nicht nachsehen, konnte aber der Versuchung nicht widerstehen. Sie schlug die steife feuchte Abdeckung wieder zurück. Sie erkannte ein Kind, das sie behandelt hatte, das kleine Mädchen, bei dem sie den Luftröhrenschnitt gemacht hatte. Leblos lag es nun da, den Kopf abgewandt, sodass man die kleine weiße Narbe an seiner Kehle erkennen konnte.

Kate blieb nur der Trost, dass die kleine Eloise nicht dabei war. Und auch sonst keiner aus ihrer Familie. Wo aber waren sie? Unter dem Schlamm begraben? Diesmal würde sie sie finden, egal, welche Hindernisse ihr die Rettungsarbeiter in den Weg legen mochten.

Sie stand auf, entfernte sich von der Kirche, bahnte sich einen Weg durch das Durcheinander von Fahrzeugen, Stromkabeln, Polizeiautos und Lkws und gelangte ins offene Gelände, wo sie begann, den Berg aus Schlamm, Fels und zersplitterten Baumstämmen hinaufzuklettern. Da ihre Füße keinen festen Halt fanden, glitt sie aus, fiel hin, rutschte wieder bergab. Manchmal kroch sie auf allen Vieren; irgendwie schaffte sie es aber, über die feuchte Masse hinaufzukrabbeln.

Sie stieg lange bergan. Ihre Hände waren nicht nur voller Erde-, sondern auch blutverschmiert, mit ihrem eigenen Blut, von all den Schrammen und Schnitten, die ihr die scharfen Kanten der gesplitterten Bäume und spitzen Felsen beigebracht hatten. Schließlich erreichte sie die Stelle, von der aus sie einst auf den Torrence-Hügel hinaufgestiegen war. Den Hügel gab es nicht mehr, und auch der Bach war verschwunden. Der Berg war abgerutscht, hatte Bach und Land zugeschüttet, sodass die Hügelkuppe kaum mehr aus all dem Schutt und Morast herausragte.

Sie richtete sich auf und blickte zu der Stelle, wo das Torrence-Haus hätte stehen sollen. Und es war immer noch da. Nur einen Meter von der Verwüstung entfernt, die der Teufelsberg über seine Schänder gebracht hatte. So schnell sie konnte, eilte Kate über Schlamm, Felsen und zerborstene Bäume und rief dabei: »Eloise! Eloise! Hörst du mich! Hört mich jemand da oben?«

Kein Lebenszeichen drang aus dem bescheidenen Häuschen.

»Eloise!«, schrie sie noch einmal verzweifelt.

Endlich ertönte etwas weiter oben am Hügel eine Stimme: »Kate?« Es war die Stimme von Eloise.

»Ja, ich bin's! Kate!«

Das Kind kam den Hügel heruntergerannt. Kate schnaufte bergauf, bis sie aufeinandertrafen und sich unter Tränen umarmten.

»Als sich im Haus nichts rührte«, gestand Kate, »habe ich Angst bekommen. Solche Angst.«

»Der Papa hat gemeint, dass es zu nah kommt und wir da oben sicherer sin«, erklärte Eloise.

»Hauptsache, ihr seid alle gerettet, mein Schatz, meine Süße«, sagte Kate und küsste das Kind aufs Neue.

In der Kanzlei von Brooks, Travers, Klein, Aldrich und Brewster schrie der neue Partner Howard Brewster seine Sekretärin an.

»Verdammt, Miss Sands, es muss doch eine Möglichkeit geben, dort hinzukommen! Es wird doch wohl in der Nähe von Adelphi einen Flugplatz geben!«

Zitternd, da sie ihn noch nie derart erregt erlebt hatte, versuchte Miss Sands zu erklären: »Es gibt einen, Sir. Aber der ist momentan für Rettungsflugzeuge reserviert. Armeeflugzeuge. Hubschrauber der Marineinfanterie. Rotkreuzmannschaften. Für Passagiermaschinen ist er gesperrt.«

»Dann hängen Sie sich verdammt nochmal ans Telefon! Sehen Sie zu, dass Sie zu diesem Krankenhaus durchkommen! Weiß Gott, was ihr zugestoßen ist!«, schrie Howard. »Nein, lassen Sie es sein! Ich fahre selbst runter. Tausend Meilen. Kann ja nicht länger als fünfzehn Stunden dauern. Sagen Sie all meine Termine für die restliche Woche ab und ...«

Vom Gang her unterbrach ihn die Stimme des Seniorpartners Elton Travers: »Howard! Schnell! Kommen Sie in mein Büro!«

Howard rannte den Gang hinab, während er seiner zitternden Sekretärin immer noch Anweisungen zuschrie: »Rufen Sie meine Garage an! Ich möchte, dass mein Wagen in fünfzehn Minuten vor dem Gebäude steht. Voll getankt!«

Als er in Travers' Büro platzte, waren Klein und Aldrich schon da und starrten gebannt auf die Mattscheibe. Ein rascher Blick, und Howard Brewster trat zum Gerät und ließ sich aufs Knie sinken.

Er starrte auf die Live-Übertragung der Verwüstung. Ein Reporter im Trenchcoat stand mit dem Mikrofon in der Hand im Regen und berichtete über die ihn umgebende Zerstörung. Der Berg aus Erde, Schlamm, geborstenen Baumstämmen und anderen Trümmern verlieh seiner schockierten Stimme zusätzliche Glaubwürdigkeit.

Als Howard Brewster das Ausmaß der Zerstörung sah, murmelte er ehrfürchtig, »Guter Gott ...«

»... der Berg hat sich bewegt«, sagte der Fernsehreporter, »und ein ganzes Tal wurde ausgelöscht. Es gibt noch keine Schätzungen über die Anzahl der zerstörten Häuser oder der Todesopfer ...«

Der Berichterstatter hörte offenbar etwas in seinem Kopfhörer, das ihn veranlasste, in die Kamera zu blicken und zu sagen: »Liebe Zuschauer, wir schalten jetzt um auf ein Interview, das erst vor wenigen Minuten aufgenommen wurde.«

Auf dem Bildschirm erschien nun eine andere Kameraeinstellung und zeigte eine Reporterin, die vor dem Hintergrund einer Kirche zwischen mehreren Rettungsfahrzeugen stand.

»Wir befinden uns vor der Erlöserkirche, der ersten Rettungsstation, die in diesem verwüsteten Tal in der Nähe von Adelphi, West Virginia eingerichtet wurde. Hier neben mir steht die junge Krankenschwester vom Mountain Hospital, die man wegen all der Verwundeten, die sie behandelt, und all der Leben, die sie gerettet hat, den ›Engel von Adelphi‹ nennt. Miss Kincaid ...«

Die Kamera ging auf Weitwinkel, sodass eine erschöpfte und benommene Kate Kincaid im Bild erschien, die, während sie auf das Fragenbombardement der Reporter zu antworten versuchte, die ihr geltende Aufmerksamkeit gar nicht so recht zu registrieren schien.

Howard riss nur die Augen auf und murmelte halblaut: »Es geht ihr gut.« Er wandte sich an seine Partner. »Habt ihr gesehen? Es geht ihr gut. Sie lebt. Sie lebt!«

Er ging zum Telefon auf Travers' Schreibtisch, murmelte: »Engel von Adelphi ... hat Leben gerettet ... ihr habt es ja gehört ... ›wegen der Verwundeten, die sie behandelt, und der Leben, die sie gerettet hat‹ ...«

Er hatte die Vermittlung angerufen und sagte: »Ich möchte eine Verbindung nach Adelphi, West Virginia ... Mountain Hospital. Ich muss Miss Kate Kincaid sprechen. Kincaid, genau!« Er merkte, dass er weinte.

30

Sobald Kate den Torrences geholfen hatte, in die Erlöserkirche zu kommen, wurde sie von einem der Polizisten nach Adelphi gebracht. Sie döste weg, noch ehe der Wagen losgefahren war. Der Beamte musste sie wecken, als sie das Mountain Hospital erreicht hatten. Sie entschuldigte sich, stieg aus und steuerte mit gespielter Unerschrockenheit und Energie auf den Eingang zu.

Als sie die Tür aufriss, sah sie, dass der Warteraum, der ihr einst den ersten Eindruck des Mountain Hospital vermittelt hatte, in eine riesige Notaufnahme verwandelt worden war. Überall standen Feldbetten, und wo ihnen die ausgegangen waren, hatten sie Decken auf den Terrazzoboden gelegt, die alle von Frauen, Männern, Kindern und stillenden Müttern okkupiert waren. Manche von ihnen waren einfach nur Flüchtlinge ohne Dach über dem Kopf. Bei anderen wiesen Verbände darauf hin, dass sie medizinisch versorgt worden waren.

Plötzlich entdeckte Kate eine vertraute Gestalt, die auf dem Boden kniete und sich um einen kleinen Jungen kümmerte. Sie trat zu ihr, um sie abzulösen. »Ich mache das, Mrs Russell«, sagte sie. »Lassen Sie mich das machen.«

Mrs Russell erhob sich und meinte halb scherzend: »Was sagn Sie da? Sie ham es mit der besten und erfahrensten Krankenschwester weit und breit zu tun. Ganz unter uns gesagt, es is ein gutes Gefühl, wieder gebraucht zu werden.«

Die Frauen umarmten sich. »Gott sei Dank, dass Sie in Sicherheit sin. Wir haben gehört, was Sie alles geleistet haben da oben.«

»Ich habe mich bemüht, meine Pflicht zu tun.«

»Nach dem, was ich von denen, die oben waren, gehört hab, haben Sie weit mehr getan. Sie waren ein Engel. Und wie ich Sie kenn, glaub ich das auch. Und jetzt muss ich mich um meine Patienten kümmern.« Und schon stand sie an der nächsten Pritsche.

* * *

Kate erfuhr, dass Miss Abbott wieder in der Klinik war. Sie meldete sich aufs Neue zum Dienst und traf die Klinikleiterin im Obergeschoss an, wo man die Wöchnerinnenabteilung in eine zweite Notaufnahme umgewandelt hatte. Sämtliche Schwestern waren zu einer Vierundzwanzigstundenschicht einberufen worden. Unter ihnen entdeckte Kate auch viele unbekannte Gesichter, offenbar Helferinnen aus anderen Kleinstädten und der Großstadtklinik. Sobald Miss Abbott ihre Anweisungen gegeben hatte, trat Kate zu ihr.

»Ich bin wieder zurück. Was kann ich tun?«

Miss Abbott streckte die Hand aus, strich mit dem Zeigefinger über Kates müde Augen. Tadelnd schüttelte sie den Kopf. »Immer noch nicht zufrieden, immer noch wollen Sie weiterarbeiten. Hab gehört, dass Sie sich inzwischen zum Ein-Frau-Rettungsteam entwickelt haben. Sie hätten selbst unter den Opfern sein können. Und die Familie Torrence haben Sie auch gefunden?«

»Zum Glück.«

»Gut. Dann also, Miss Kincaid, gehen Sie als Erstes in mein Büro.«

»Ja und …?«, fragte Kate verwirrt.

»Dort steht eine Liege. Schlafen Sie erst mal eine Runde!«

Als Kate zu protestieren begann, meinte Miss Abbott: »Das ist ein Befehl. Es ist nicht um ihretwillen, sondern weil ich nicht will, dass einer unserer Patienten nur, weil Sie zu erschöpft sind, nicht die Behandlung bekommt, die er verdient. Ich wecke Sie, wenn ich es für richtig halte.«

»Nur eins noch …«, sagte Kate.

»Ich habe Nein gesagt!«, unterbrach Miss Abbott sie fast zornig.

»Eine Familie mit Namen Taylor … Teller … haben Sie was von ihnen gehört? Die Frau hat erst vor vierundzwanzig Stunden entbunden.«

»Ich weiß. Äußere Wendung. Gute Arbeit. Sie sind schon vor Stunden eingeliefert worden. Alle in Sicherheit und in guter Verfassung.«

»Gott sei Dank«, sagte Kate und eilte zu Miss Abbotts Büro.

Erschöpft wie sie war, schlief sie so schnell ein, dass sie nicht einmal mehr wusste, dass sie sich auf die Pritsche gelegt hatte.

Kate hatte keine Ahnung, wie spät es war, als sie vom unausgesetzten Klingeln des Telefons aus dem Schlaf gerissen wurde. Noch im Halbschlaf hätte sie am liebsten gebrüllt: »Miss Abbott ist nicht da! Schluss mit dem verdammten Geklingel!« Doch es läutete weiter, bis sie es nicht mehr ignorieren konnte. Sie stolperte zum Schreibtisch und nahm den Hörer ab. Eine Männerstimme, die von den gewohnten Störgeräuschen der örtlichen Leitungen verzerrt wurde, sagte immer wieder: »Sie muss da sein! Irgendwo! Suchen Sie sie. Sie heißt Kincaid. Kate Kincaid! Ich weiß, dass sie gerettet wurde! Ich habe sie im Fernsehen gesehen!«

Trotz der atmosphärischen Störungen und des Brummens erkannte sie die Stimme. »Hawk? Bist du das?«

»Kate? Katie? Schatz, ist alles in Ordnung?«

»Ich bin völlig erschlagen. Aber sonst geht es mir bestens.«

»Ich war zu Tode erschrocken, als diese Nachricht kam. Erdrutsch. Adelphi. Teufelsberg. Ich habe mich an deine Erzählungen erinnert. Und als ich die verheerenden Bilder in den Fernsehnachrichten sah, dachte ich, dass du mitten im Katastrophengebiet festsitzt. Ja, vielleicht sogar darin begraben wurdest. Aber dann habe ich dich gesehen. Du hast zwar nicht viel gesagt, aber als ich dich sah, bin ich … bin ich einfach zusammengebrochen und hab geheult. Ja. Ich. Hab geheult. Nur weil du am Leben und in Sicherheit warst. Und ich habe jedes böse Wort, das ich je über die Krankenpflege gesagt habe, bedauert. Kannst du mir verzeihen?«

»Ja, Hawk, Schatz. Ich verzeih dir«, sagte sie und merkte, dass sie nun selbst weinte.

»Hör mal, ich weiß nicht, wie ich dir das sagen soll, aber bleib einfach so lange dort, wie sie dich brauchen, und komm dann ganz schnell nach Hause. Ich meine, ich warte, so lange es eben dauert. Tage. Wochen. Oder auch Monate. Du brauchst nichts zu erklären oder dich zu entschuldigen. Nicht mehr. Ich verstehe dich jetzt. Und ich warte.«

»Ich komme so schnell zurück, wie ich nur kann«, versprach sie.

»Katie, ich liebe dich.«

»Und ich dich, Hawk. Und jetzt muss ich zurück zum Dienst. Sie brauchen mich.«

»Klar. Aber geht es dir auch wirklich gut?«, fragte er ein letztes Mal.

»Ja, natürlich«, erwiderte sie und legte dann lächelnd auf. Sie brauchte jetzt keinen Schlaf mehr. Sie ging hinunter, um sich bei Miss Abbott zu melden und neu einteilen zu lassen.

31

Da man die Familie Torrence, bis die Straße geräumt werden konnte, nach Adelphi umgesiedelt hatte, fuhr Kate Eloise an diesem Morgen nicht zur Schule, sondern begleitete sie zu Fuß. Das Kind presste seine neuen Bücher an die Brust und fragte: »Das is das letzte Mal? Wirklich das letzte Mal?«

»Ja«, sagte Kate. »Heute Nachmittag fahre ich in die Stadt, nehme von dort aus meine Maschine und fliege nach Hause.«

»Und ich werd – ich werde Sie nie wiedersehen?«, fragte das Kind.

»Wahrscheinlich komme ich zurück und besuche euch. Oder aber du kommst zu mir und besuchst mich. Das fände ich schön. Aber wir schreiben uns ja. Ich will alles wissen. Vor allem, wenn du erst mal in der Stadt zur Schule gehst. Ich habe gehört, dass es eine ganz fantastische Schule sein soll, und ich möchte alles drüber wissen. Versprich mir, dass du mir schreibst.«

»O, ich schreibe bestimmt«, sagte Eloise.

Sie gingen weiter und schwiegen eine Weile, bis Eloise schließlich fragte: »Wolln Se – ich meine, wollen Sie auch selber mal Kinder?«

»Ich hätte sehr gern ein eigenes Kind, vor allem wenn es so wäre wie du.«

»Und wenn Se eins kriegn – darf ich Ihnen dann immer noch schreiben?«

»Aber ja, wir werden uns immer schreiben«, sagte Kate.

»Ich hab gedacht, wenn Se erst mal ihr eignes ham, interessiern Se sich für sonst niemand mehr«, meinte das kleine Mädchen.

»Für dich werde ich mich immer interessieren, Eloise. Und zwar für alles, was du machst, alles, was du denkst, lernst und schreibst. Alles interessiert mich.«

An der Schultür kniete sich Kate nieder und gab Eloise einen Kuss. Das Kind umarmte sie einen Moment lang und rannte dann schnell ins Schulgebäude.

Als sie ihre beiden Taschen packte, war Mrs Russell ständig um sie herum und klagte: »Ach, das wird einsam werdn, furchtbar einsam.«

»Nächste Woche kommt eine neue Schülerin«, rief ihr Kate ins Gedächtnis.

»Das is nich dasselbe. Es haben schon viele junge Frauen bei mir gewohnt, Kate, aber keine war wie Sie. So traurig war ich nich mehr seit damals, als Louise im Krieg weggegangen is.«

»Sie haben doch Eloise, jedenfalls, bis sie in die Stadt geht.«

»Das is wahr. Eloise is ein Goldschatz. Hab ich Ihnen den Pullover gezeigt, den ich für sie mach und den sie mitnehmen soll? Blau, mit weißen gehäkelten Blümchen am Kragen und an den Taschen.«

Kate machte einen letzten Rundgang durch die Sprechzimmer und verabschiedete sich von den Schwestern, mit denen sie während des vergangenen Jahres zusammengearbeitet hatte. Als sie damit fertig war, stieg sie hinauf ins Obergeschoss.

Miss Abbott, die telefonierte und sich dabei eine Zigarette anzündete, sagte gerade: »Ja, meine Liebe, ich weiß, was Sie im Fernsehen über unsere Arbeit während der Katastrophe gesehen haben. Und ich finde es auch großartig, dass Sie sich hier ausbilden lassen und hier arbeiten wollen. Glauben Sie mir, ich schätze das sehr. Aber zunächst einmal müssen wir Sie warnen, die Konkurrenz ist gewaltig. Wir nehmen hier nur die Besten.« Sie blickte zu Kate auf und lächelte. »Nur die Allerbesten.«

Miss Abbott legte auf, stieß einen Rauchkringel aus und meinte: »Wie Sie, Kincaid. Ich muss sagen, dass ich mir schon ein bisschen was auf Sie einbilde. Als ich Ihre Bewerbung zum ersten Mal sah, dachte ich mir, die Frau hat Biss. Gib ihr die richtige Ausbildung, den richtigen Ansporn, und sie wird eine der Besten werden. Und Sie haben gehalten, was Sie versprochen haben. Sie haben uns während der Katastrophe wirklich zur Ehre gereicht. Wie Sie Ihre eigene Notaufnahme organisiert haben. Ich habe so manchen jungen Arzt gekannt, der das nicht so gut hinbekommen hätte.«

»Danke, Miss Abbott.«

»Sollten Sie jemals den Wunsch verspüren, zurückzukommen, um hier zu arbeiten oder zu lehren oder uns auch nur zu besuchen, würde ich mich sehr freuen«, schloss Miss Abbott. »Jedenfalls würde ich gern in Kontakt mit Ihnen bleiben. Und wenn Sie mir schreiben, Kate, ich heiße mit Vornamen Christine.«

Miss Abbott erhob sich. Und als Kate ihr die Hand hinstreckte, umarmte die ältere Frau sie herzlich.

Ray Boyd hatte sich den Nachmittag freigenommen, um sie zum Flughafen zu bringen. Auf der Fahrt sprach er kaum etwas, und auch sie war wortkarg.

Schließlich fragte er sie: »Bist du dir wirklich sicher, dass wir dich nicht überreden können zu bleiben?«

»Ganz sicher. Ich bin wirklich froh, dass ich nach Adelphi gekommen bin. Und sehr traurig, von allem Abschied nehmen zu müssen. Aber ich gehe gestärkt zurück und bin überzeugt, dass sich mein Opfer gelohnt hat. Ich weiß jetzt, was ich tun werde. Nämlich genau das, was Dr. Abrams gesagt hat.«

»Die Medizin zu den Menschen bringen?«, fragte Ray.

»Ich werde als Familienpflegerin und Hebamme zu den

Armen in die Innenstadtslums gehen. Wo gut ausgebildete, erfahrene Schwestern wirklich gebraucht werden. Vor allem von den Kindern. In den Slums von Chicago gibt es jede Menge Eloises. Und auch jede Menge kleine Kate Kincaids.«

Ray ließ die Straße kurz aus den Augen, um sie neugierig anzusehen.

»In meiner Kindheit hat mir eine sehr freundliche Schwester einmal Wärme, Trost und das Gefühl von Sicherheit geschenkt, als ich entsetzt zusehen musste, wie unser Haus abbrannte. Ich möchte Kinder behandeln, trösten und aufmuntern, die in dieser schwierigen und feindseligen Welt unter Angst und Verlassenheit leiden.«

Dann lächelte Kate: »Aber eins musst du zugeben. Am Ende haben mich deine Leute doch akzeptiert.«

»Akzeptiert? Die sind so verrückt nach dir, dass mir die nächste Schwester, die bei ihnen Hausbesuche machen muss, jetzt schon leidtut. Ich kann die Leute schon hören: ›Also Sie, Sie sin ja nur eine halbe Portion. Aber früher, da ham wir eine Schwester gehabt! Hübsch war die! Und tüchtig! Also der können Se nich das Wasser reichn.‹«

Sie lachten beide, bis Ray fragte: »Und was wird aus Howard?«

»Wir heiraten natürlich.«

»Was sonst?!«, versetzte er.

»Und kaufen uns ein Haus. Und kriegen, hoffe ich, ein, zwei Kinder«, sagte Kate. »Und dann hat er ja noch seine Arbeit, und ich habe meine. Ich werde einfach leben.«

»Weiß der Typ eigentlich, wie viel Glück er hat?«, fragte Ray.

»Ich glaube, das haben wir beide«, erwiderte Kate.

Nach einer Pause und kurz, ehe er den Wagen vor dem Flughafengebäude parkte, sagte Ray: »Ich werde dich nie vergessen, Kate.«

»Ich dich auch nicht, Ray. Genauso wenig wie Adelphi. Oder Wildwood. Oder die Menschen dort. Niemals.«

Das Flugzeug stand schon auf dem Rollfeld und wartete auf das Startsignal.

Sie spürte, wie die Motoren beschleunigten, an Schubkraft zulegten und die Maschine nach vorne schoss, dass sie in ihren Sitz gedrückt wurde.

Im Nu hatten sie abgehoben, befanden sich in der Luft, und das Fahrgestell wurde eingezogen.

Bald würde sie zu ihrer Rechten die hohen grünen Berge sehen.

Irgendwo zwischen diesen Bergen versteckt lagen Adelphi und das Mountain Hospital und mit ihnen ein Teil ihres Lebens, an den sie sich immer mit den wärmsten Gefühlen, voller Liebe zurückerinnern würde.

Als staatlich geprüfte Krankenschwester, die sich einiges auf ihre Fähigkeiten einbildete, ja, sich sogar für etwas Besseres hielt, war sie hier angekommen.

Entschlossen bis zum Übereifer, möglichst viel an Wissen aufzusaugen und, sobald das Jahr vorüber war, sofort wieder abzureisen.

Jetzt, eineinhalb Jahre später, war sie Familienpflegerin und Hebamme, eine hervorragend ausgebildete, sehr erfahrene, diplomierte Fachfrau, der man nicht nur die medizinische Betreuung ganzer Familien anvertrauen konnte, sondern die auch den Frauen dabei half, ihre Kinder zur Welt zu bringen.

Inzwischen bildete sie sich nichts mehr auf ihre Fähigkeiten ein, hatte ihren übertriebenen Ehrgeiz abgelegt und nahm eher widerwillig Abschied.

Im Mountain Hospital hatte sie eine Menge über Krankenpflege und Geburtshilfe gelernt.

Die Bergbewohner aber hatten ihr so manches über das Leben selbst beigebracht.

Über Aufrichtigkeit, Hingabe, Freundschaft, Stolz, Vertrauen und familiären Zusammenhalt.

Und wenn solche Werte vielen auch altmodisch vorkommen mochten – vielleicht waren sie in dieser Welt der Flugzeuge, Satelliten, Fernseher, Computer, Wasserstoffbomben und zerrissenen Familien nötiger als je zuvor.

Hawk, gelobte sie schweigend, *ich will nicht nur eine großartige Krankenschwester, sondern dir die beste Ehefrau sein und deinen Kindern die beste Mutter, die sich ein Mann nur wünschen kann.*

Um sich dann, amüsiert über ihren Vorsatz, zu fragen: *Oder meldet sich da etwa schon wieder die überehrgeizige Miss Kincaid?*

Weltbild Buchverlag
Deutsche Erstausgabe 2007

Projektleitung: Gerald Fiebig
Übersetzung: Maria Mill
Redaktion: Carmen Dollhäubl
Umschlag: Hauptmann & Kompanie Werbeagentur GmbH,
München–Zürich
Umschlagabbildung: George Doyle/Getty Images
Satz: Dirk Risch, Berlin
Druck und Bindung: GGP Media GmbH, Pößneck

Gedruckt auf chlorfrei gebleichtem Papier

Printed in the EU

ISBN 978-3-89897-422-6